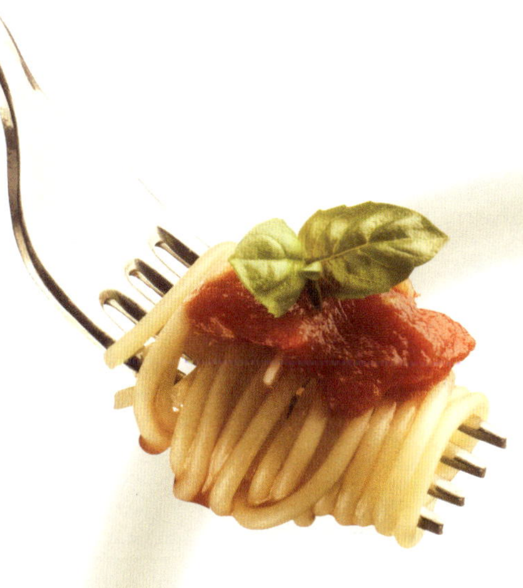

一瘦一辈子

明星减肥专家邱正宏教你

瘦一次，一辈子不反弹

邱正宏　著

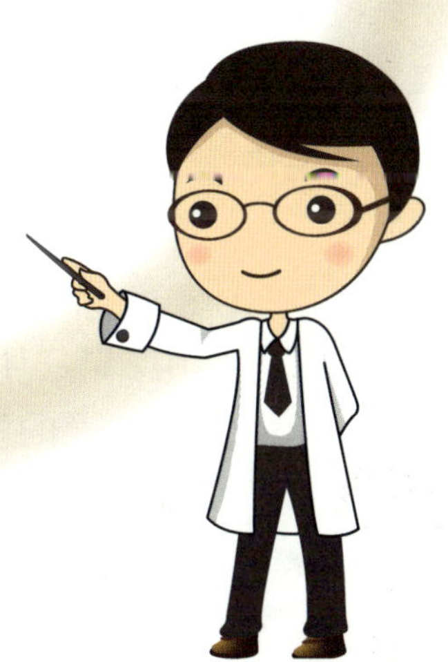

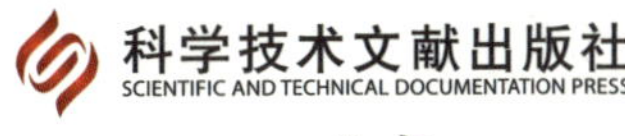

·北京·

自序

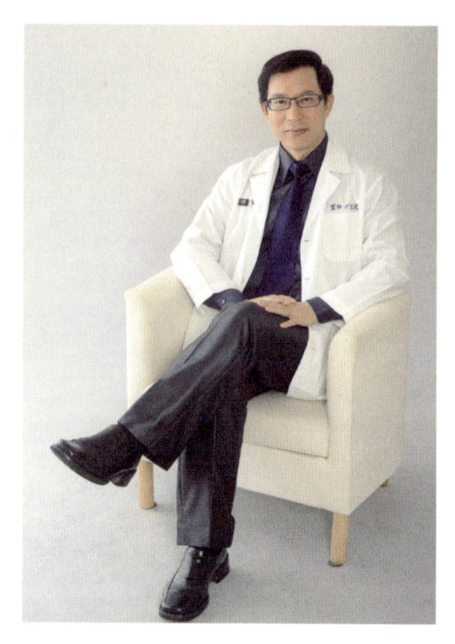

“以瘦为美”是国家富强和社会进步的象征。这句话或许你不认同，却是不争的事实。然而，对于体重已经过重的人来说，减肥的过程一定要很辛苦吗？那倒未必。《康熙来了》节目主持人小S就对我提出的“吃夜宵也能瘦”这个理论大感惊讶！但在台北市市民减肥运动的那一年，我真的协助上千人减重成功，而且大家都瘦得很轻松。

我们的国家在进步，人们对于健康的观念也应该随着进步。吃饱喝足已经不是现代人追求的第一要务，在这个时代，越富强的国家，胖子应该越少才对！

因为，百年以前科技不如现代发达，人类日出而作，日落而息，为了维持生计必须消耗许多热量，农民在田里耕种，渔民在海里撒网，所得仅够温饱。能够吃饱喝足肥肥胖胖的，不是大富就是大贵人家。在那种社会里，肥胖是社会经济地位较高的象征。然而，在现代社会，大多数人吃饱喝足已不是问题，出门有车可乘，入门有电视可看，闲暇有手机、电脑可玩，整天都是静态的活动，热量的吸收增加，消耗减少，造成许多人肥胖。在这样的国度里，有闲暇和余裕维持健康体态的人，反而是社会经济地位较高的象征。

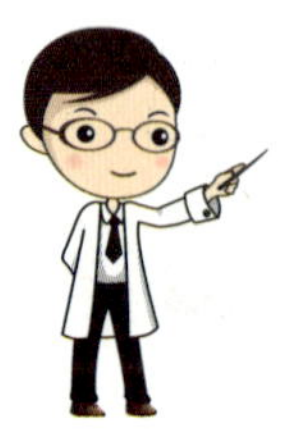

你看世界上成功的企业家，每个人不是有运动习惯就是注重养生饮食，以往大老板就是要吃得肥头大耳的旧形象已不复见。根据流行病学的研究，在进步的国家中，身体质量指数（BMI，Body Mass Index）标准的人通常是社会经济地

位较高的人。

世界卫生组织对肥胖的定义是：“体内脂肪组织超过维持正常生理所需，或过度累积至危害健康的程度。”亚太地区和欧美国家对于体重过重和肥胖的定义有些许不同，但不管如何，目前全球15岁以上48亿人口总数中，估计有12亿人体重过重，4亿人肥胖。在2015年，肥胖人口将高达7亿人之多。这个数据，我在受邀担任湖南卫视《百科全说》节目嘉宾时曾公开发表过，当时现场就有几位观众达到了肥胖危害健康的标准，其中少数人通过减肥就能恢复健康，但重症肥胖患者即使减重成功，在身体里遗留的伤害却已形成，无法根治。

肥胖并非只是外观上身材的臃肿不便，它是一种可以危害人体健康的病症。当能量的摄取与消耗失去平衡时，额外吸收的能量储存于体内转化为脂肪，就会导致肥胖。这些脂肪与各种疾病，如糖尿病、心脏病，以及死亡率上升有很密切的关系。因此，世界卫生组织自1996年开始将肥胖视为慢性病，是一种因为遗传、环境或行为异常导致能量的摄取和消耗不平衡，而成为令患者衰老、威胁生命安全的疾病，此种疾病应该由受过良好训练的减肥医师加以治疗。

但是环顾肥胖的治疗史，人们一开始通常不将肥胖当成疾病，只当成是美观的问题，不是找美容机构减肥，就是找营养师调配饮食，甚至土法炼钢自己搞定，医师对减肥的治疗通常到最后才会介入，这个问题举世皆然，就连英美等国家也常常传出使用极端营养控制法减肥所导致的不幸事件。

所以，治疗肥胖应该采取团队合作的方式，由医师加以检查诊断，找出致胖因素和健康问题，再由营养师针对个案调配饮食，最后由专人关注个案的生活作息，才能健康而成功地达到减肥的目的。

每个人都可以决定自己要的是什么，如果你只要享受，不管体重，我只能告诉你“享受者，享福和受罪也”，现在享福，以后受罪。受什么罪呢？受肥胖所带来的慢性病和生活质量下降的罪。相反的，如果你和我一样，追求的是健康亮丽的人生，我建议你不要让肥胖上身，尽快摆脱肥胖。

瘦的人不一定长寿，但是长寿的人一定瘦。如果你已经事业有成，更应该养成正确的健康瘦身观念，来守护既有的成就与幸福。本书是我辅导很多人减肥多年的研究心得集结，将许多原先难懂的学术论文知识以口语化的方式陈述出来，并提供许多专业的健康观念和减肥方法，希望读者能够在阅读中受益，导正原先被媒体误导的瘦身观念，然后“一瘦一辈子”。

邱正宏

2012.9.30于台北

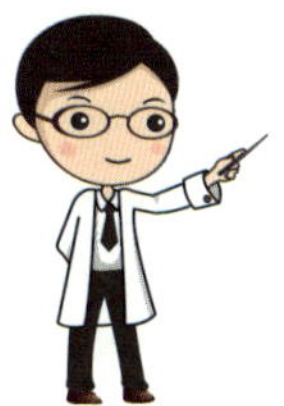

目录

Chapter 1
肥胖的真相

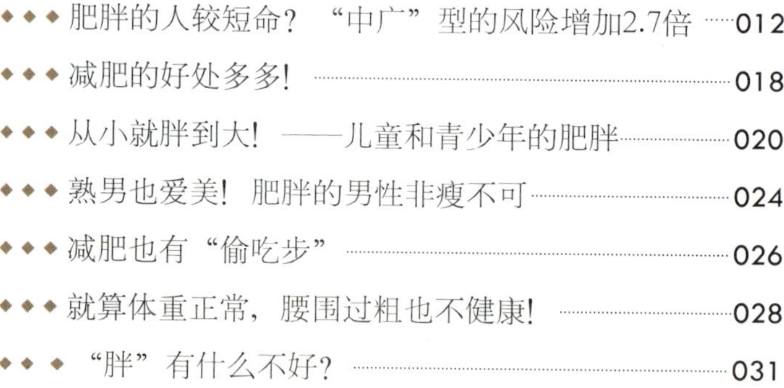

Chapter 2
九种肥胖体质类型

Chapter 3
吃得对，就瘦得快！邱医师教你越吃越瘦

Chapter 4
动得对，就瘦得快！邱医师独门瘦身秘技

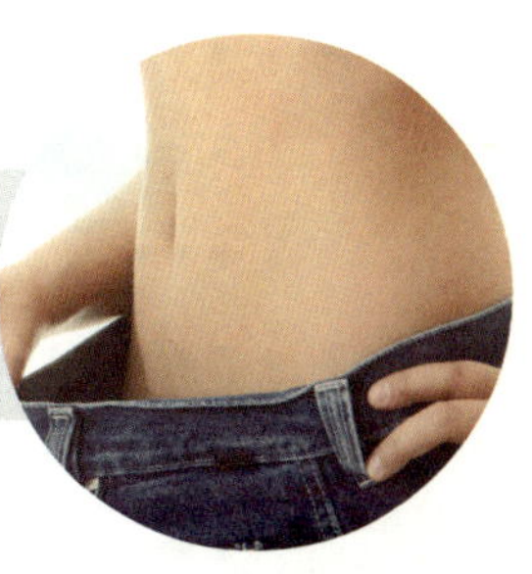

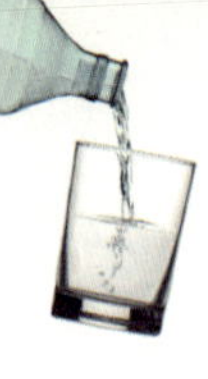

Chapter 5
破解市面上的不实瘦身法

Chapter 6
女明星瘦身秘方大公开

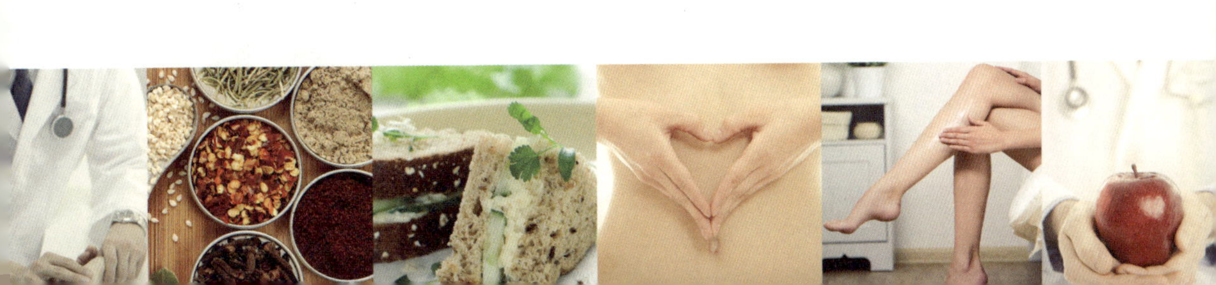

Chapter 1

肥胖的真相

保持适量的运动及均衡的饮食，才能让身体越来越健康，也能远离肥胖!

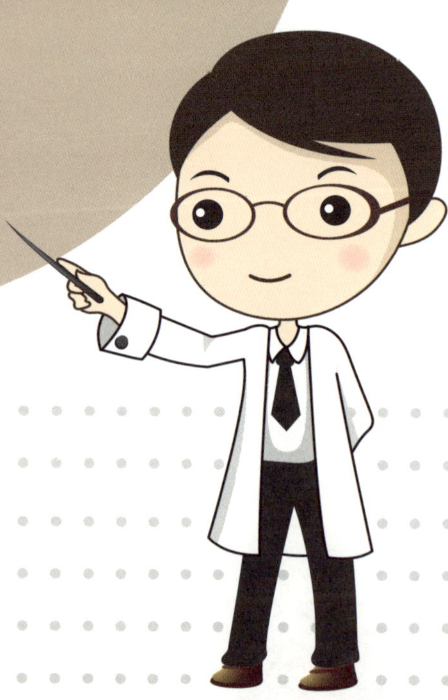

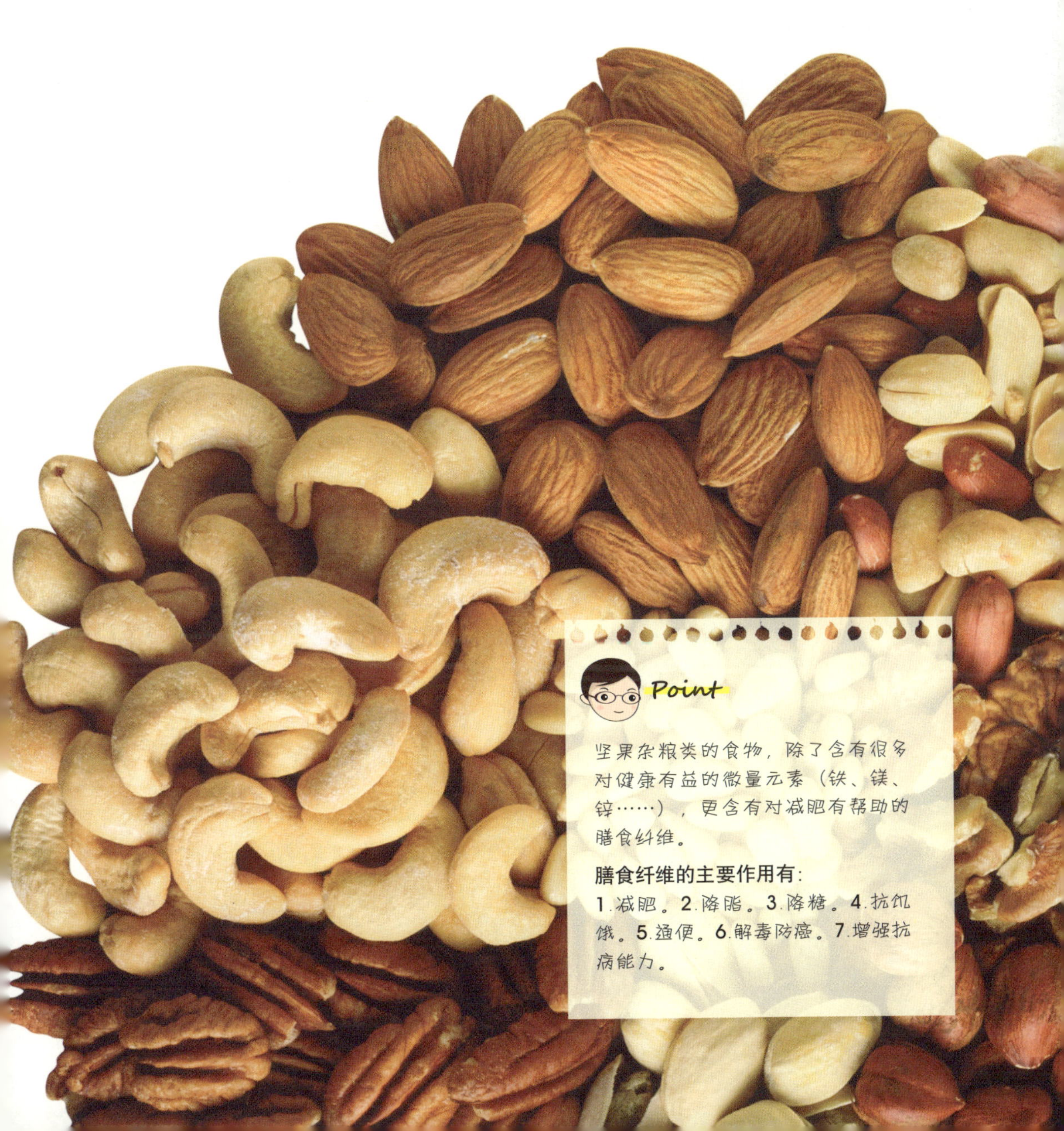

Point

坚果杂粮类的食物，除了含有很多对健康有益的微量元素（铁、镁、锌……），更含有对减肥有帮助的膳食纤维。

膳食纤维的主要作用有:

1.减肥。2.降脂。3.降糖。4.抗饥饿。5.通便。6.解毒防癌。7.增强抗病能力。

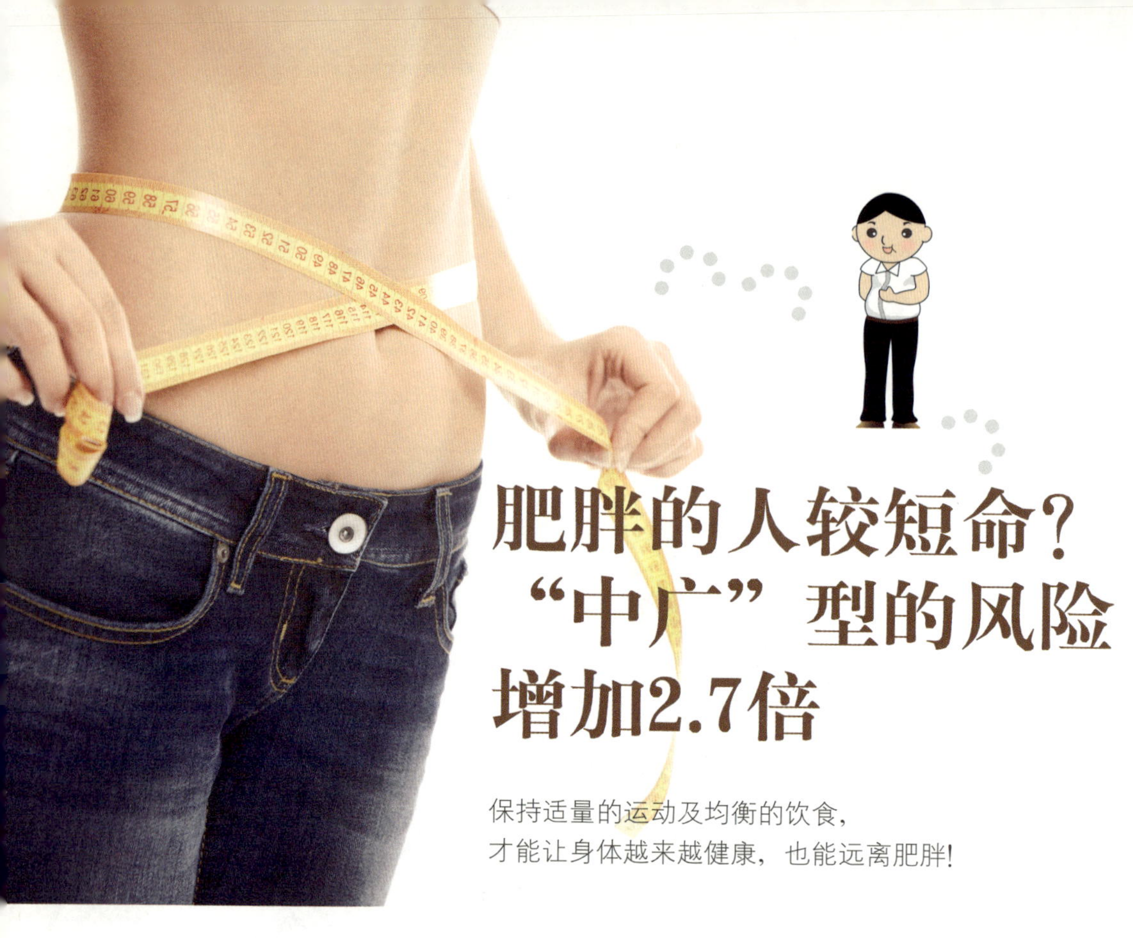

肥胖的人较短命？“中广”型的风险增加2.7倍

保持适量的运动及均衡的饮食，
才能让身体越来越健康，也能远离肥胖！

不运动的人寿命比较短

肥胖对现代人来说已是相当常见的状况：

高雄市市民平均活到78.21岁，比台北市市民足足少了3岁。另外，有数据显示，高雄市市民肥胖或过重的比率高达33%，而台北市市民过胖的比率则只有29%。难道是不常运动影响寿命吗？

在高雄市街头，随处都能看到“圆滚滚的大肚子”，难道肥胖又不爱运动，真的成了高雄市市民寿命比较短的原因吗？高雄市一位市民表示：“不可能啦！我经常跑来跑去，而且可以去看看寿山还有爱河，一天到晚都有人在运动。”也有高雄市市民表示不认同，认为：“这不一定吧！比如在台北市工作压力很大，比较不容易发胖。”根据“体委会”公布的肥胖过重排名，高雄市市民肥胖率高达33.5%，成为全台湾第四胖的城市。对此，“市议员”要求“市府”增列预算、改善运动环境，让市民能够减肥养生。

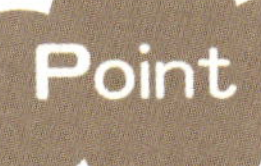

减重知识站

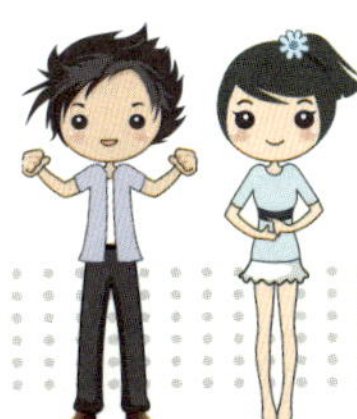

肥胖与死亡率的关系

	1959年美国人寿保险公司调查		1979年美国人寿保险公司调查		美国癌症协会调查	
肥胖度	男	女	男	女	男	女
−20	95	87	105	110	110	100
−10	90	89	94	97	100	95
+10	113	109	111	107	107	108
+20	125	121	132	110	121	123
+30	142	130	135	125	137	138
+40	167	–	153	136	162	163
+50	200	–	177	149	210	–
+60	250	–	210	167	–	–

在国外，寿险公司会向肥胖的人索取较高的保险费用，这是因为肥胖的人死亡率比一般人高。根据上表可以发现，肥胖度越高，死亡率就越大，证明了肥胖症的危险性。当肥胖度提高时，死亡人数也相对增加。

邱医生的小叮咛

肥胖不运动，人体会出现代谢问题；空气太差，还容易引发下呼吸道疾病。若想要摆脱肚子上一层层的脂肪，就是要多运动，预防疾病找上门。

避免肥胖、高血糖、高血脂、高血压上身

中国人要开始注意腰围了！权威部门公布最新的调查指出：高达七到八成的中国人会喝含糖饮料，且比对10年前人的腰围数据，现今人的腰围明显增加，男性腰围增加4～5厘米，女性增加3～4厘米。学者呼吁，人要少喝含糖饮料，避免肥胖、高血糖、高血脂、高血压上身。

调查中还发现：喝含糖饮料的人，不论男女，每天“喝1杯以下”者，体重过重的风险（身体质量指数大于25）是不喝含糖饮料者的1.8倍；每天“至少喝2杯以上”含糖饮料的人，体重过重的风险是不喝含糖饮料者的1.9倍。

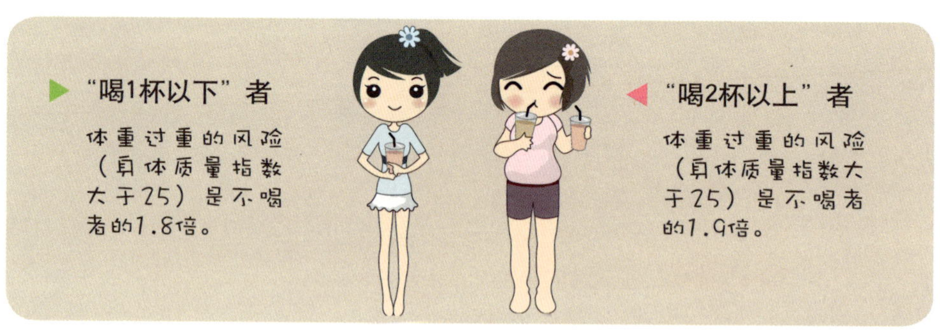

据权威机构调查资料显示：喝较少者和不喝者相比，腰围过大（男性大于90厘米、女性大于80厘米）的风险是1.3倍；喝较多者和不喝者相比，腰围过大的风险则高达2.7倍，上升趋势非常明显。每周建议标准饮用量：女性每周喝1～2杯，男性每周喝3～4杯即可。

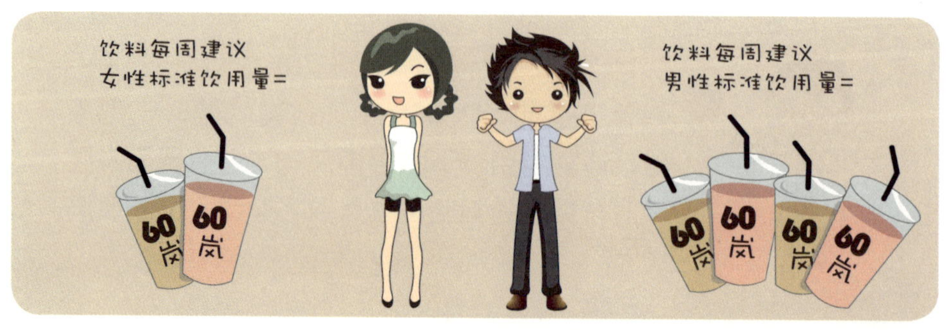

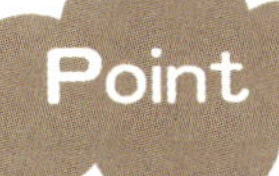

减重知识站

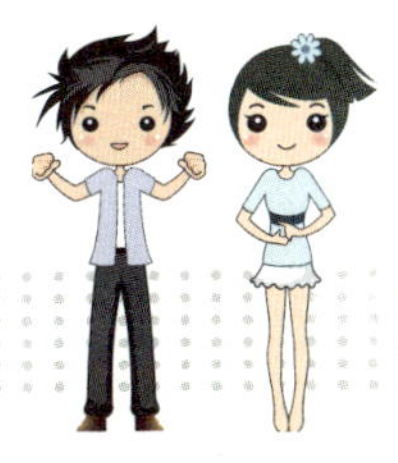

身体质量指数（BMI，Body Mass Index），简称体指数，其计算公式如下 ›››

BMI＝体重（公斤）÷身高（米）的平方

举例：以一个身高为165厘米、体重为50公斤的女性来说，她的BMI值为50÷（1.65）^{2}＝18.4

世界卫生组织（WHO）制定的“成人肥胖定义指南”中指出，BMI在25～29之间为“过重”，大于30则为“肥胖”。

在亚太地区制定的标准有些不同，内容如下表所示 ›››

BMI	男生	女生
过瘦	BMI<18.5以下	BMI<18.5以下
理想	BMI＝18.5～23.9	BMI＝18.5～22.9
过重	BMI＝24～26.9	BMI＝23～26.9
肥胖	BMI>27 以上	BMI>27 以上

现代人吃得好，运动少，以致肥胖越来越严重，而肥胖也衍生出很多问题，这些问题正渐渐被重视。提醒大家，没事一定要多站起来动一动哦！尤其在寒冷的天气里，不爱动又吃得多，不小心就会多了小肉肉。保持适量的运动及均衡的饮食，才能让身体越来越健康，也能远离肥胖！

Point
现榨不加糖的果汁，可提供丰富的营养素及膳食纤维！热量少，又比喝珍珠奶茶健康！

750毫升
大杯
热量 350千卡
=1$\frac{1}{4}$ 碗饭的热量
热量消耗方式：
1. 爬楼梯30分钟。
2. 跑步50分钟。

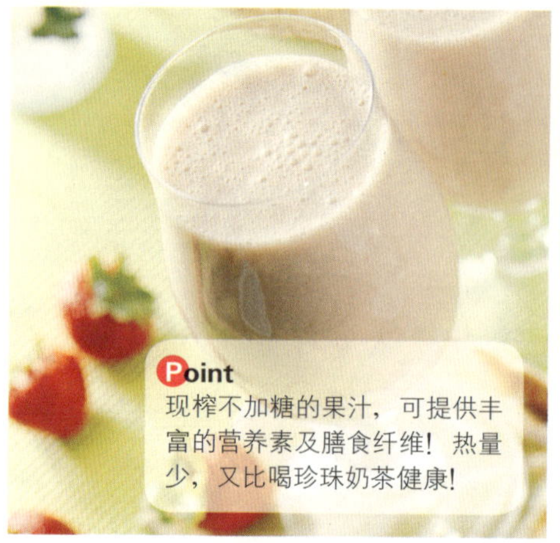

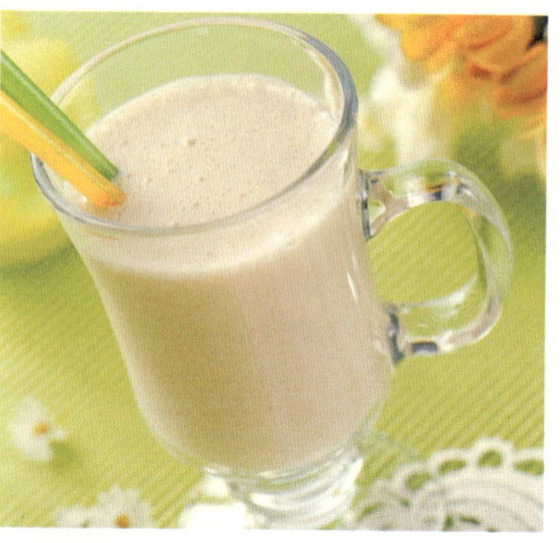

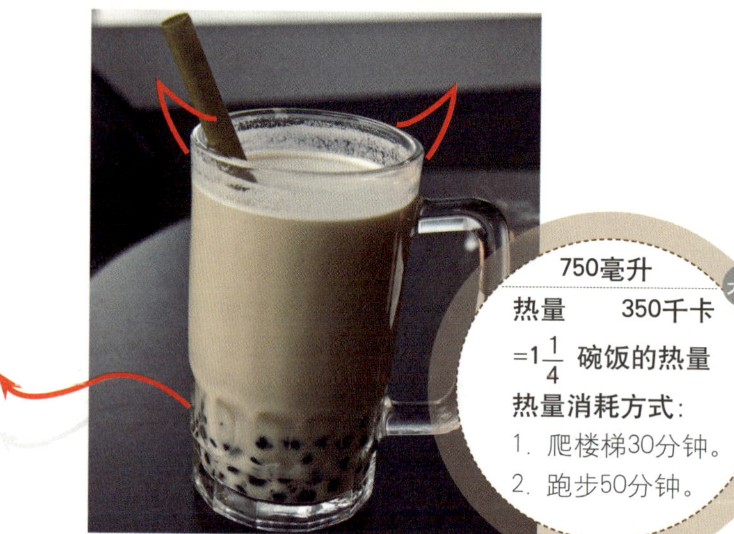

你所知道的减肥观念都是错的!!

快跑比慢跑消耗热量快，有助于瘦身？

快跑靠的是瞬间冲刺的爆发力，练肌肉的功效较大，而且通常无法持续半小时以上；慢跑时肌肉放松，容易持续半小时以上，而且养成长期坚持的习惯，才是能够促进新陈代谢的运动。想减肥的人，应该选择后者而非前者。

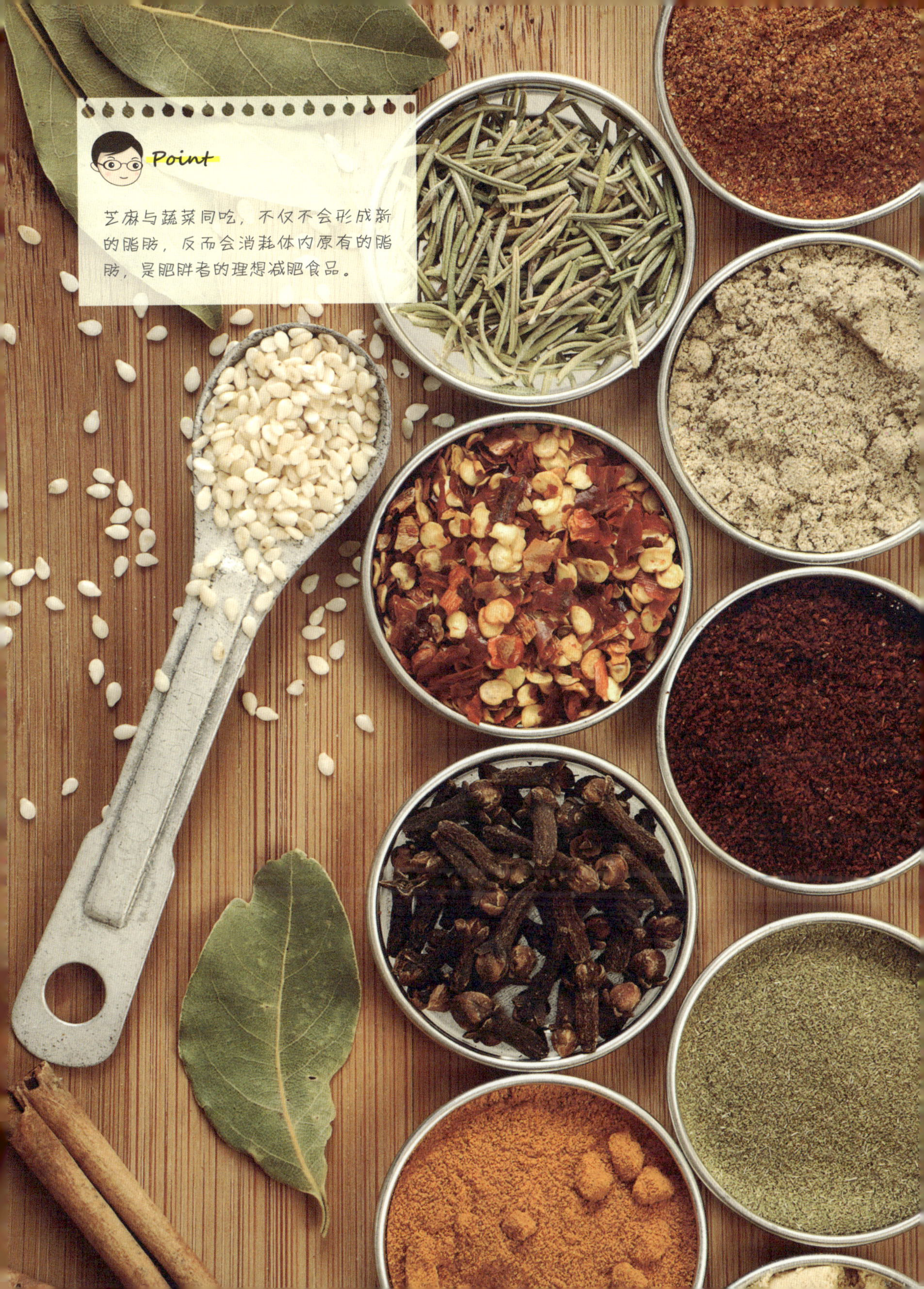
Point
芝麻与蔬菜同吃，不仅不会形成新的脂肪，反而会消耗体内原有的脂肪，是肥胖者的理想减肥食品。

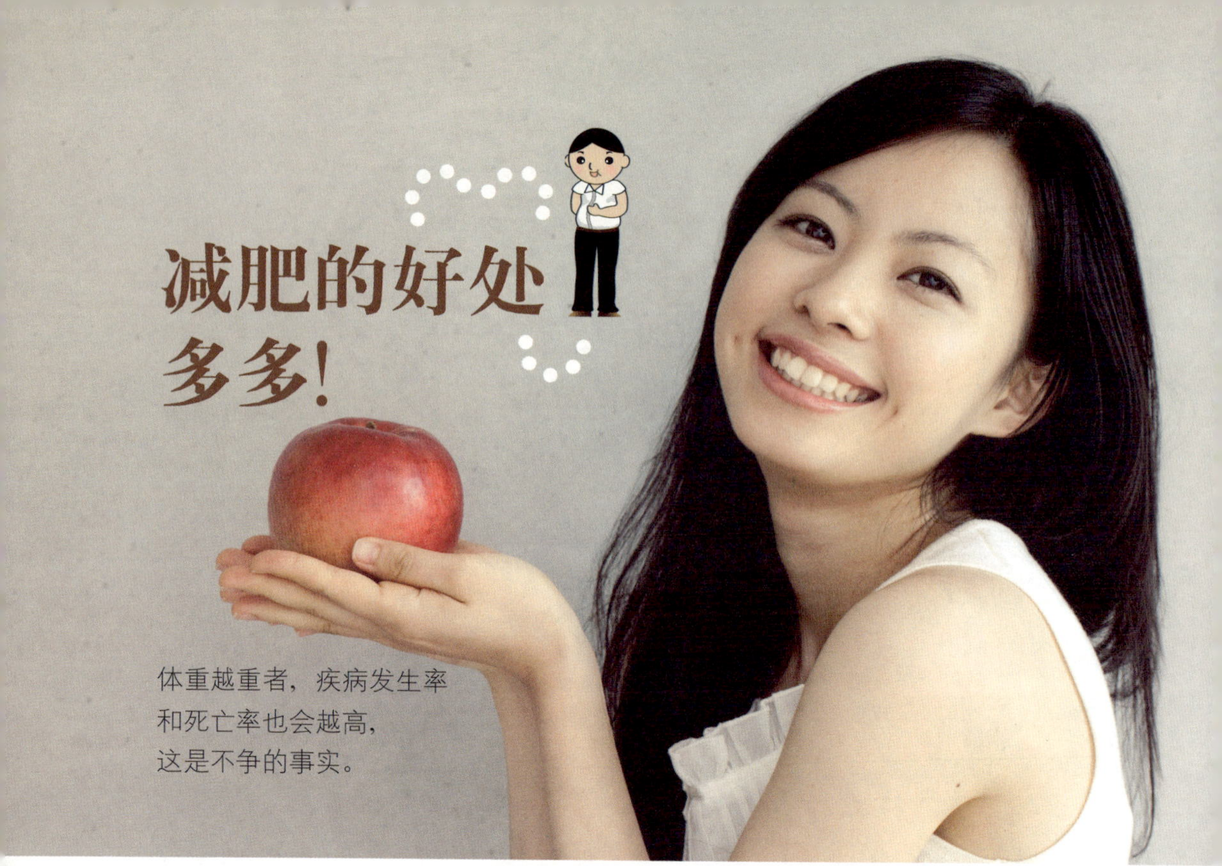

减肥的好处多多！

体重越重者，疾病发生率和死亡率也会越高，这是不争的事实。

肥胖会加速大脑退化，罹患老年痴呆的概率较高

肥胖，伴随而来许多健康问题。许多人都知道肥胖会增加患糖尿病、心脏病的危险。最近有新闻资讯指出，美国科学家研究首次发现：**肥胖会对大脑造成损害**。肥胖会加速大脑的退化，这表示肥胖人群罹患老人痴呆的概率较高。

研究结果显示，体重超出正常范围与脑组织退化成正比，肥胖人群的脑组织比体重正常者平均少8%，认知能力也会相对受到影响。肥胖会加速大脑的老化速度，肥胖者的大脑状态比精瘦者加快老化约16年。

只要努力减肥，瘦下来，不但可以看起来年轻，大脑状态也会跟着变年轻！

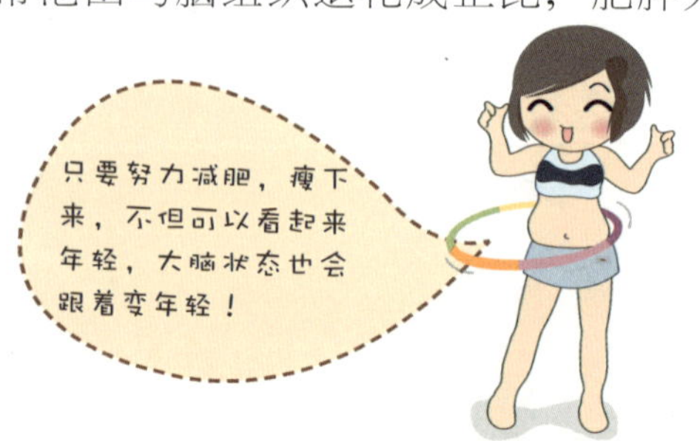

肥胖带来的问题大多数都是害处，尤其是会伴随而来许多相关的心血管疾病，若不及时处理肥胖的问题，将来必定面对的是一连串的身体慢性疾病。建议要提早解决身体肥胖问题，可以利用饮食控制、运动调节等，来降低出现疾病的概率，以保持身体的健康状态。

Point ○○减重知识站○○

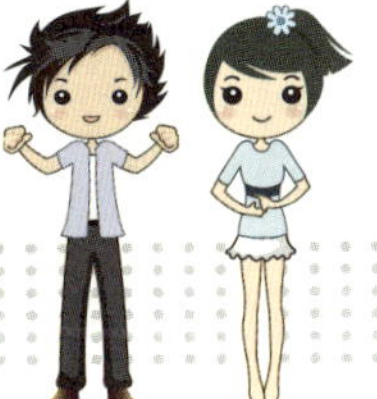

肥胖带来的问题大多数都是害处:

1. 许多相关的心血管疾病。
2. 一连串的慢性疾病。

肥胖与癌症的关联:

	男 性	女 性
易罹患的癌症	大肠直肠癌、血癌、食道腺癌……	乳癌、子宫颈癌、食道腺癌……

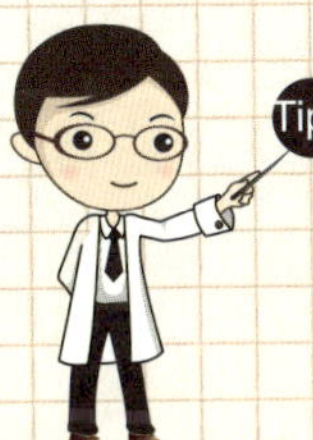

Tips 邱医生的小叮咛

如何解决身体肥胖问题?

——**饮食控制、运动调节。**

你所知道的减肥观念都是错的!!

夏天比冬天减肥容易?

夏天因为温度高，身体不需要消耗热量以维持生存，所以基础代谢率反而比冬天低。冬天因为外界温度低，身体需要保持一定体温，因此有时会燃烧自身的脂肪来维持体温。如果冬天进食的量没有夏天时多，体重反而会减轻哦!

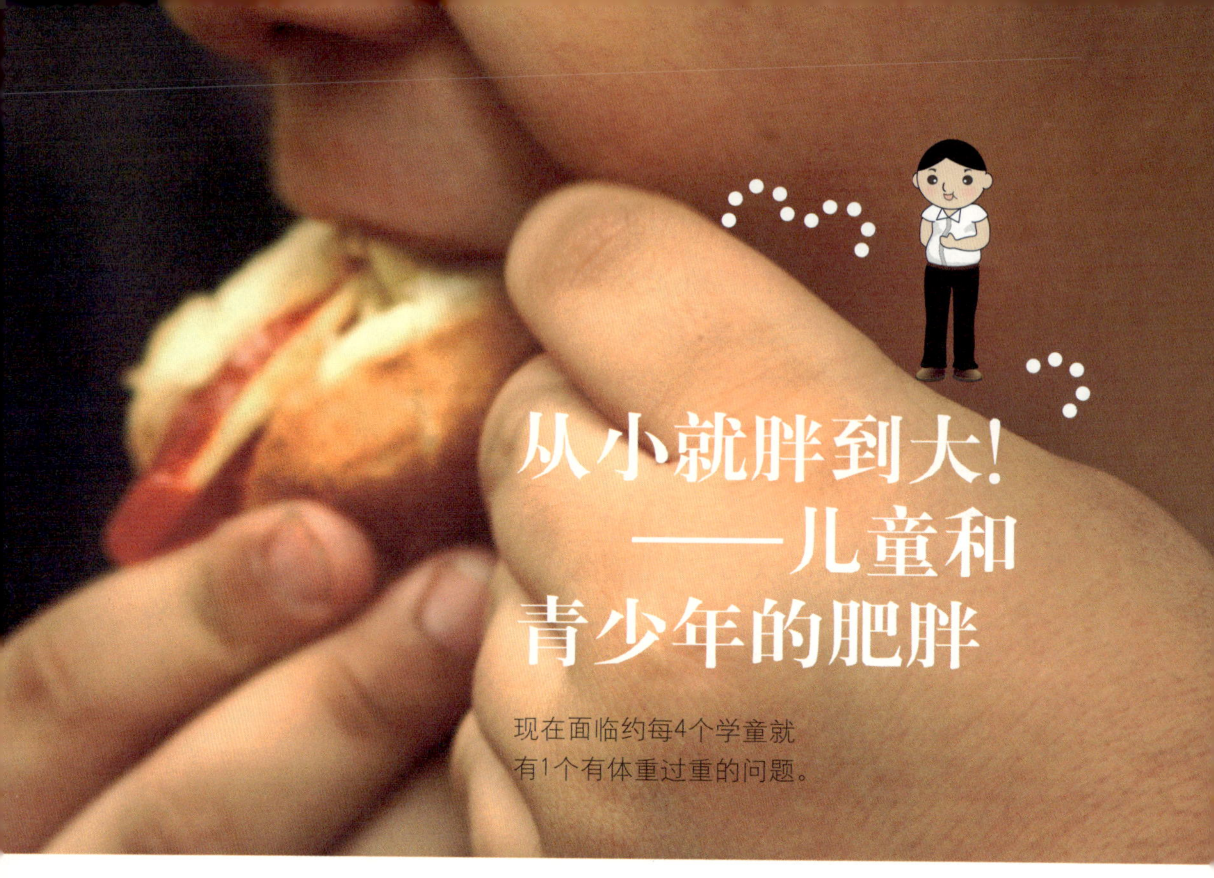

从小就胖到大！——儿童和青少年的肥胖

现在面临约每4个学童就有1个有体重过重的问题。

儿童、青少年有体重过重的问题，关键在于饮食不均衡，蔬果方面摄取不足

炎热的夏天，来一盘冰品，再来一杯冰饮，再舒适不过了！

要提醒你，吃太多冰品饮料，小心体重直线上升，发现时已经来不及，早已成为小胖子。

调查发现，约每4个学童就有1个有体重过重的问题。暑假期间，学童对于吃冰品、喝冰饮很容易没有节制，可能在一天之内就喝下2～3杯。两个月累积下来的体重，当然会很可观，造成学童肥胖问题更难解决。

一般市售红豆牛奶冰棒的热量大约140千卡，相当于半碗饭的热量；雪糕的热量更多达280千卡，相当于一碗饭的热量；一杯750毫升的

珍珠奶茶，热量约350千卡，相当于$1\frac{1}{4}$碗饭的热量。而这些冰品、饮品的热量，对于一个50公斤的人来说，最少要花上20分钟，甚至要到1个小时的持续运动，才能完全消耗。

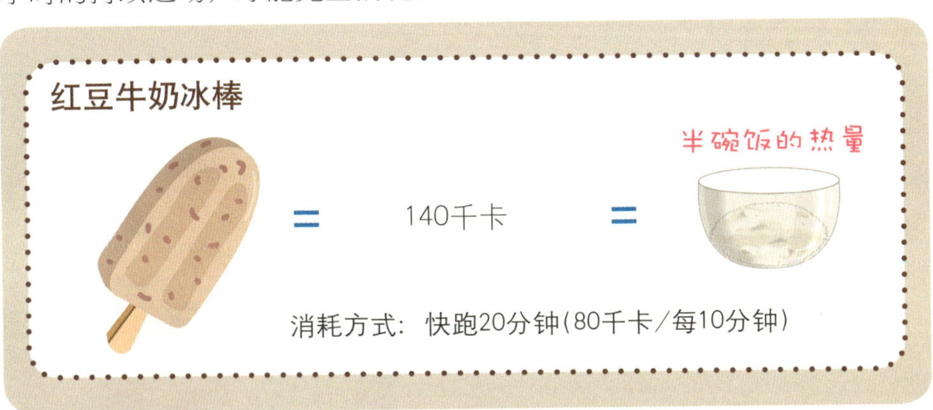

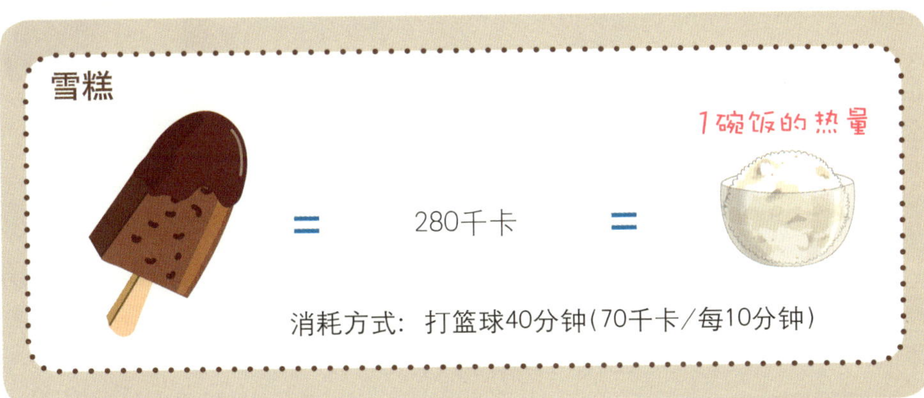

珍珠奶茶（750毫升）
1 + 1/4 碗饭的热量
=
350千卡
=
消耗方式：溜冰50分钟（70千卡/每10分钟）

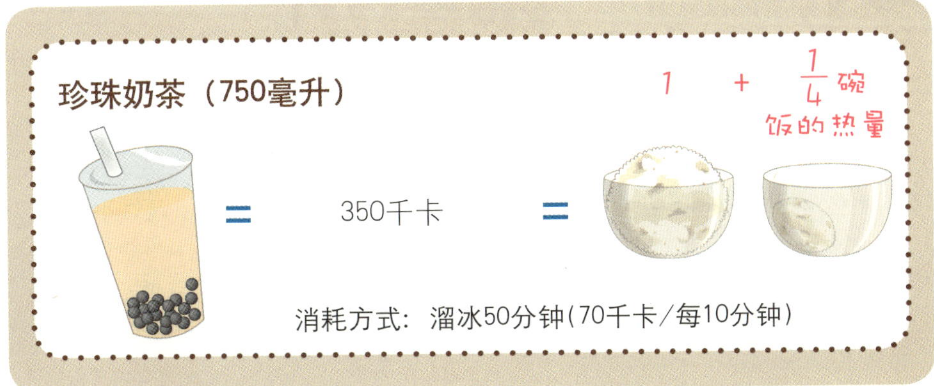

暑假开学后……

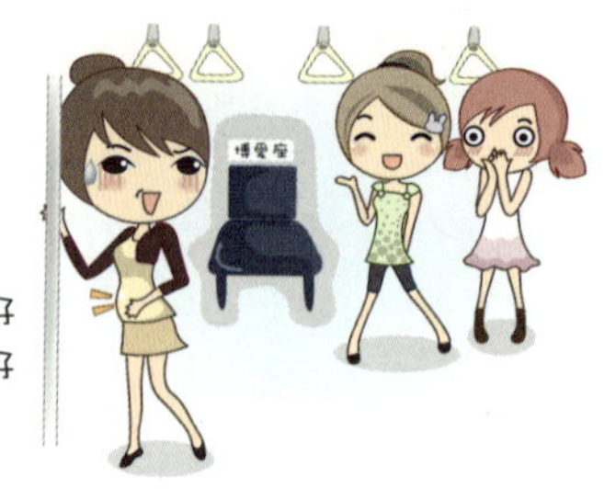

你是李老师吗?

我当然是啊!只是暑假胖了好几公斤,脸变大、腰变得好粗,大家都认不出来了。

儿童、青少年有体重过重的问题,多是因为饮食摄取不均、食用蔬果的量偏低或不足所造成的。提醒家长,应注意子女的饮食习惯及营养摄取是否均衡。可以利用主动帮小孩准备冰品,以减少加工过的冰品中过高的糖分及危害健康的增塑剂。多添加一些新鲜蔬果,不仅可避免摄取过多的热量,减少肥胖概率,又可借由增加蔬果的摄取量,让孩子在夏天消暑解渴之余,吃出健康。

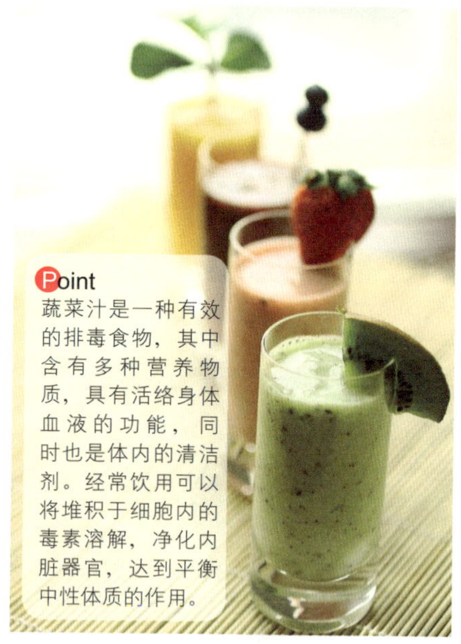

Point
蔬菜汁是一种有效的排毒食物,其中含有多种营养物质,具有活络身体血液的功能,同时也是体内的清洁剂。经常饮用可以将堆积于细胞内的毒素溶解,净化内脏器官,达到平衡中性体质的作用。

长期饮用加工的食品(例如:罐装饮料、珍珠奶茶等)会让身体代谢力降低,同时又会使毒素堆积在身体里,阻碍减肥进度。肥胖也就难以控制了。

你所知道的减肥观念都是错的!!

小时候胖不是胖?

在医学上的统计,小时候胖,长大容易变胖的概率有5~6成。为什么小孩子不要让他太胖,是因为脂肪细胞会成长,数目会增加,体积也会变大。小时候如果热量一直摄取太多的话,孩子的脂肪细胞会更多,即使长大后控制饮食,但只要一吃东西,马上就会变胖了,因此最好能从4岁半以后开始控制体重,才可以避免长大变胖的情形。

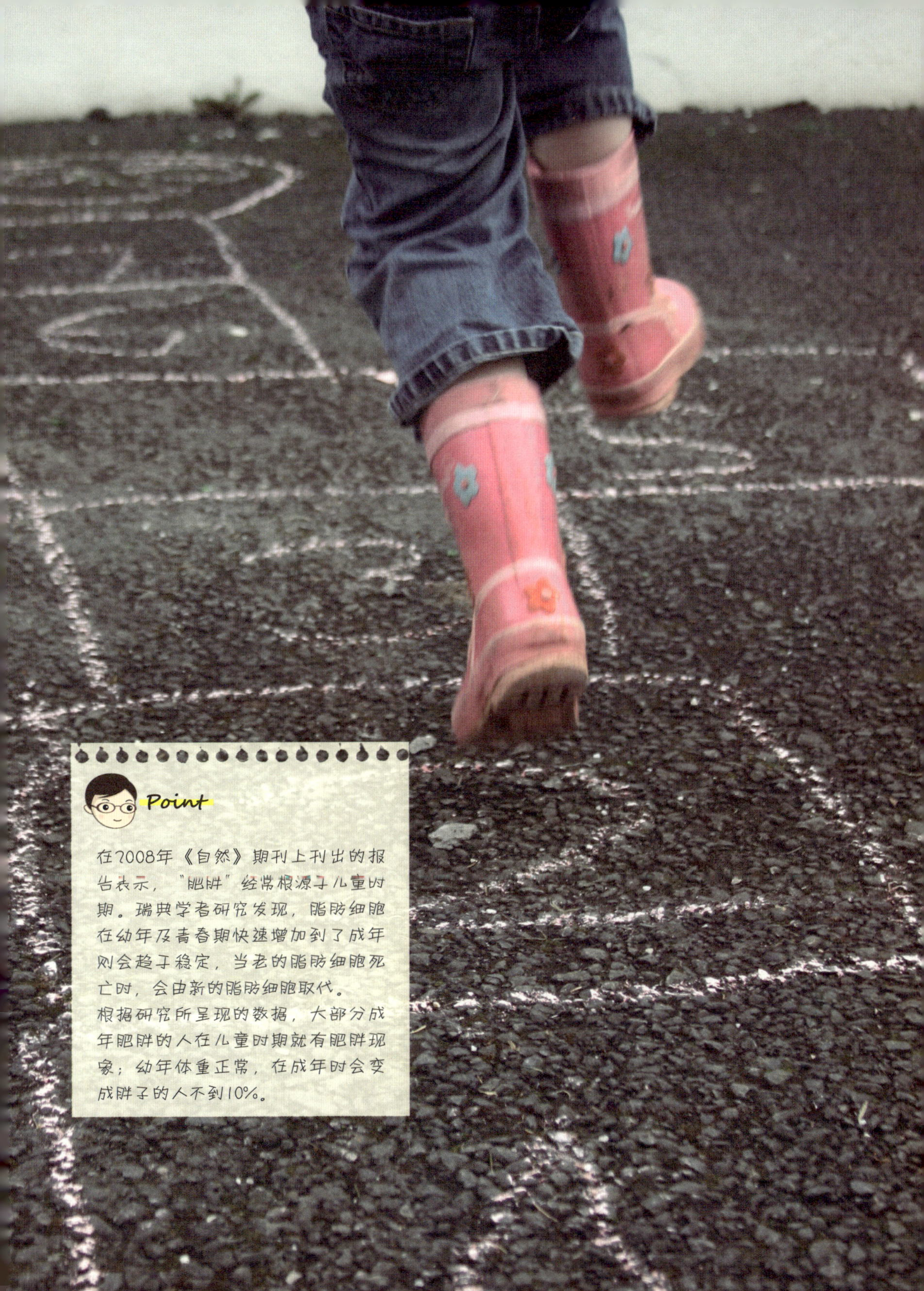

Point

在2008年《自然》期刊上刊出的报告表示，“肥胖”经常根源于儿童时期。瑞典学者研究发现，脂肪细胞在幼年及青春期快速增加到了成年则会趋于稳定，当老的脂肪细胞死亡时，会由新的脂肪细胞取代。

根据研究所呈现的数据，大部分成年肥胖的人在儿童时期就有肥胖现象；幼年体重正常，在成年时会变成胖子的人不到10%。

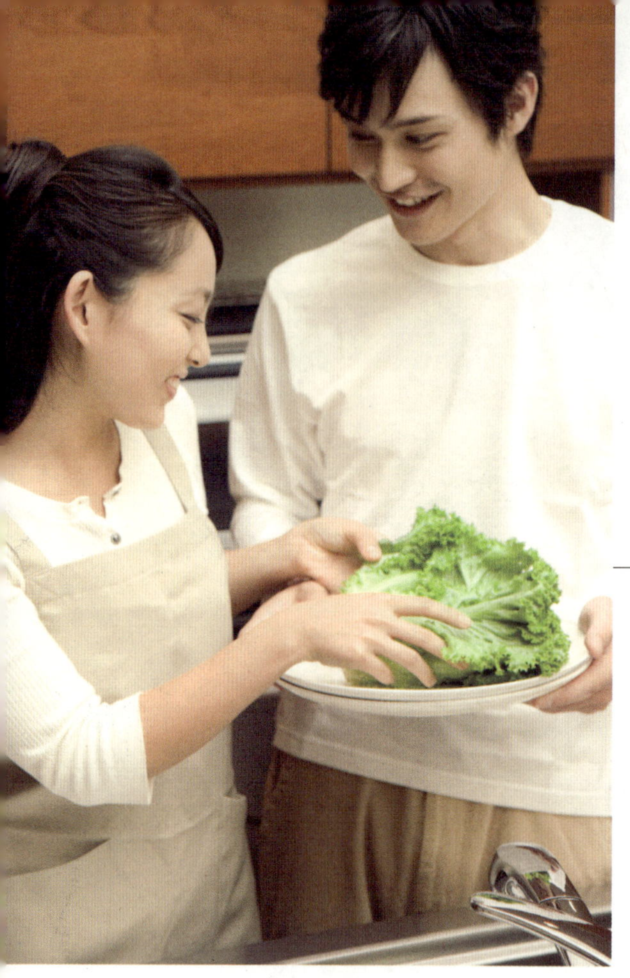

熟男也爱美！肥胖的男性非瘦不可

按照正常的运动步骤，
才会让运动达到最佳效果，
也可以避免运动伤害的发生。

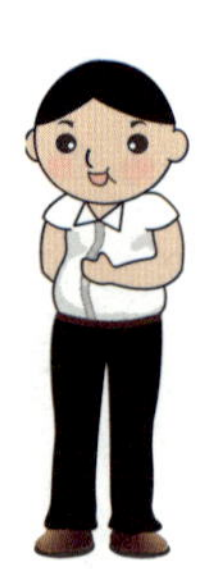

单做仰卧起坐，无法有效解除“中广”问题

现代的男性们也渐渐搭上爱美的风潮。不管是年龄已达30岁的轻熟男，还是趋于40～50岁的魅力熟男，在开始慢慢留意起自身“面子问题”和“体态问题”时，时常忘了要以“保健概念”为主轴，而非“保养需求”为前提，让“保养外表”喧宾夺主。

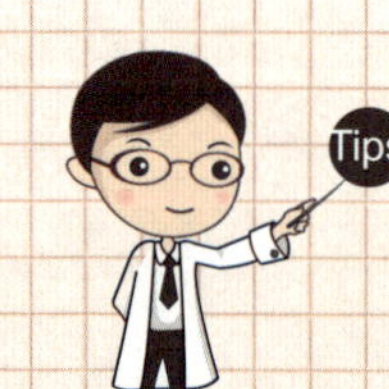

邱医生的小叮咛

现代熟男正确的保健概念——

【第一步】进行健康饮食管理和正确的运动习惯。

【第二步】适度的健身，要求身体线条。

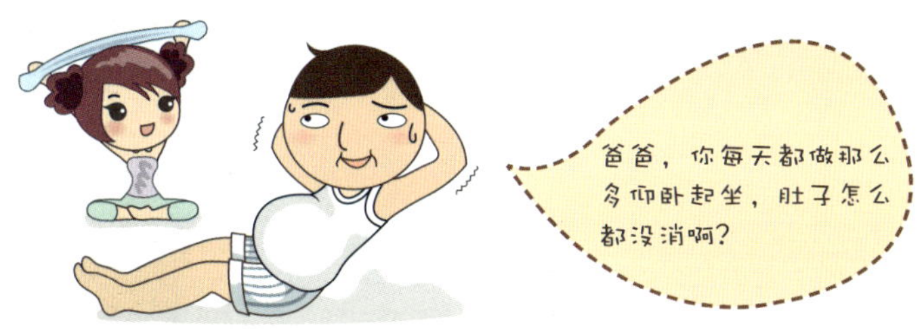

对文质彬彬、弱不禁风的“弱鸡型老爸”，或已经开始显现“中广”身形的“啤酒肚”老爸而言，想要拥有人人称羡的魔鬼六块肌身材，可能会有点难度。现代熟男正确的保健概念，应该是正确的运动，加上适度的健身，才能摆脱“啤酒肚”。

很多老爸面对“啤酒肚”的问题，以为只要天天勤做仰卧起坐，就可以将“肥油”转换为“肌肉”。

其实，单做仰卧起坐，无法有效解除“中广”问题。因为拥有“啤酒肚”的人，通常也会有许多连带问题，例如体重超重、心肺功能及新陈代谢较差等疾病。这时候狂练仰卧起坐或狂走跑步机，反而容易造成运动伤害，带来更多问题。

提醒常上健身房的男士们，应该在专业教练的陪同下，先从“心肺功能”练起；然后再进行较轻量的“重量训练”，针对两侧肩膀、胸背、前腹和下背等部位，进行平均对称的训练；最后才是训练“肌耐力”。

按照正常的运动步骤才会让运动的成果达到最佳效果，也可以避免运动伤害的发生。

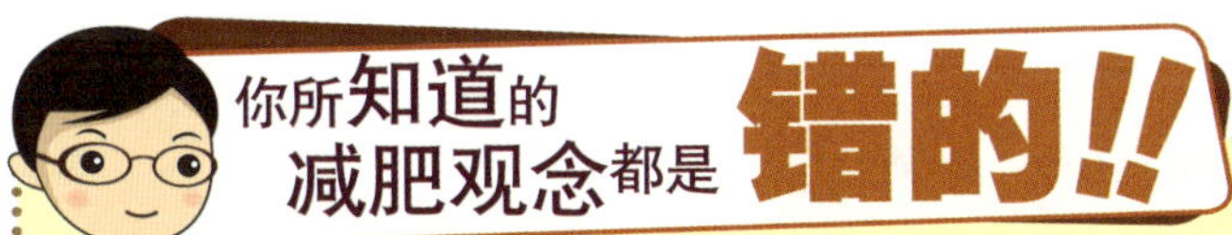

薄皮比萨热量比厚皮比萨低，多吃一点没关系？

刚好相反，薄皮比萨热量比厚皮比萨还高，多吃更容易发胖！薄皮比萨看起来似乎比较轻薄爽口，但是其中所含的热量和脂肪却高过看起来分量较大的厚皮比萨。因为要让薄皮比萨变脆一定要用较多的油，认为吃薄皮比萨比较不会发胖，其实是一厢情愿的想法。

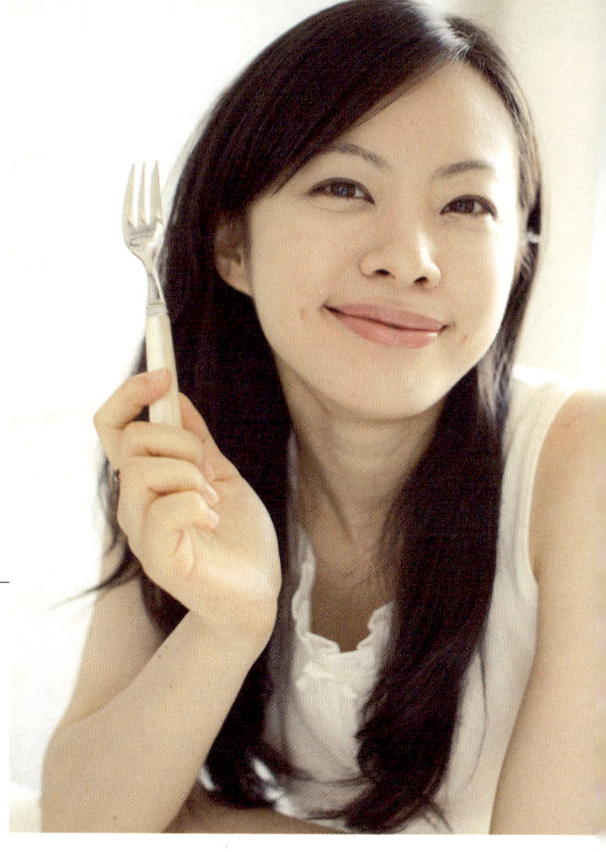

减肥也有“偷吃步”

五花八门的减肥方法
只能当作辅助工具，
真正的肥胖原因还是在于生活习惯。

要瘦，就先要让“身体热量达到负平衡”

随着社会经济的富裕及生活方式逐渐西化，肥胖人数有逐年增加的趋势。肥胖容易造成人的许多生理及心理疾病，也会造成国家社会的负担。若能适当地减重，只要减少原始体重的5%~10%，就可轻松减少罹患各种疾病(例如：高血压、糖尿病)的危险性。

瘦身的原理很简单，即达到“身体热量的负平衡”，也就是：**当用掉的热量大于吃进去的热量时，自然就能够减肥。**

行为控制包含：饮食控制及运动处方。这是每位减肥者必备的原则。体重较重或相关并发症较多的人，必须视情况再辅以减肥药物。

减肥的“停滞期”和“复胖”是许多有瘦身经验者“心中永远的痛”。五花八门的减肥方法只能当作辅助工具，真正的肥胖原因还是在于生活习惯，如果是因为暴饮暴食或少运动而变胖，减肥成功后却没改掉这个坏习惯，再变胖的概率一定是100%。

另外，提醒各位，减肥之余别忘了要学会热量的计算，并养成良好饮食、正确的运动习惯及生活形态，如此才能让自己的身材与健康都兼顾。

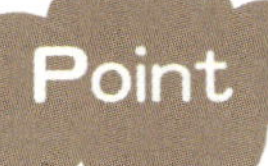

减重知识站

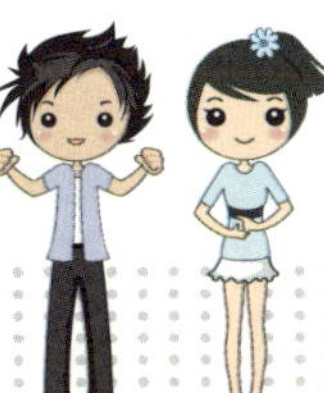

20～29岁女性一天需要的热量（千卡）

身高(CM) \ 活动量	轻度	中等	偏重	高强度
140	1,560	1,760	2,080	2,400
145	1,600	1,840	2,160	2,560
150	1,680	1,920	2,280	2,640
155	1,760	2,000	2,400	2,760
160	1,840	2,080	2,520	2,920
165	1,920	2,160	2,600	3,000
170	2,000	2,280	2,720	3,160
175	2,080	2,360	2,800	3,280

活动量

中、轻度：办公室职员、无小孩的主妇、学生等。

中等：做业务的、带小孩的主妇、从事轻体力劳动的人等。

高强度：农民、渔民、运动员等。

偏高：护士、保姆、体育系学生、教练员、技术指导员等。

其他：10岁的女生，正值成长期，每天所需热量应大于上表中的热量；20岁的女性应比上表中的数值少50～100千卡。

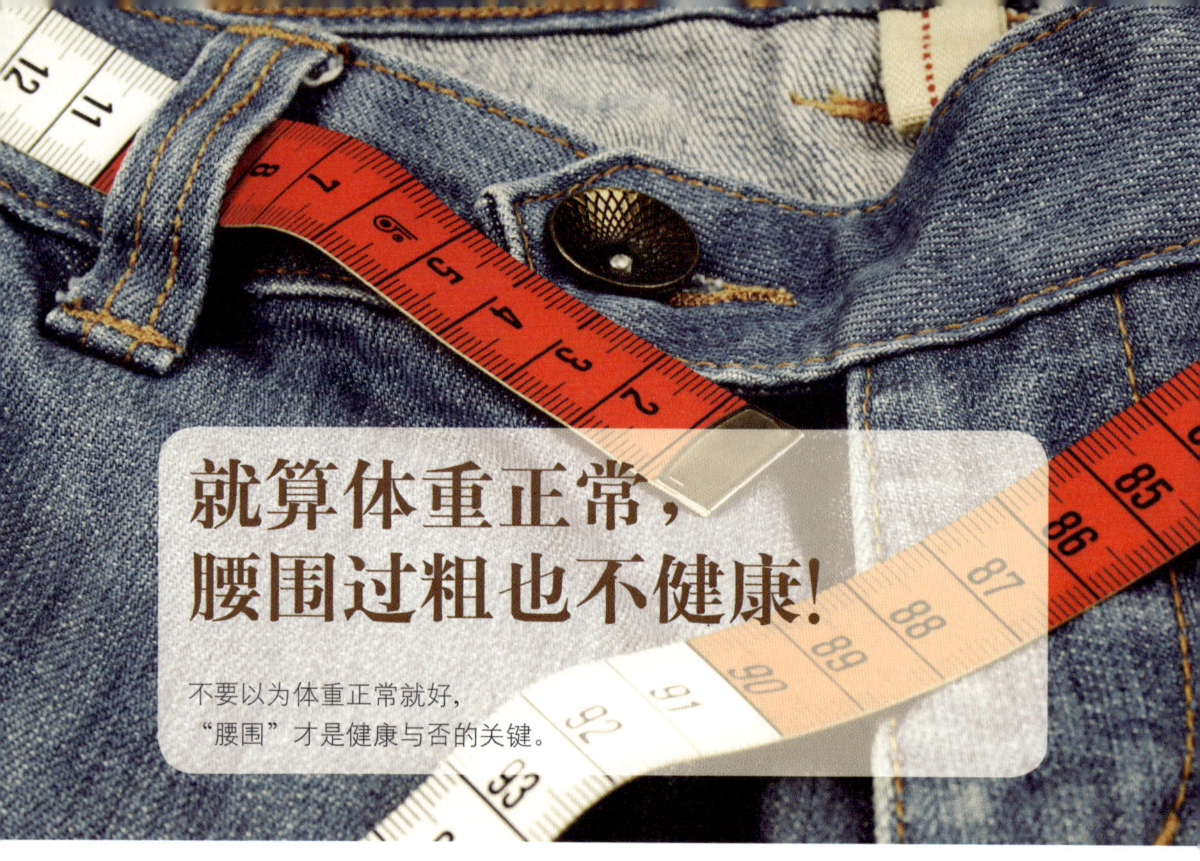

就算体重正常，腰围过粗也不健康！

不要以为体重正常就好，
“腰围”才是健康与否的关键。

正确量腰围，才会有正确的参考价值

不是只有“体重”的数据才是减重过程的参考标准，“腰围”也是一个很重要的参考依据，所以正确地测量腰围也是一件很重要的事。

在西方，男性腰围大于102厘米、女性大于88厘米就称为肥胖。东方人由于体型较小，男性腰围只要大于90厘米、女性腰围大于80厘米，就算是肥胖了。有报道甚至明确指出，人的十大死因当中，中风位居第3名，而**男性腰围超过90厘米，女性腰围超过80厘米，就可能出现小中风**。千禧之爱健康基金会统计发现，有四成以上的人腰围超标，腰围过粗的人大多有血压异常的问题，也比较容易引发心血管疾病。国外研究发现，每当我们的腰围增加1厘米，小中风发生概率会增加2%。

曾经中风过的57岁王先生就表示，现在听从医师指示，天天都会量腰围，因为只要一不注意，担心自己又会离中风越来越近。过去，非常喜欢大口吃肉的他，腰围超过110厘米，但他完全不管腰围数字，直到有一天开口讲话居然变成大舌头，送医急救之后才发现自己已经中风，这才了解腰围的大小对健康有多重要。而腰围的测量法也要固定，否则每次量出来的结果都不一样，这样就失去了参考的价值。

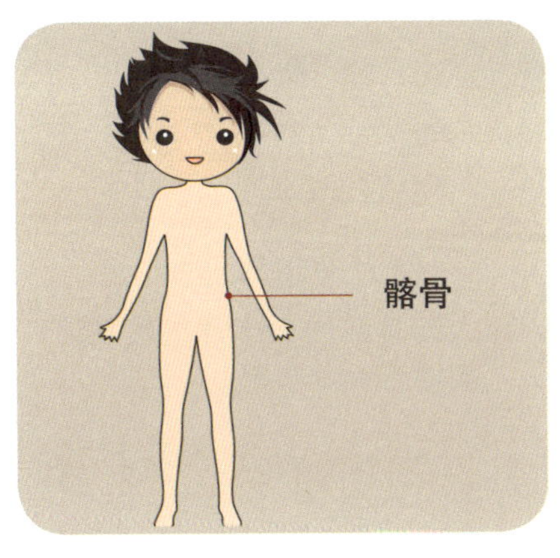

一般国际公认的量法是，先找到髂骨上缘(iliac crest)和肋骨的中点线，沿着髂骨上缘和肋骨的中点线用皮尺把腹部围绕起来，当然皮尺下面不能有衣服或腰带，而且皮尺要和地面平行，松紧适中，以不使皮肤凹陷为原则，然后正常地吸气再吐气，在吐气的终点时所量得的数值才是真正的腰围。

母女在量腰围……
你每次量腰围都做深呼吸，这样量起来就不准了！
我只是深呼吸，你是根本少算2寸，比我好吗？

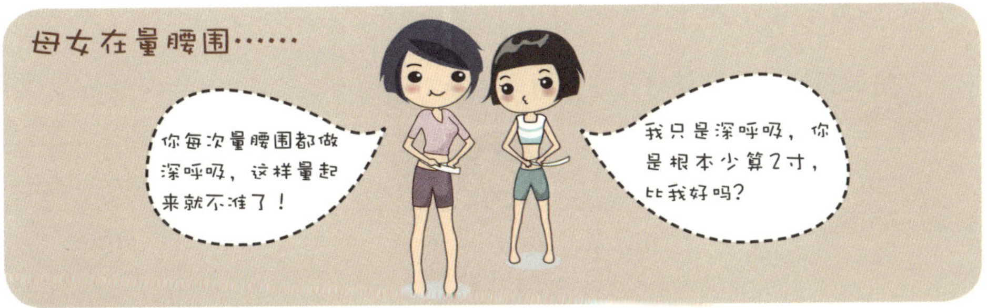

你所知道的减肥观念都是错的!!

塑身内衣和束腹对于雕塑身材效果是短暂的？

用外力加在我们身体上，让我们的身形改变是有效的，如古代的裹小脚、泰国清迈北部的长颈族，都是运用外力来改变他们的外形，但建议不要一次穿得太紧身或太小，因为这样很容易造成血液循环不流通，导致反效果造成副作用，因此循序渐进选择适合的塑身衣，才是正确的方法。

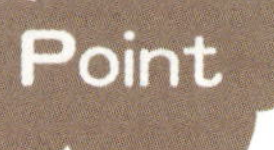

减重知识站

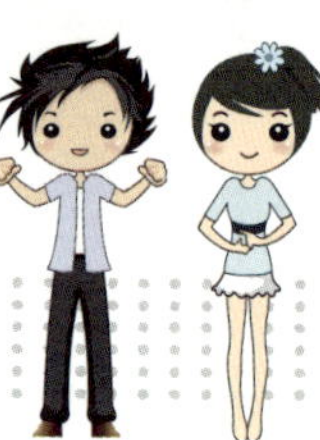

何为理想体形？

人的身材最引人注目的地方，首称腰围，而皮下脂肪最容易附着堆积的地方也是腰部。

理想腰围的一般计算方法如下：腰围（cm）÷臀围（cm）。

如其商数小于0.7时，则为理想腰围；为1.0左右时，则为“直桶腰”；数值更大者，便是大家常说的“水桶腰”了。

理想尺寸算法

① 胸围（cm）=身高×0.53

② 手臂（cm）=手腕×1.7

③ 腰围（cm）=身高×0.38

④ 臀围（cm）=身高×0.55

⑤ 大腿（cm）=身高×0.3

⑥ 小腿（cm）=身高×0.2

⑦ 脚踝（cm）=身高×0.58

身体理想的匀称身材各部位划分情况如下：

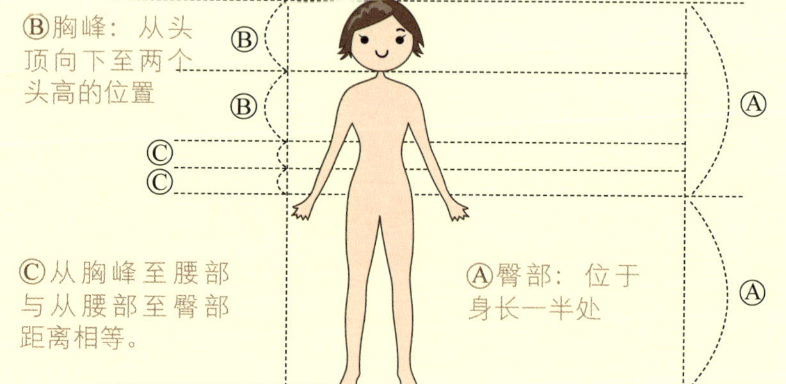

身体各部位的比例与遗传有关，很难矫正；但各个部分的尺寸可通过举哑铃及其他运动来锻炼，在某种程度上加以矫正。只要下定决心持续进行，就可拥有健美体形。

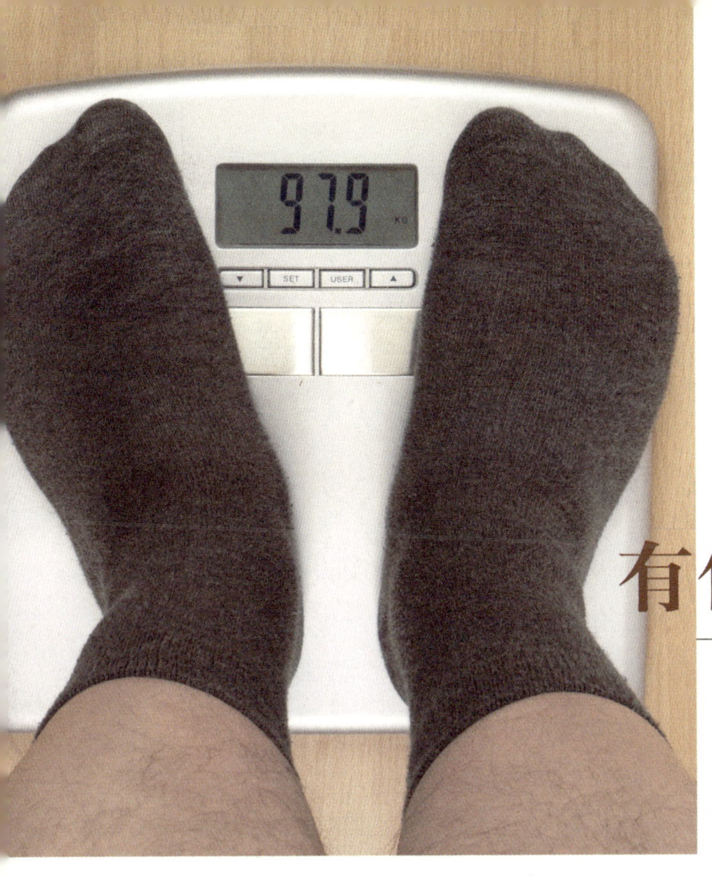

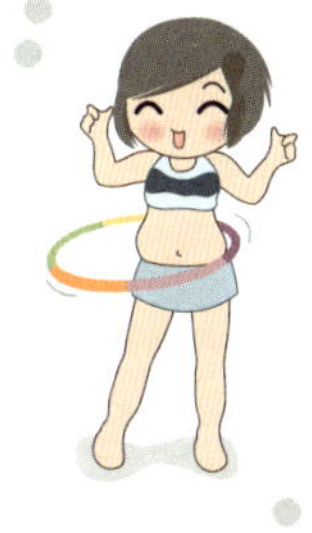

“胖”有什么不好？

请用一种面对
“疾病”的态度，
认真面对你的
肥胖问题！

肥胖不只是美丑的问题，还是个人健康的问题！

不久前电视上曾报道某校园内有学生成立“减肥纠察队”，在校园内“搜捕”肥胖的同学。被“抓到”的同学，有的表情尴尬，好像犯了大错一般；也有人生气愤怒，觉得肥胖又不是一种罪恶。

虽然整件事看起来有点像恶作剧，但绝对不能对它一笑置之。只要认真看待肥胖的问题，你就会发现，**如果不幸成为肥胖一族，各式各样的疾病都会不请自来**！目前在医学研究上，至少可归纳出12种与肥胖相关的疾病：高血脂、高血压、脑中风、心脏病、睡眠呼吸暂停综合征、痛风、糖尿病、骨关节炎、胆结石、癌症、脂肪肝、不孕症。

肥胖的人罹患这些疾病的概率比一般人平均高出3～4倍。

我不只是在减肥，也是在控制体重，肥胖本身就会带来疾病，所以我一定要努力让自己健康。
你已经很瘦了，还要减肥吗？

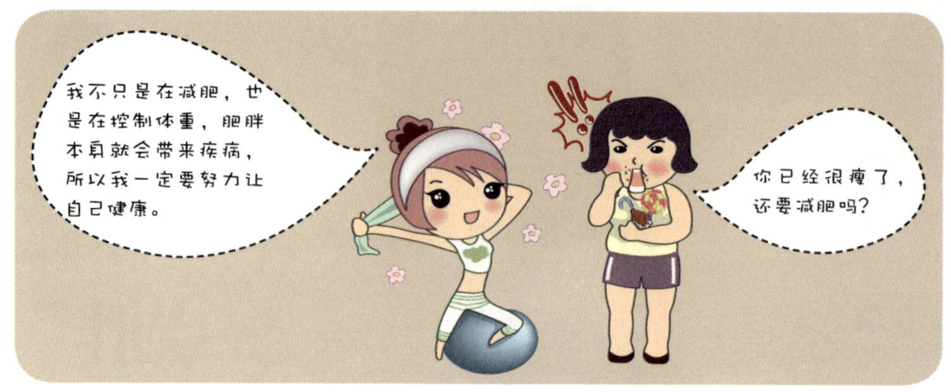

当然这也和肥胖的程度及其他诸如遗传、种族等因素有关。最近的研究也显示：与肥胖有关的疾病每年导致30万人死亡，仅次于抽烟，是第二大人类可预防的死因。所有高血压患者当中，1/3有肥胖的现象，其中有50%的肥胖患者血中的胆固醇超过正常值。第二型糖尿病患者中高达97%是肥胖的患者，而且是肥胖直接造成的病症。

肥胖已经证实是糖尿病、高血压、心血管疾病、某些癌症的主要危险因子。其他相关的疾病还包括睡眠呼吸暂停综合征、骨关节炎、不孕症、下肢静脉曲张、胃食管反流和尿失禁等等。因为上述这些原因，医学界自1985年开始将肥胖视为慢性病，是一种因为遗传、环境或行为异常，导致能量的摄取和消耗不平衡，过多的脂肪堆积在体内，而令患者衰老、威胁生命安全的疾病，此种疾病应该由受过良好训练的减肥医师加以治疗。

唐朝的国画中，所画的人物，不论男女皆是丰腴肥臀，似乎这才是那个年代美的标准。如果你的看法也和他们一样，觉得胖胖的很可爱，没什么不好，那么你的观念可能有修正的必要。肥胖不只是美丑的问题，而是攸关健康与生命的问题。

如果你是"肥胖家族"的成员之一，请用一种面对"疾病"的态度来面对你的肥胖问题，好好地找一位合格的医师仔细评估你的健康状况。先从控制饮食和增强运动开始，让你的体重下降到正常的范围内，如果3个月后还不成功的话，必须再做进一步的评估。

总而言之，越早将体重控制在正常范围内，越不会得上述疾病，预期寿命和生活品质也会随之提升。

Point 减重知识站

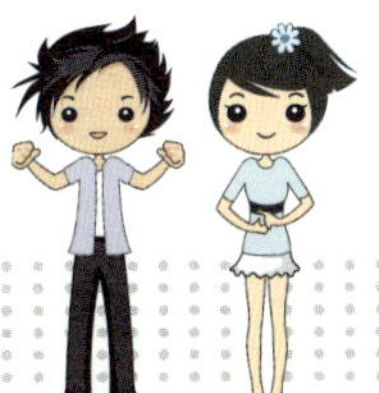

成人中最长寿的标准体重（公斤）

身高(cm)	男性	女性	身高(cm)	男性	女性
148		49.7	165	59.8	58.9
149		50.1	166	60.5	59.6
150		50.5	167	61.2	60.3
151		51.0	168	61.9	61.3
152		51.5	169	62.6	61.7
153		52.0	170	63.3	62.4
154		52.5	171	64.0	
155	54.0	53.0	172	64.7	
156	54.5	53.5	173	65.7	
157	55.0	54.1	174	66.1	
158	55.5	54.7	175	66.9	
159	56.1	55.3	176	67.7	
160	56.7	55.9	177	68.5	
161	57.3	56.5	178	69.3	
162	57.9	57.1	179	70.1	
163	58.5	57.7	180	70.9	
164	59.1	58.3			

你所知道的减肥观念都是错的!!

低GI（血糖生成指数）饮食一定会瘦?

减肥主要还是看摄取的总热量是否低于身体活动消耗掉的热量。蔬菜水果的热量比大鱼大肉低很多，可是如果一天摄取的蔬果量过高，加总后仍高于一天的基础代谢量，还是会发胖的！所以，不是吃素或低GI饮食就一定会变瘦哦！

Chapter 2

九种肥胖体质类型

通过特殊的仪器及相关的检查辅助，
可以让减重者更了解自己的身体状态，
对于整个减肥过程，会非常有帮助。

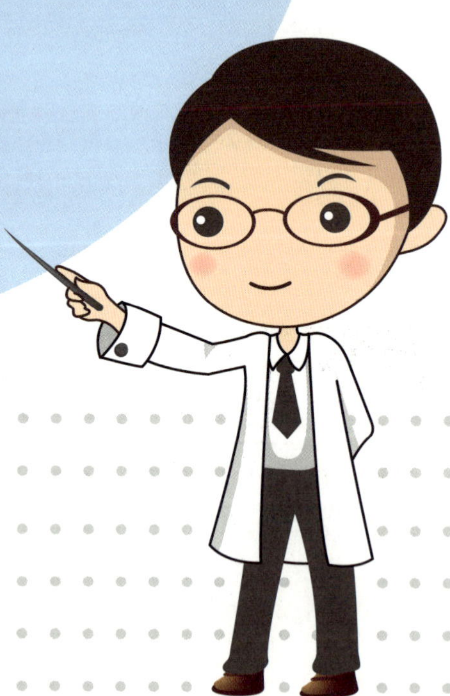

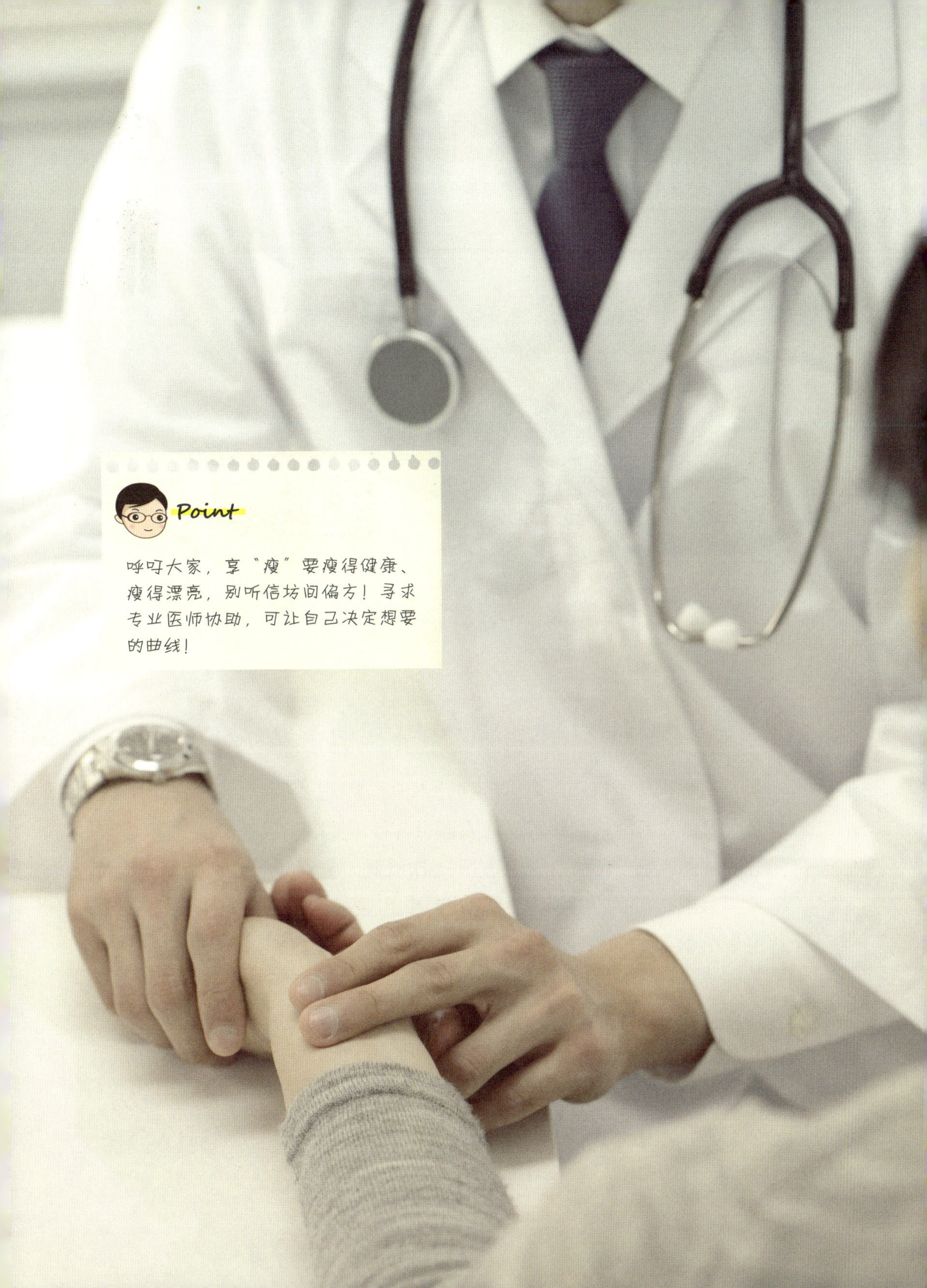

Point
呼吁大家，享“瘦”要瘦得健康、瘦得漂亮，别听信坊间偏方！寻求专业医师协助，可让自己决定想要的曲线！

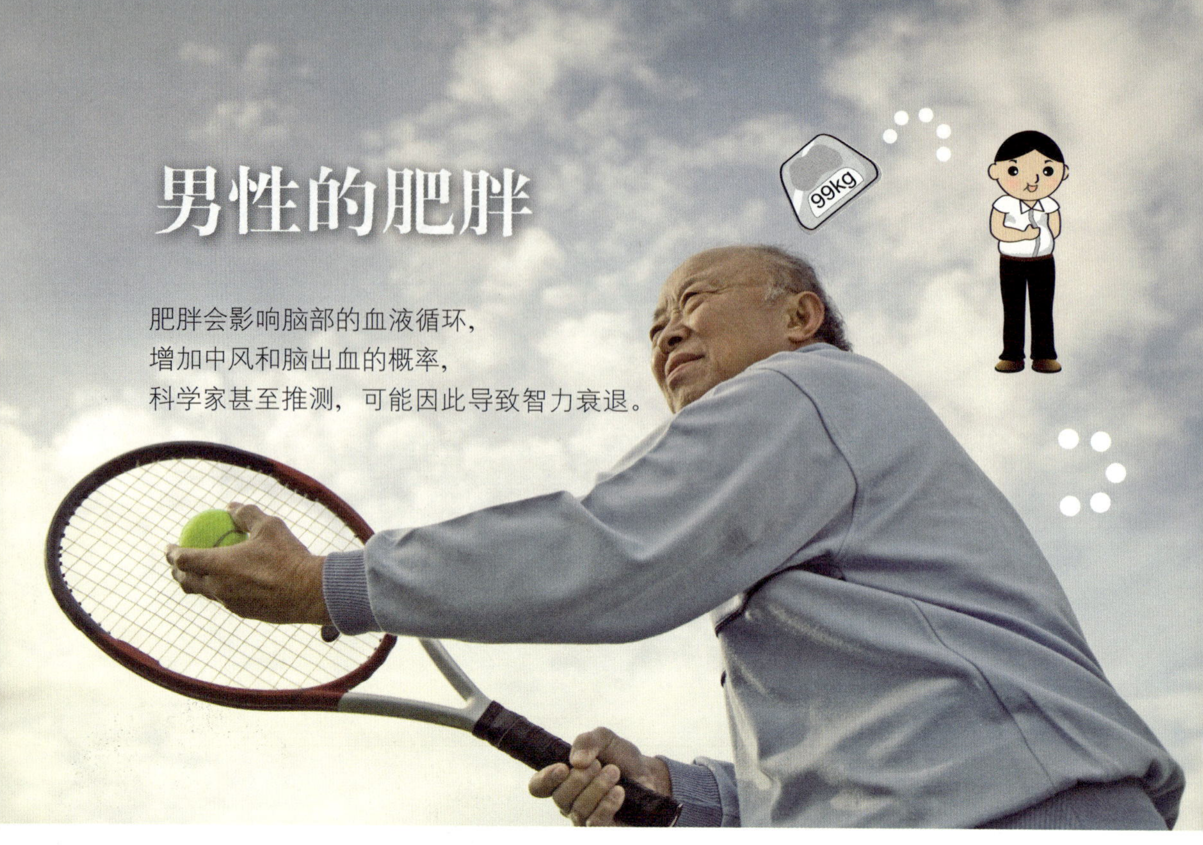

中广型的肥胖男性，容易患心血管的疾病

最近有一则外电报道，肥胖的男性不但容易罹患心血管疾病，而且大脑也会变得愚笨迟钝。肥胖容易让人罹患各种慢性疾病已是公认的事实，但是“肥胖的人会变笨？”这还是头一次听到，究竟是怎么一回事？

原来最近一期的《国际肥胖期刊》上刊登了一则论文，研究显示，肥胖会影响脑部的血液循环，增加中风和脑出血的概率，科学家甚至推测：可能因此导致智力衰退。有趣的是，只有男性才会出现这种现象，女性即使过重也不会造成智力下降。为什么只有肥胖男性才会出现这种现象？这可能和脂肪分布的特性有关。

男性的脂肪通常堆积在腰腹部，形成所谓的“中广型肥胖”（或称苹果型肥胖），这种**脂肪聚积在腹腔内的大网膜上，容易游离进入门脉**

系统，经由肝脏到达全身的微小循环，因此容易造成心血管的疾病。

无独有偶，某医学中心急诊室也在不久前传出有位年轻有“围”的肥胖医师在抢救患者时，竟在手术台上突发心肌梗死而昏倒。救人的医师当场成了被急救的对象，吓坏了旁边的许多人，幸好其他同事紧急抢救才捡回了一条命。

这位医师事后下定决心减肥，在成功减掉18公斤之后，感叹道：“年轻的身体也要注重保养，特别是体重的控制，千万不要因为没有任何症状而放任自己肥胖下去。”

青壮年男性的健康是社会的幸福

看到这里，我不禁感慨，减肥门诊中女性病患的数目远远超过男性，这些女性多半是因为爱美，而不是为了健康的目的来减肥。真正需要减肥的青壮年男性，却很少关心自己的肥胖问题，很少想到自己是否应该减肥。其实，从上面两个事例就可以看出来，肥胖的男性不但容易有健康问题，连智力都比正常人容易衰退，他们才是最该减肥的人。

青壮年男性多半是社会的中坚、家庭的支柱、公司的主管，对国家、社会和家庭的重要性不言而喻。肥胖不断侵蚀人体健康，也许一时没有什么感觉，等到疾病发作时，后悔已经来不及了。

根据医学上的统计，肥胖者体重每

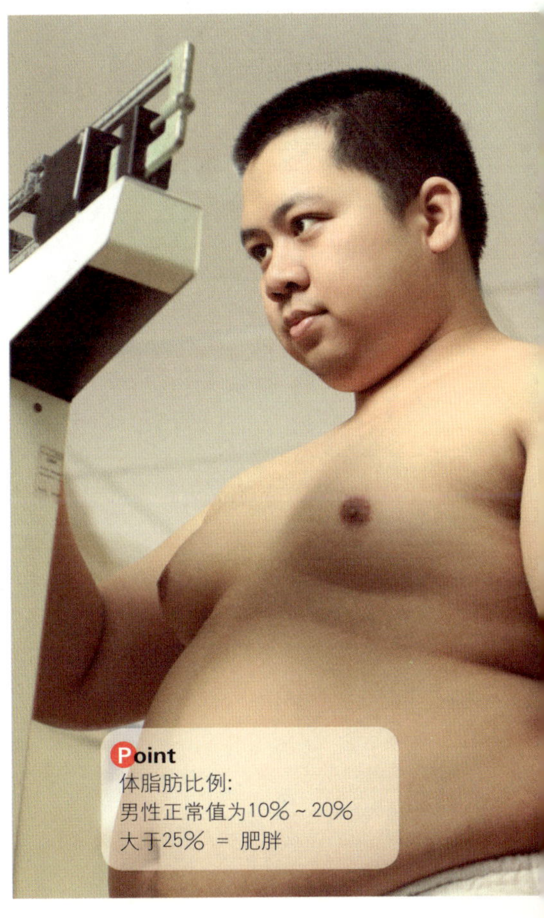

Point
体脂肪比例：
男性正常值为10%～20%
大于25% = 肥胖

下降1公斤，就可以增加3～4个月的寿命；减肥10公斤的话，可以增加35%的寿命。为了家人，为了事业，更为了自己，肥胖的男性非瘦不可！

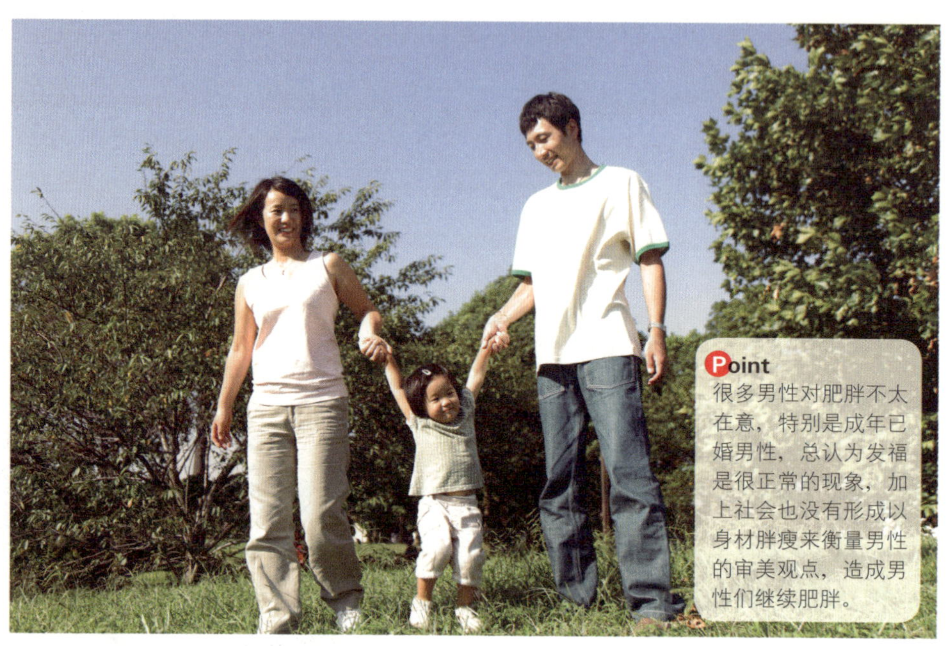

Point
很多男性对肥胖不太在意，特别是成年已婚男性，总认为发福是很正常的现象，加上社会也没有形成以身材胖瘦来衡量男性的审美观点，造成男性们继续肥胖。

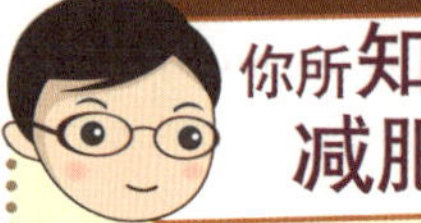

你所知道的减肥观念都是错的!!

抽烟会变瘦?

这个错误观念，要从许多人戒烟后开始变胖讲起。至于戒烟后为何会变胖，主要是因为当抽烟的欲望不能得到满足时，口腔就会想去寻求食物，因此吸收的热量多了就会导致发胖。所以，并不是抽烟会令人变瘦，而是戒烟后食量增大才会令人发胖。

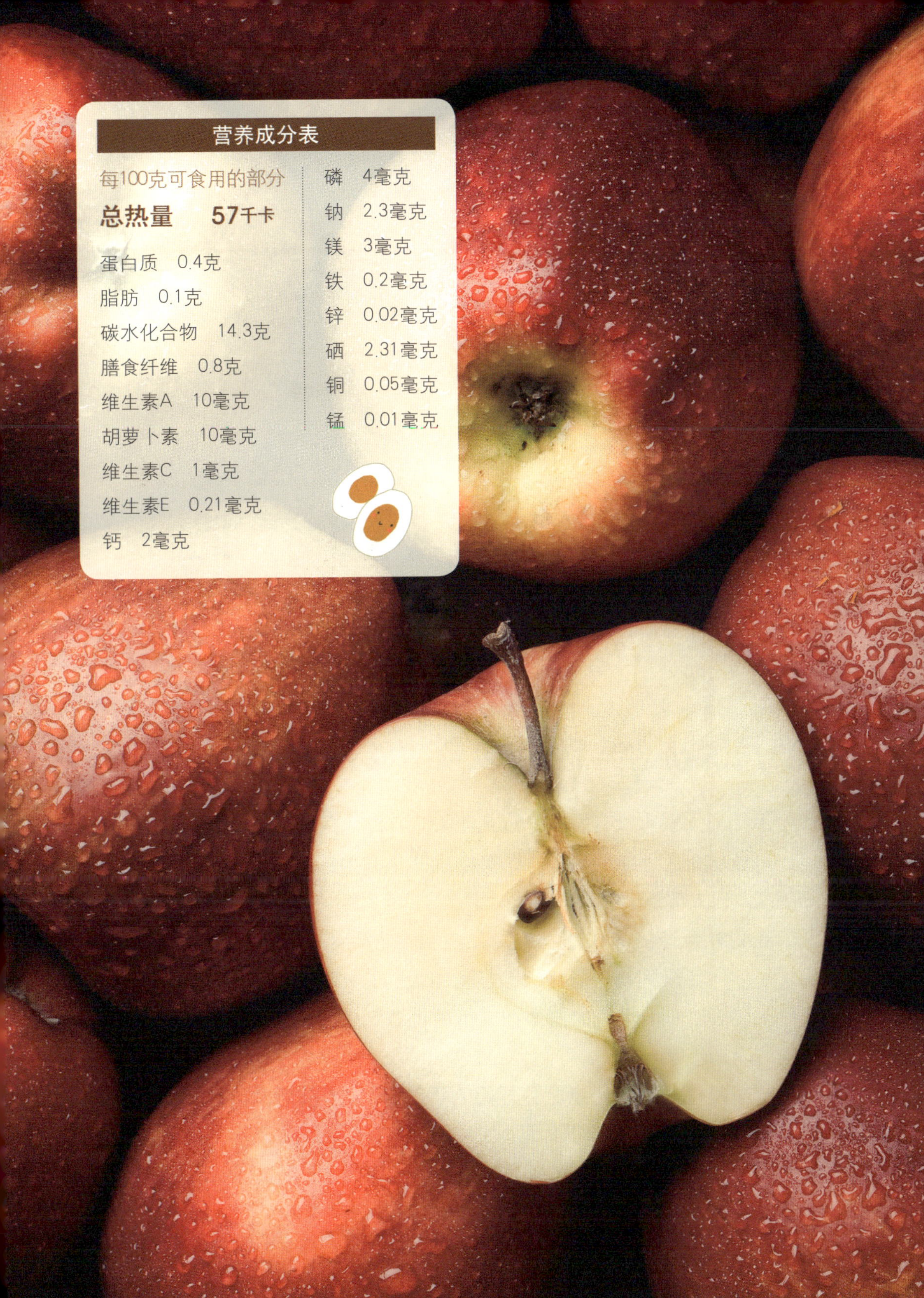

营养成分表

每100克可食用的部分

总热量 57千卡

成分	含量
蛋白质	0.4克
脂肪	0.1克
碳水化合物	14.3克
膳食纤维	0.8克
维生素A	10毫克
胡萝卜素	10毫克
维生素C	1毫克
维生素E	0.21毫克
钙	2毫克
磷	4毫克
钠	2.3毫克
镁	3毫克
铁	0.2毫克
锌	0.02毫克
硒	2.31毫克
铜	0.05毫克
锰	0.01毫克

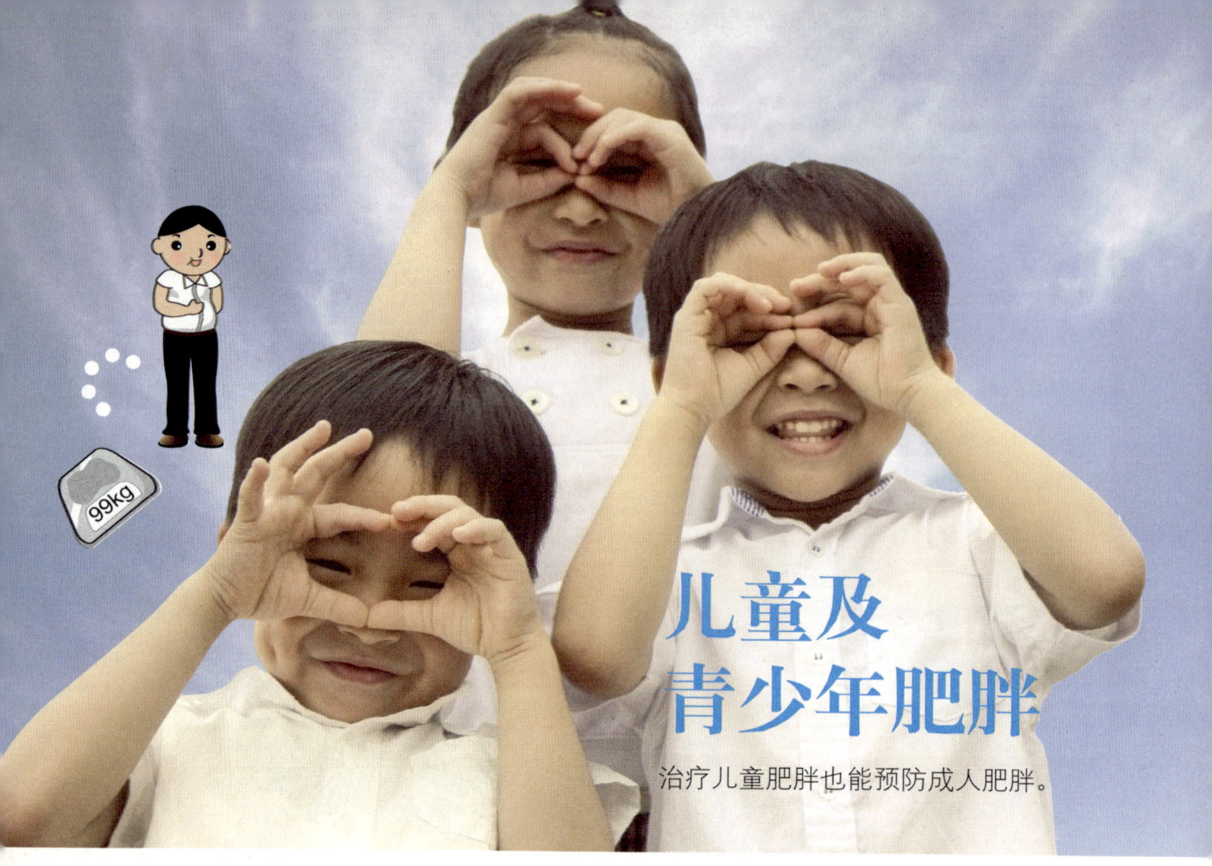

儿童及青少年肥胖

治疗儿童肥胖也能预防成人肥胖。

治疗儿童肥胖，也可以预防成人肥胖

不知道大家有没有发现：近几年来走在路上的小胖子似乎越来越多了。每逢学校上下学的时候，嬉笑跑闹的学童中，吨位大的比例一年比一年高，人人都是小胖子，因此“小胖”这个绰号在学校已经不流行了。

随着社会经济的快速发展，儿童肥胖有逐年上升的趋势。整体来说，小学六年级到初中三年级的学童中大约有20%是过胖的。儿童及青少年肥胖者，有5～6成的概率在成年后也是肥胖的。因此，治疗儿童肥胖也可以预防成人肥胖。

一般建议，治疗儿童肥胖开始的年龄是4岁半前后，治疗的方法主要是饮食控制、行为修正和运动指导三管齐下。目前较不主张使用减肥药或减肥手术治疗儿童肥胖，不过也有越来越多的证据显示，使用药

运动方面

每周至少3次，每次至少30分钟，多使用大块肌肉的活动，如慢跑、游泳、溜冰和骑脚踏车等，最好能运动到流汗。

饮食方面

应控制热量摄入，每天控制在1200～2000千卡，各种营养素要均衡，不希望因为减肥而影响到发育。

行为治疗方面

包括自我控制、饮食习惯、生活态度的调整。养成每天写减肥日记的习惯，记录每天的体重、饮食及活动，这样可以帮助肥胖儿童观察自己肥胖的原因。最重要的是要养成三餐定时定量的习惯，除用餐时间之外，不吃含有高热量的食物。

物控制儿童肥胖也是一个可行的方法。

多数儿童只要减少摄取高热量饮食，如可乐、汽水、果汁等饮料，或油炸的鸡块、薯条、洋芋片等，加上适量的运动，减少看电视和玩电脑的时间，就能有效减肥。小儿减肥的主要目的虽然是使脂肪下降，但维持正常的生长发育却是最重要的目标，因此不赞成过度限制热量的摄取，以致妨碍身高的成长。

Point
汉堡：330千卡
卡路里消耗情形：
游泳（蛙式）
600千卡/小时
Point
薯条：230千卡

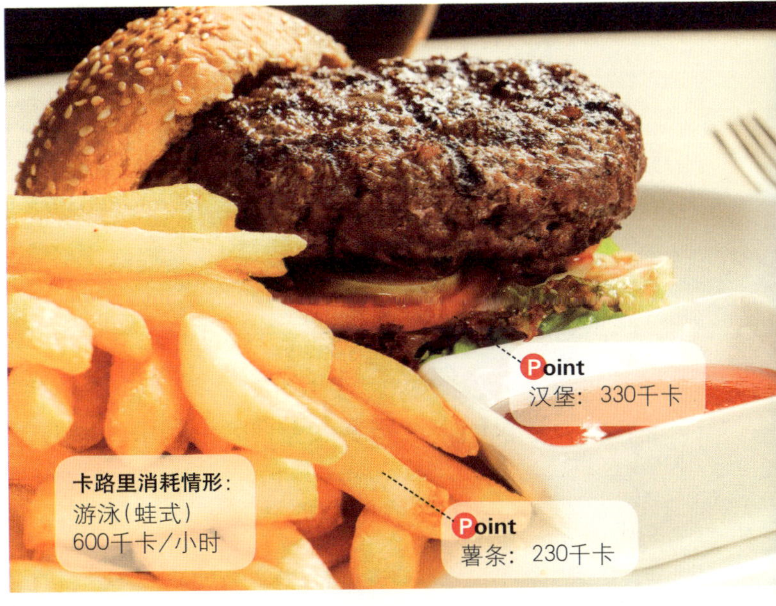

父母的参与和鼓励可以增加减肥的成功率

另外，父母、亲人的参与和鼓励也很重要。有研究报告指出：父母的参与可以增加减肥的成功率，也可以降低复胖的概率。当然父母本身更要以身作则，平常全家用餐就是最好的教育机会，可以用蒸蛋和水饺来代替炸鸡块和薯条；家人相聚的时光应以户外活动取代看电视或玩电脑等静态活动；多带小孩到公园放风筝、骑脚踏车、打打球等，不但有益减肥，对健康和过敏疾病的改善也有帮助。

总之，预防成人肥胖的关键在儿童肥胖，从儿童时期开始，就减少肥胖的发生，才是减肥治疗最根本的方法。

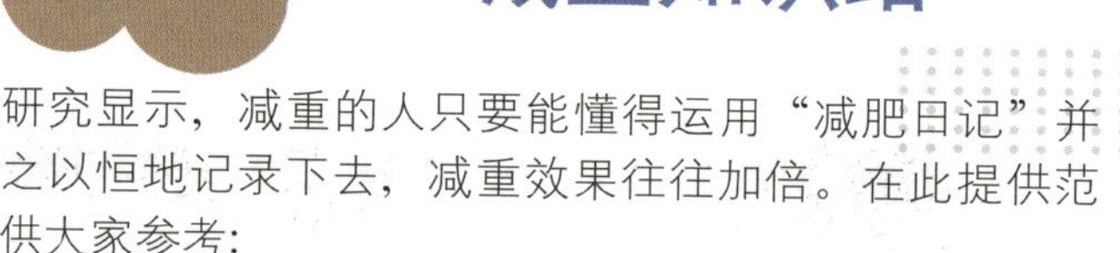

减重知识站

有研究显示，减重的人只要能懂得运用“减肥日记”并持之以恒地记录下去，减重效果往往加倍。在此提供范例供大家参考：

日期	用餐时间	食物名称	烹煮方式	摄取的分量
月　日	早餐 8点	水煮蛋	水煮	1个
		全麦吐司	烤箱烤过	2片
		柳橙汁	现榨	350毫升
	午餐 12点	阳春面	水煮	1碗
		烫青菜	水氽烫	1碟
		荷包蛋	煎	1个
	晚餐 6点	煎饺	煎	1碗
		贡丸汤	水煮	1碗
		烫青菜	水氽烫	1碟

日期	用餐时间	食物名称	烹煮方式	摄取的分量
月　日				

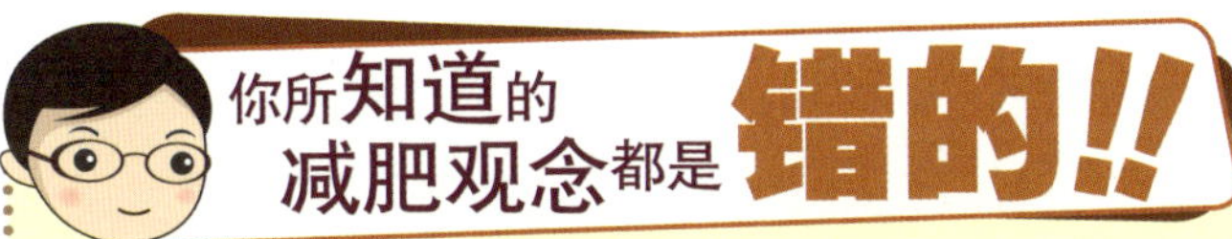

减少食量就能减少热量，想瘦就要享受饿肚子的快感？

空腹会造成血糖过低，甚至电解质失衡，让你没有体力运动，所以常常有人饿肚子减肥减到晕倒。这样伤害身体健康的方式，通常人撑到一定程度就会想要暴饮暴食，无法持久。减肥最重要的关键就是要持续，宁愿一天吃得比一天少，这样慢慢瘦下来，也不要选择空腹这种太过激烈的瘦身法。

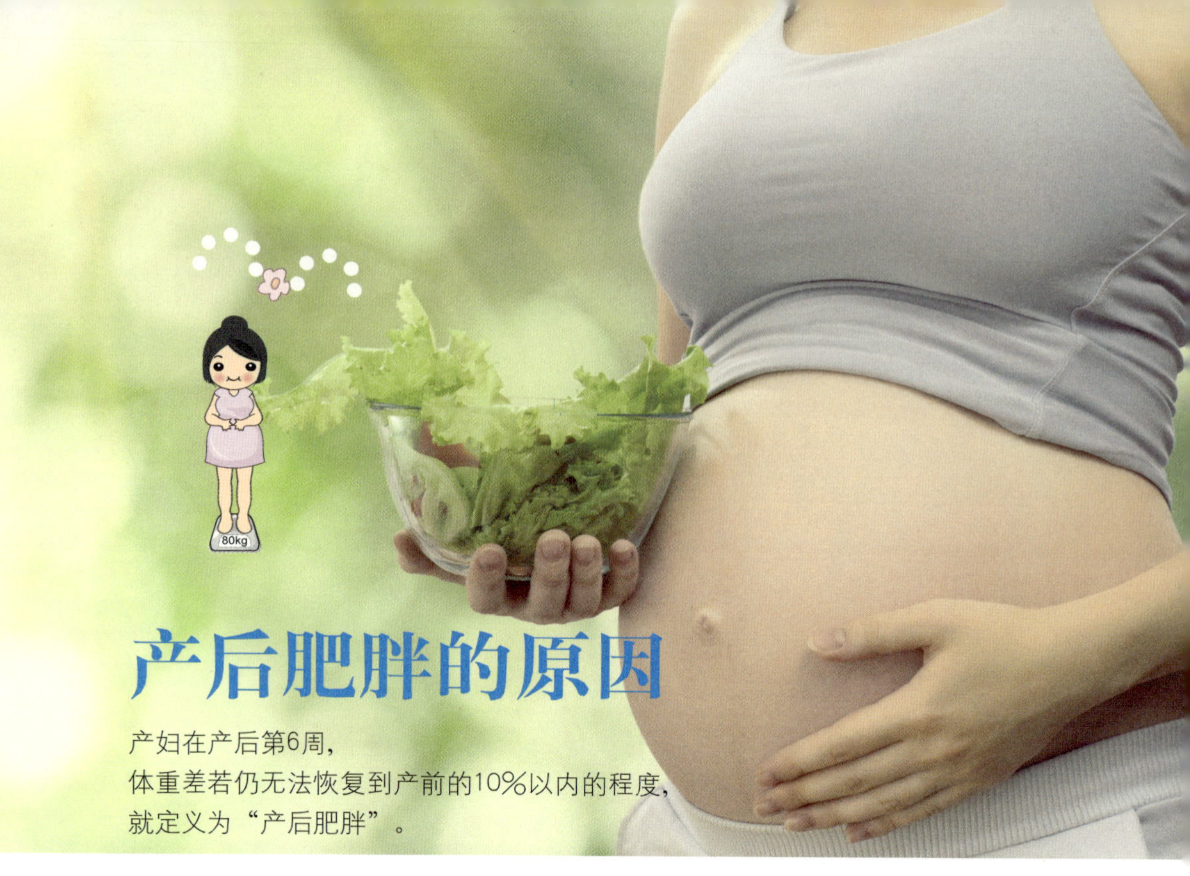

产后肥胖的原因

产妇在产后第6周，
体重差若仍无法恢复到产前的10%以内的程度，
就定义为“产后肥胖”。

女性朋友“怕胖”而不敢多生

最近在门诊中碰到一些患者，因为生产完后，体重无法恢复到产前的水准而来寻求帮忙。这些患者碰到的正是“产后肥胖”的问题。许多女性朋友也表示，“怕胖”其实也是她们不敢多生，甚至于不想生育的主要原因之一。

一般来说，**产妇在产后第6周，体重差若仍无法恢复到产前的10%以内的程度，就定义为“产后肥胖”**。例如：产前体重50公斤，产后第6周还维持在60公斤以上，就算是“产后肥胖”。根据“中华民国肥胖研究学会”的统计，台湾有这种“产后肥胖”情况的女性大概占了70%，即100个孕妇里面，大概有70个孕妇会面临“产后肥胖”的问题，只有幸运的三成孕妇的体重差可以恢复到怀孕前体重的10%以内。

了解“产后肥胖”的原因，才能对症下药!

为了让女性朋友深入了解“产后肥胖”的因素，这里特别整理出4项容易造成女性产后肥胖的原因。

1 胎盘激素

当怀孕进入第三阶段后，产妇体内的胎盘激素浓度会快速上升，它是一种促进新陈代谢的激素。当产妇生下宝宝后，胎盘脱落，会使胎盘素的浓度在1周内突然下降，连带使母体的新陈代谢跟着下降。如果这段期间摄入过多的热量，就会使妇女在产后1个月内快速肥胖。

2 胎儿压迫母亲下腔静脉

胎儿在子宫内慢慢地成长，到了孕期的第三阶段，就会压迫到孕妇的骨盆腔，连带使其静脉回流变差，因而有下肢水肿的现象。若不能在产后6周内设法让肿胀的下肢消肿，以后就很难让松散的组织恢复旧观。

3 怀孕期间的饮食

一般来说，医师都会建议准妈妈在怀孕期间每天多摄取200～300千卡的热量。但是准妈妈摄取的食物若均为高糖分或高脂肪成分，则很容易摄取过多热量而造成肥胖。

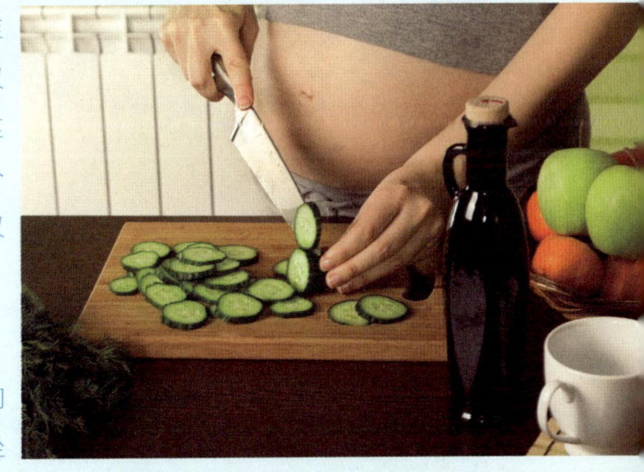

4 坐月子习俗

产后，妈妈们都会遇到特有的“坐月子”习俗。在这段“坐月子”期间，无可避免都会吃麻油鸡、猪肝、腰子、米酒等高热量的补品，加上前面提到的因为胎盘脱落而造成的新陈代谢下降，若在坐月子期间又不做任何运动或家务的话，将会造成脂肪快速地堆积。

许多准妈妈都有孕期及产后体重直线上升的恐惧，她们大多是因为爱美，害怕在产后瘦不下来而烦恼不已。**其实，孕期比较不需要考虑到减肥的问题，只要在孕期中将体重控制在适当范围内即可！**倒是“产后肥胖”问题，才是产后妈妈所应担心的事。

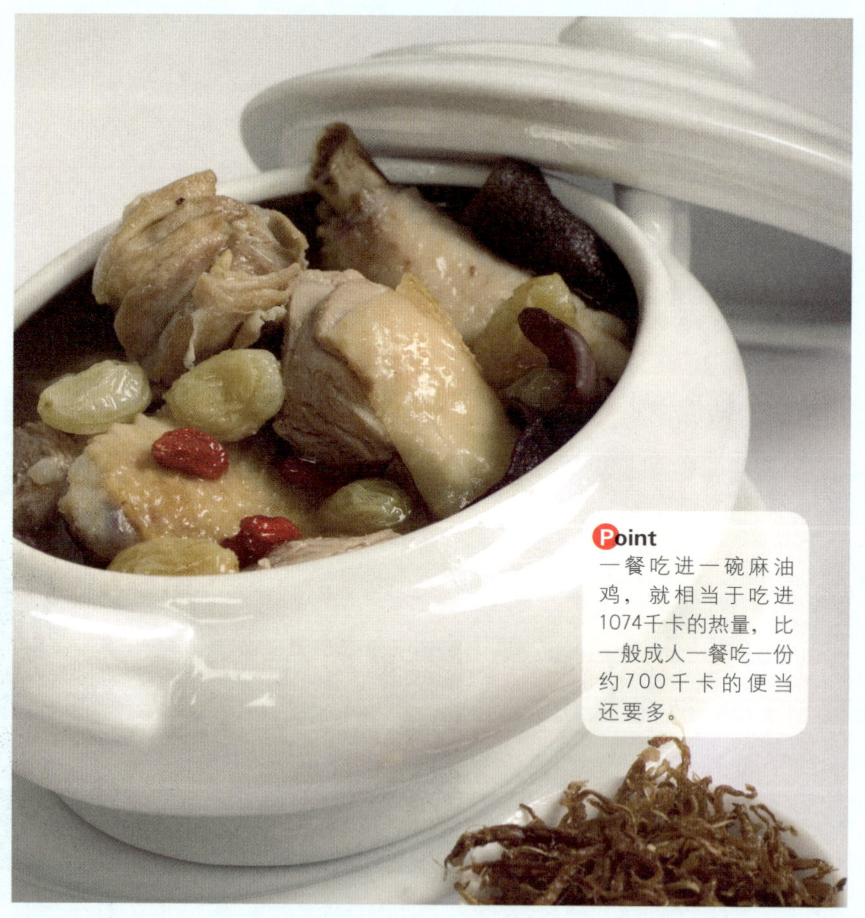

Point
一餐吃进一碗麻油鸡，就相当于吃进1074千卡的热量，比一般成人一餐吃一份约700千卡的便当还要多。

Point 减重知识站

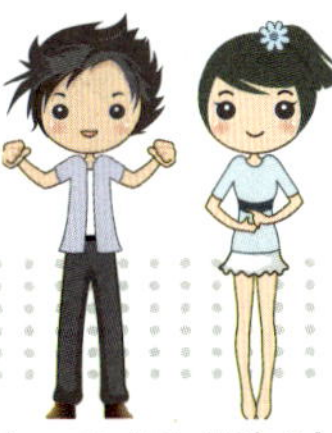

孕期的体重可增加多少？端看孕妇个人孕前的体重来决定（以BMI为计算标准）。

怀孕期间体重增加的建议:

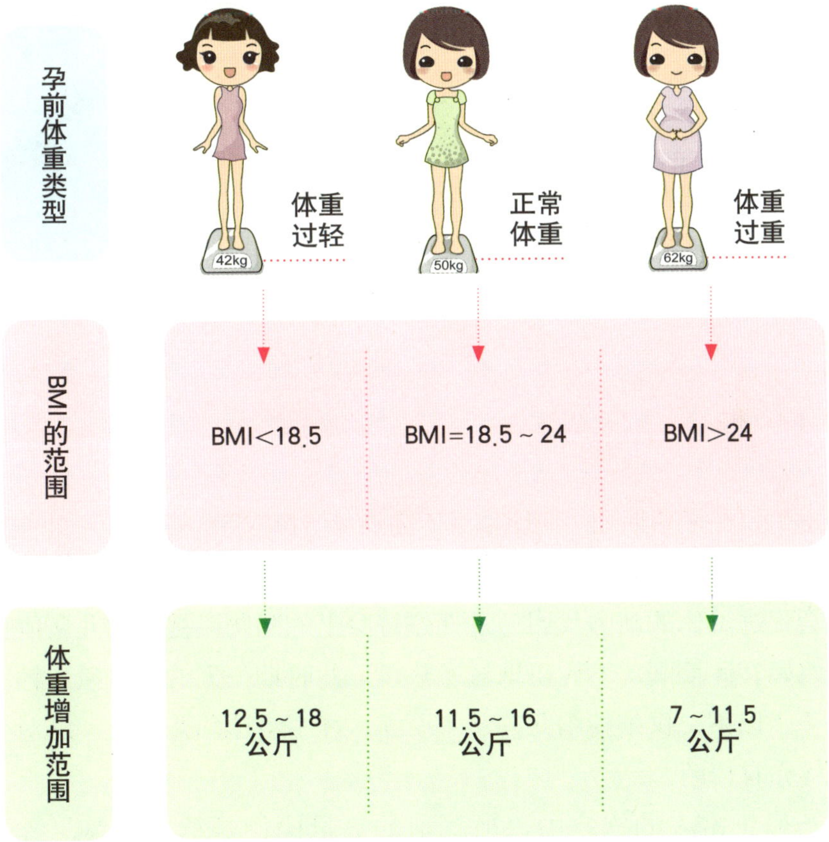

孕前体重类型	体重过轻	正常体重	体重过重
	42kg	50kg	62kg
BMI的范围	BMI<18.5	BMI=18.5～24	BMI>24
体重增加范围	12.5～18公斤	11.5～16公斤	7～11.5公斤

体重若增加太多，要小心可能有糖尿病或妊娠毒血症的问题。
若怀孕期间体重增加很少者，不宜于末期急速增加体重，应请教医生、营养师做适当的增重计划。

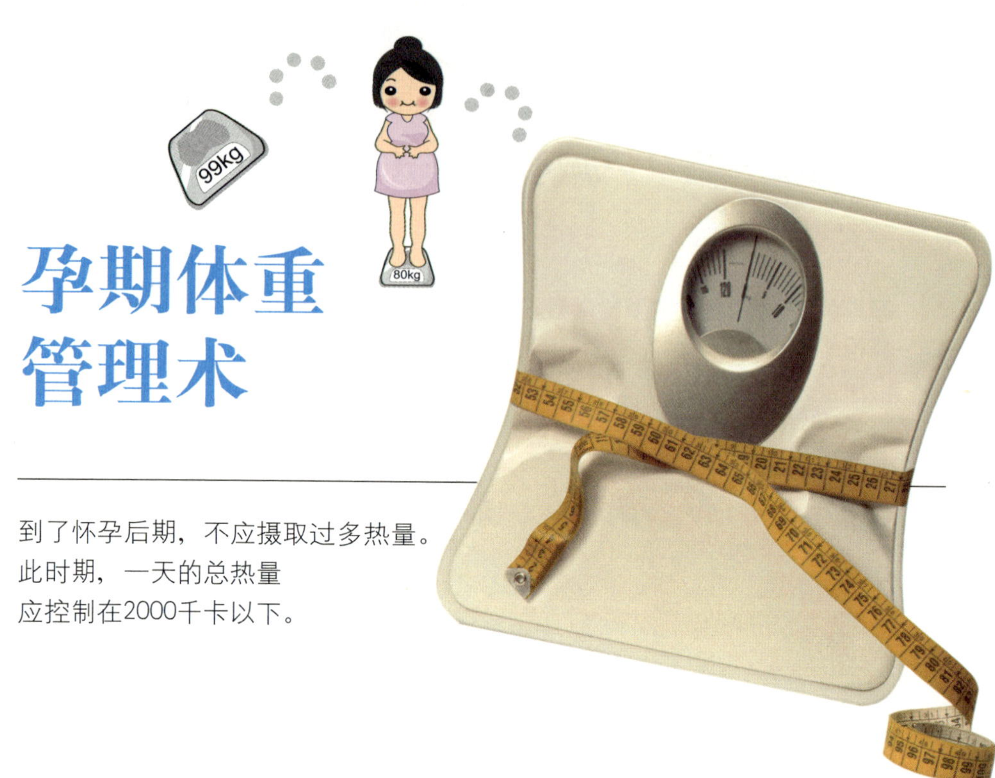

孕期体重管理术

到了怀孕后期，不应摄取过多热量。
此时期，一天的总热量
应控制在2000千卡以下。

准妈妈的标准体重

准妈妈在怀孕期间，应比自身所需热量多摄取200 ~ 300千卡才能提供胎儿营养所需。但是到了怀孕后期，由于血液中胎盘激素浓度的快速上升，会促进母体的新陈代谢，进而燃烧身上的脂肪以提供胎儿所需。因此准妈妈在此期间，不应摄取过多热量。此时期一天的总热量应控制在2000千卡以下，仅维持胎儿的基本所需，才不会让胎儿过大，这对生产的过程亦有帮助。

一般正常人的饮食中，所摄取的热量比例是糖类50%、蛋白质20%、脂肪30%。一旦怀孕后，应改变平日的饮食习惯，即增加蛋白质的热量，减少糖类及脂肪的热量，而变为糖类40%、蛋白质40%、脂肪20%。此外，准妈妈还应补充足够的维生素及微量元素。

女性在整个怀孕过程当中，到了怀孕第三期，体重会较怀孕前增加12～18公斤，无论怀孕前的身材是胖或瘦，皆应落于此范围，才是妇女正常的孕期体重。

有些女性在怀孕前就很胖，这类准妈妈的孕期体重增加，以不超过15公斤为主。因为体重过重时，很可能会造成胎儿过大或难产概率升高，孕妇本身也容易有怀孕并发症的现象。

所以，过胖女性怀孕后应适当控制体重。但有些准妈妈在孕期增加的体重低于10公斤，其实也是一种异常现象，建议这类孕妇增加热量摄取，以免影响胎儿发育。

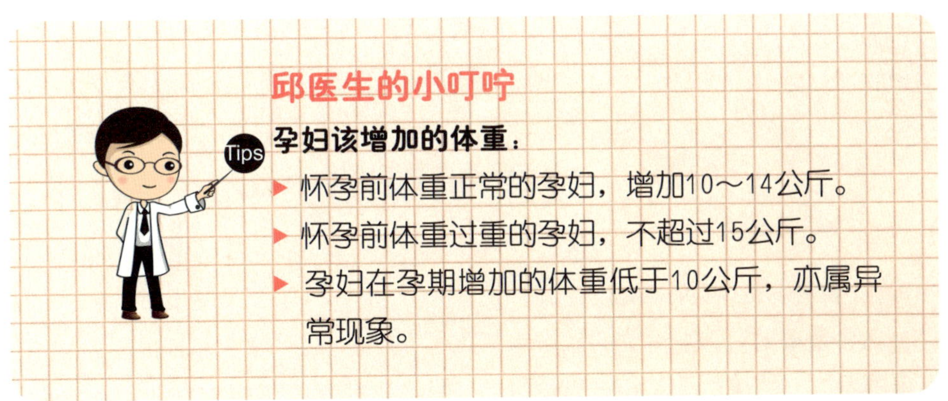

邱医生的小叮咛

孕妇该增加的体重：

- 怀孕前体重正常的孕妇，增加10～14公斤。
- 怀孕前体重过重的孕妇，不超过15公斤。
- 孕妇在孕期增加的体重低于10公斤，亦属异常现象。

最适合准妈妈的运动——散步

在运动方面，准妈妈能动则动，但若因怀孕不稳定而有流产前兆的情形，一定要多卧床休息。状况良好的孕妇可以按照一般日常活动作息，而且谨记“能动则动”，不要一直坐着不动，但也无须加强某一部位的运动，因为女性在怀孕期间，应以自身安全为第一，并以顺利产下胎儿为原则。

女性在怀孕当中，就应预先做些防范措施以减少产后肥胖的发生，身材才能在产后尽速恢复。平时应尽量侧睡，可减少胎儿压迫孕妇下肢静脉的问题。另外，为了改善孕妇下肢血液循环的问题，建议准妈妈每天起床后，可自行以弹性绷带从脚缠绕到大腿、臀部处，即可改善妇女产后下肢肥胖的问题。

其实，准妈妈只要能做到以上事项，就能对产后减肥有所帮助。**基本上，散步对准妈妈而言，就是一项最好的运动。**所以，体贴的先生不妨利用下班或休假时间，陪同太太散步，这对胎儿的健康也有所助益。

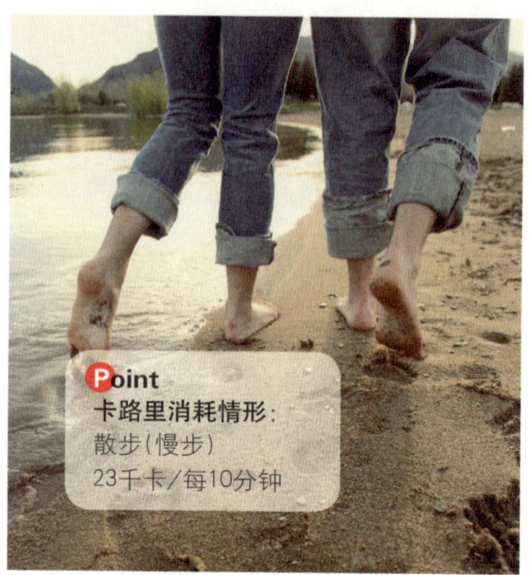

Point
卡路里消耗情形：
散步（慢步）
23千卡/每10分钟

Point ○○减重知识站○○

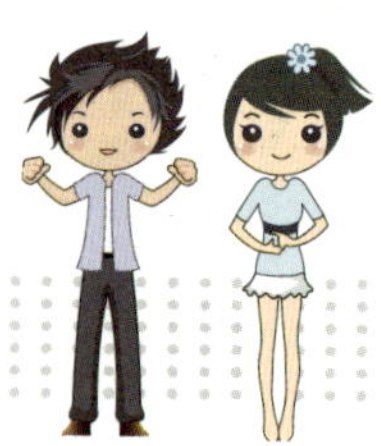

食物的营养平衡法

五种重要的营养成分〉〉〉

蛋白质： 蛋白质是构成人体肌肉、骨骼、内脏、血液、荷尔蒙等不可或缺的营养成分。如果体内的蛋白质含量不足，会出现骨质疏松、指甲弯曲、贫血等症状。

碳水化合物： 碳水化合物是人体热量的来源，而且大脑所需的热量只能由碳水化合物提供。但是每天摄取的碳水化合物必须适量，如果摄入过多则会转为脂肪，引发肥胖问题。

脂肪： 脂肪是人体生长发育不可少的成分，即使少量脂肪也可能转换为高热量，供给身体活动所需。同时，脂肪消化时，吸收时间较长，就不易感到饥饿。对于节食减肥的人来说，应该摄取适量的脂肪，但也不要食入太多。

维生素： 维生素有调节体内各种机能的作用，使各个器官正常运行。如果维生素不足，体力恢复就会变慢，并且容易感冒，甚至压力的承受度也会减弱。

矿物质： 矿物质中主要含钙、铁等组成部分，如果人体中的钙含量不足，将会引起骨质疏松症。铁含量如果不足，就容易感觉疲劳，觉得懒、倦。尤其是女性，铁较容易流失，更要有意识地摄取富含铁的食物。

上述的五种营养成分，分别含在下列四大组食品中。

第一组：乳类制品、蛋类。

第二组：鱼虾、海藻、肉类、豆类及豆制品。

第三组：蔬菜、薯类、水果。

第四组：谷物类、糖类、油脂及其他。

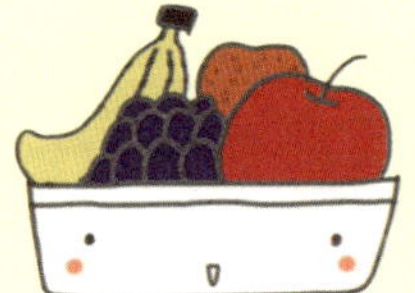

食品/分组	食品	含量（千卡）
第一组	乳类制品	2（160）
	蛋类	1（80）
第二组	鱼虾、海藻、肉类	2（160）
	豆类及豆制品	1（80）
第三组	蔬菜	1（80）
	薯类	1（80）
	水果	1（80）
第四组	谷物类	8（640）
	糖类	1（80）
	油脂	2（160）
合计		20（1,600）

注：第一组至第三组为每天必须摄取的食物，第四组则是进行热量的调节。

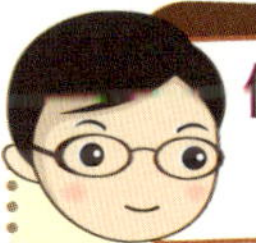

你所知道的减肥观念都是错的！！

做SPA按摩减肥就会瘦？

人的脂肪和脂肪中间有一个隔板，就像房子的隔间一样，无论怎么挤、怎么压它都会在，所以在按摩的时候，不可能把脂肪推到其他的部位去，那只是把水分和淋巴液挤开了，所以乍看之下好像消了一点，但是过一段时间或隔天一早水分又回来了，结果只是一直在花钱买些没有实质作用的产品而已。

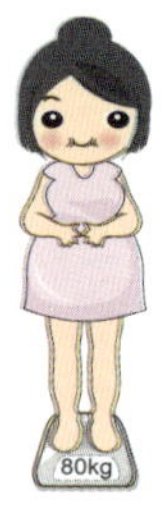

更年期肥胖

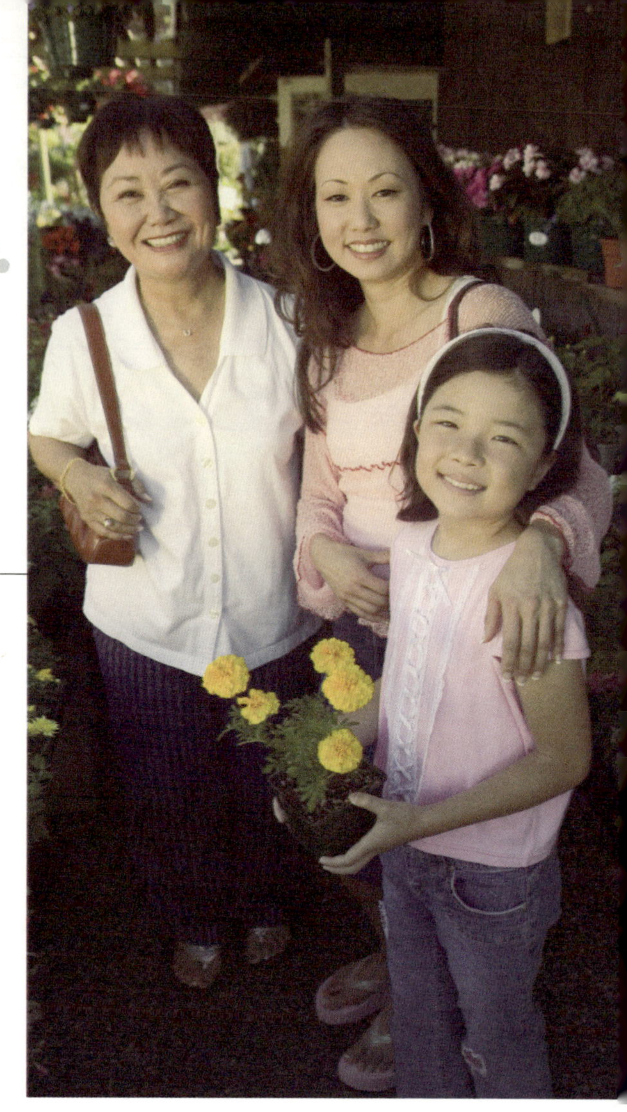

更年期妇女容易发胖，
主要有两大原因：
第一是妇女停经以后内分泌的变化，
第二则是生活状态的改变。

更年期妇女吃得不多，还是发胖？

许多更年期妇女常常会有一个共同的问题：为什么明明吃得不多，却还是发胖？有时体重甚至以每周3～4公斤的速度向上累积。更年期的障碍、身心的不适，再加上体重的快速增加，简直成了她们可怕的梦魇。

更年期妇女容易发胖，主要有两大原因：第一是妇女停经以后内分泌的变化，第二是生活状态的改变。

在内分泌方面

妇女停经以后，卵巢的机能退化，使得血液中女性荷尔蒙明显衰退，男性荷尔蒙则相对增加。荷尔蒙的改变促使身体的脂肪重新分布，停经前仅仅小腹微凸，停经后却变成中广身材，渐渐失去女性特有的曲线。

年龄增长后，生长激素的减少也会使新陈代谢速率下降。摄取同样的热量，人在20岁的时候，只需要半天就可以代谢掉；但是到了50岁的时候，可能耗费一整天还代谢不掉。多余的热量转变成脂肪，贮存起来就形成肥胖。

雌激素的下降也会导致味觉和食欲的改变，许多年长女性特别喜欢口味重的食物就是这个原因，高热量、高油脂和高盐分的食物，就在此时悄悄地被吃进了体内。

在生活状态方面

更年期妇女多半属于经济稳定、生活安逸的人群，小孩已经长大甚至离家，生活中只剩下老伴和老友，拜访友人、聚餐宴饮成了最主要的节目，加上日常活动量减少，自然容易发胖。

更年期肥胖，减重的速度不可太快

治疗更年期肥胖必须注意下面这些变化：

一、原则上要尽量使热量的摄取和消耗保持平衡，**减重的速度不可太快，以免造成免疫力下降、胆结石和骨质疏松等问题**。

二、注意植物性荷尔蒙的补充和多摄取高钙、高铁等食物。

三、适度做有氧运动，如快步走、有氧体操或韵律舞等运动，即使是在家中看电视，也可以做抬腿运动以提高新陈代谢。

四、若有更年期症候群者，必须使用传统雌激素治疗的话，应该与医师商量，如何使用或是否改用新型的荷尔蒙。

更年期是人生必经的过程，也是自然的生理现象。根据统计，40%以上的更年期女性有肥胖或体重过重的问题。**更年期妇女的减肥，除了荷尔蒙的治疗和新陈代谢速率的调整以外，也必须从行为上改掉导致肥胖的不良习惯。**例如：拒绝过多的饮宴，不放弃任何消耗热量的活动……这样才能度过快乐又健康的更年期。

Point 减重知识站

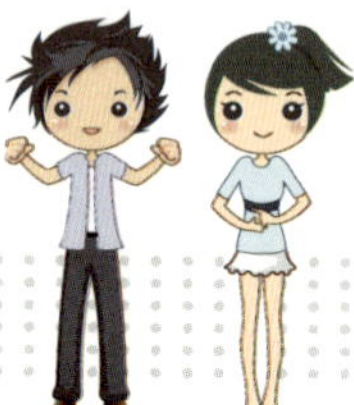

你是否有不良的饮食习惯？

以控制热量来进行减肥的方式，能否成功瘦身，在很大程度上取决于饮食习惯，因此，首先要对自己的饮食习惯进行检查分析，看看是否科学合理，若有不当之处，应予以修正。

检视一 >>

(1)用餐时间不规律。

(2)用餐时间太迟。

(3)一天只进餐2次。

(4)习惯晚餐后吃零食。

(5)进食速度太快。

每天应固定三餐，每餐时间应分配合理，并且做到按时进餐，如果用餐时间不规律，或有时干脆不用餐，将有损身体健康。用餐时要记得细嚼慢咽，这样才有利于肠胃的消化吸收，提高体内热量的利用，避免复胖！

检视二 >>

(1)经常吃得过饱。

(2)边吃边看电视。

(3)见到美食，总是想先大吃一顿再说。

(4)口味较重。

(5)为消除压力，猛吃食物。

避免复胖，一定要记得每餐不能吃到全饱！要学会控制，边看电视边吃东西的人常在不知不觉中就摄取了大量的热量。另外，喜爱重口味，也是减肥的大忌，因为通常这些食物都含有过高的热量。所以饮食生活中必须有意识地纠正这些不良习惯。

检视三 >>

(1)对甜食、偏甜的水果特别钟爱。

(2)喜欢喝酒或经常饮酒过量。

(3)喜欢油炸食物。

(4)爱吃小点心。

检视四 >>

(1)常在外用餐。

(2)对外卖的营养价值、热量不了解。

(3)常参加聚餐、应酬。

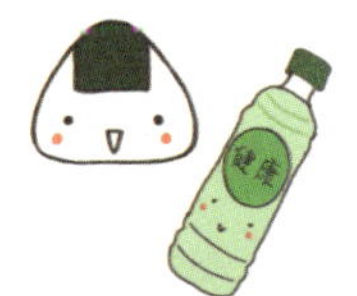

邱医生的小叮咛

——对照检查一下自己的饮食习惯是不是有需要改进的地方呢？要记住！你的不良习惯越多，就越容易发胖，对于正在减肥的人，一定要用坚强的意志力改善不良的饮食习惯。

你所知道的减肥观念都是错的!!

针灸减肥超有效，是不想运动的懒人维持好身材的轻松妙招？

在古代，针灸是治病用的；在现代，却变成了瘦身利器。如果你去针灸减肥，通常会发现医生会要你配合饮食上的调整，因为没有配合饮食调整，针灸减肥失败的也大有人在！所以，真正让你瘦下来的原因还是饮食控制。

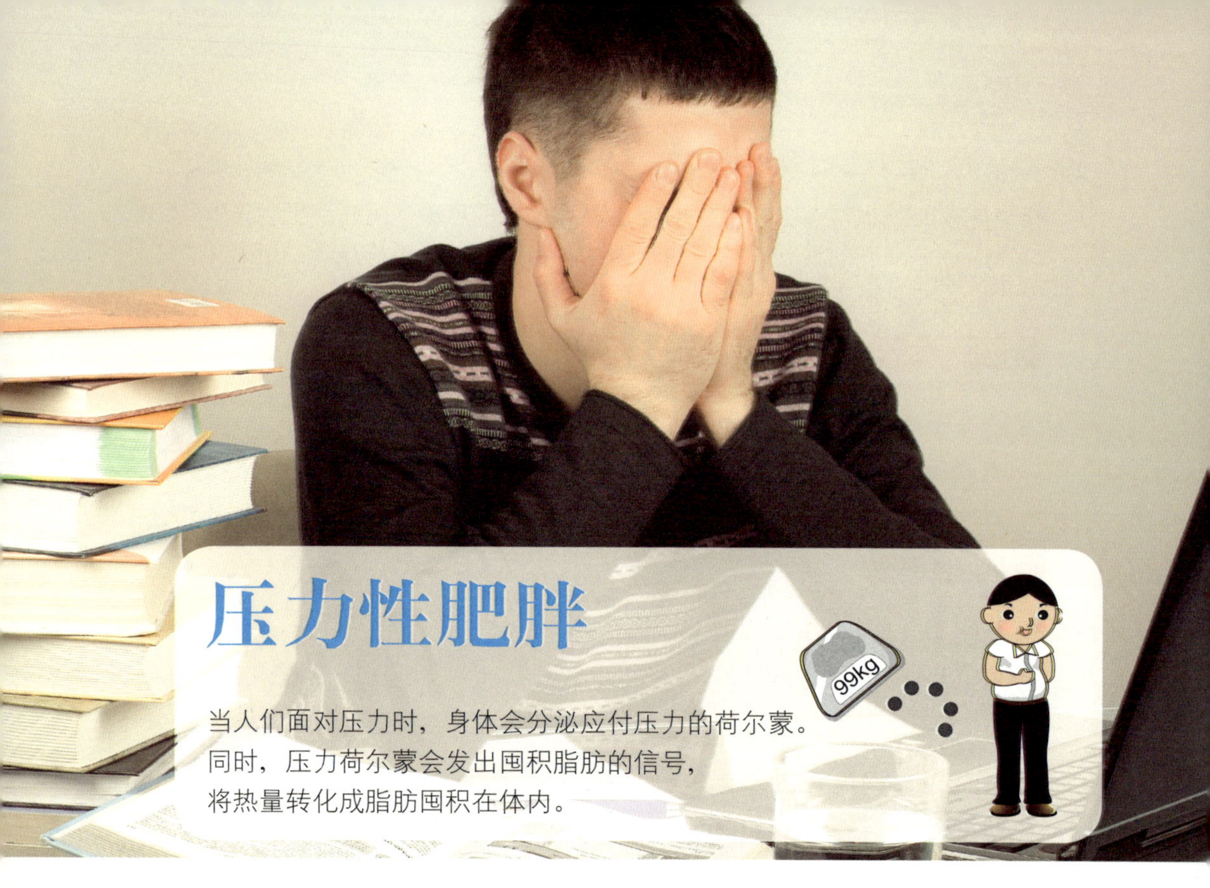

靠“慰藉食物”舒压，小心体重增加！

还记得十多年前的“9·11”事件吧？美国癌症研究学会在“9·11”恐怖攻击事件之后，曾对美国民众做了一项调查，发现许多民众在承受压力时，饮食内容明显改变，体重增加。

约有41%的受访者，在该事件之后吃了较多的“慰藉食物”。所谓慰藉食物，是指诸如高热量和高糖分的炸鸡、马铃薯、冰激凌和其他甜点等。

当人们处于焦虑、紧张和烦恼的状况下，若欠缺纾解的管道，常会以吃来减轻所造成的压力。科学家研究也发现食物确实会对一些人产生抚慰的作用。当人们处于高度的压力下时，常会借由暴饮暴食来减轻压力。这些暴饮暴食的人，往往会寻求童年时让他们有安全感的食物，偏偏这些又都是属于高热量的食物。

另外，当人们**面对压力时，身体会分泌应付压力的荷尔蒙，同时，**

压力荷尔蒙会发出囤积脂肪的信号，将热量转化成脂肪囤积在体内。如果一个人长期生活在压力之下，囤积的脂肪就会越来越多，肥胖的情况也就日益严重。

饮食文化日渐西化的中国人，面对感情、事业、婚姻或子女的压力时，很可能会以西式速食来“对自己好一点”，如果不加以节制，不知不觉中摄入过多的甜点、炸鸡和薯条，肥胖几乎是不可避免的常态。

避免成为压力下“暴食症”的受害者

避免压力性肥胖的几项建议：

一、当你感到压力太大的时候，不妨“善待自己”一下；但不要选择大吃大喝一顿，而是去做很久没做又很想做的事，例如：为自己买件漂亮的衣服、享受一个热水浴、看场电影、拜访好友等正向的享乐活动。

二、不要在家里或办公室摆放零食，也不要在餐桌以外的地方进食，以减少吃进垃圾食物的机会。

三、每天做半小时到1小时的激烈运动，如有氧舞蹈、竞走或跑步等，因为激烈运动可以有效减轻压力。

除了勤做运动以外，预防压力性肥胖，最重要的是保持身心均衡，学习放心和宽心。另外，日常生活要维持正常的饮食与睡眠，找到一个对自己应付压力最有效的方法，以避免成为压力下“暴食症”的受害者。

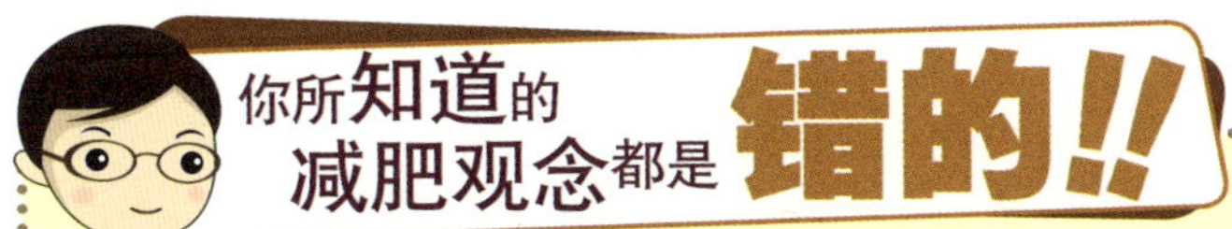

空腹时运动，燃烧脂肪跟着减慢？

近年来有数篇研究显示，比起用餐后再运动，空腹运动其实可以燃烧更多脂肪。因为运动时，肌肉会从碳水化合物寻求能量，在空腹的状况下，没有充分食物来源可供应，肌肉就会倾向燃烧脂肪。

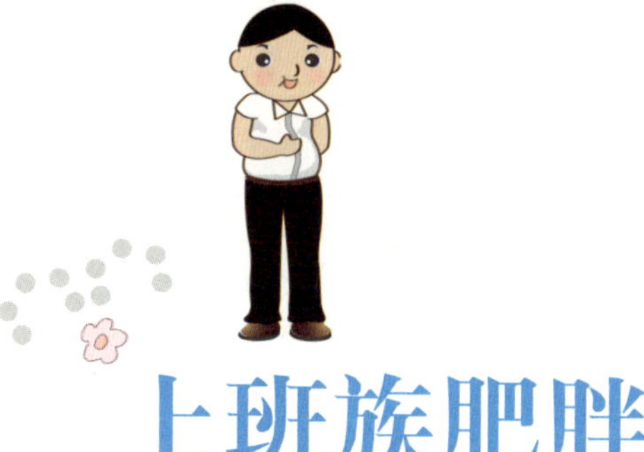

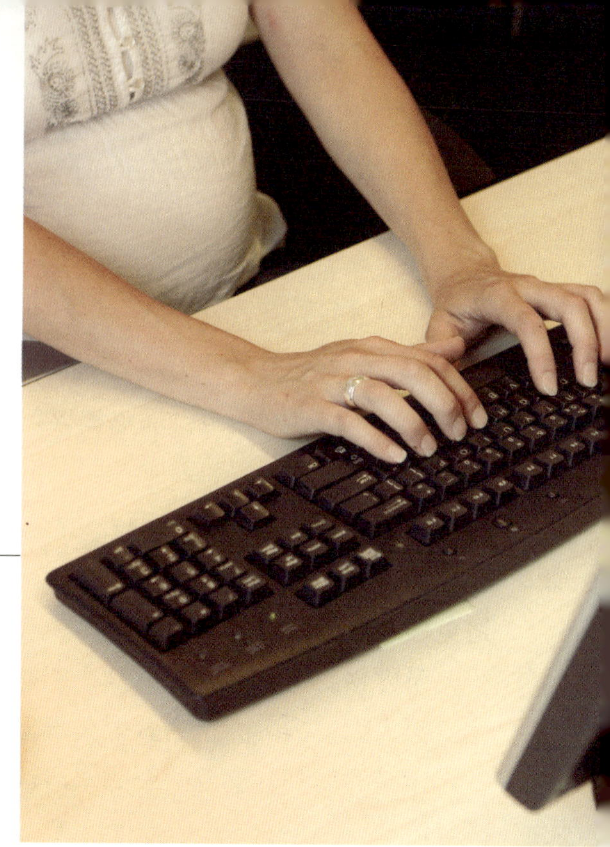

上班族肥胖

上班族肥胖的治疗应该从饮食控制、运动加强和药物介入三方面来进行。

上班族因为从事静态工作的关系，日常活动量少，加上饮食西化后，吃进太多高热量食物，成为容易发胖的族群之一。

要上班族不胖，真的很难!

一般上班族的生活形态大同小异，整天从事静态的工作，开会、打电脑和接电话就占去大部分的工作时间。午餐多半以便当或速食为主，草率匆忙中，吃进许多高热量和高糖分的饮食。下午休息时间，为了广结人缘，办公室里同事请的蛋糕点心和饼干饮料不好意思拒绝，偶尔晚上还要陪主管应酬喝酒。忙了一整天，回到家里，洗去一身疲惫，窝在沙发看个电视，一躺下去就呼呼大睡……

除了三餐饮食不健康以外，根本没时间运动，这样的作息状态想不胖，真的很难!

一般男性的肥胖属于“内脏型肥胖”，脂肪容易堆积在腹腔内，使得肚子向外突，看起来像一个苹果，所以也有人称这种肥胖为“苹果型肥胖”。而女性的肥胖则多半属于“皮下型肥胖”，因为肥胖集中在下半身，看起来像一个梨子，所以也有人称“梨型肥胖”。

Point
啤酒的热量很高，它有提供与补充热量的作用，长期饮用啤酒的结果是容易产生啤酒肚。啤酒本身除了热量以外，几乎不含其他营养素，因此减肥瘦身期间要尽量远离啤酒。

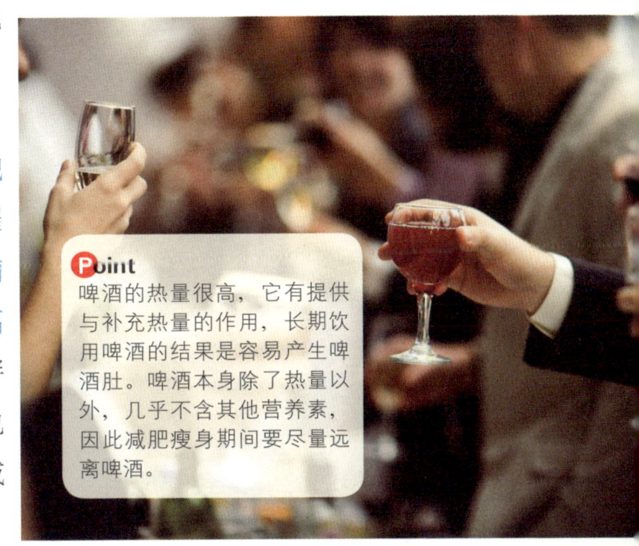

美国斯坦福大学做过一项研究，发现**“苹果型肥胖”的人比“梨型肥胖”的人更不健康，腹部肥胖的人罹患高血压、糖尿病和其他心血管疾病的概率比正常人高很多，死亡率也高出数倍**。所以男性上班族中的肥胖族群其实是最应该减肥的，可是也许是减肥观念宣传不够的关系，减肥门诊中这一类朋友反而较少。

上班族的运动和饮食控制也有不一样的要诀

上班族肥胖的治疗应该从饮食控制、运动加强和药物介入三方面来进行，事实上这也是所有肥胖的治疗原则，不过上班族因为生活状态比较特殊的关系，运动和饮食控制也有不一样的要诀。

运动方面，上班族其实也有简单的运动可以做，例如：平常打电脑不要一直坐着，要经常站起来活动筋骨，舒展肢体。上下班或外出时，短程的距离，能走路就不坐车；长程的距离，把车停远一点，强迫自己多走一些路。在大楼内活动时，能走楼梯，就不搭乘电梯，不但有益健康，还能避免在密闭空间中被传染呼吸道疾病的危险。

饮食方面，要尽量控制热量的摄取。建议上班族首先要**建立三餐定时的观念，避免不正常饮食造成的负担**。除此之外，不要吃任何含有高热量的食物。观念建立之后，再把握“多蔬多果多运动、少油少糖少晚餐”的原则，就可以有效减轻体重。

另外，现在许多的上班族多依靠外卖来解决三餐，长久下来就容易使得各种添加物与过量的油脂堆积在身体中，影响健康。根据一项针对外食人口习惯的调查显示，早餐与午餐叫外卖人口比例高达80%，而晚餐外食人口也将近占65%的比重。

由于外卖多以肉类为主食搭配，蔬菜往往仅是点缀而已，因此大多数上班族有蔬菜及五谷杂粮摄取不足的健康危机。纤维质的量摄取不足，就容易产生便秘型肥胖与各种病变。

Point 减重知识站

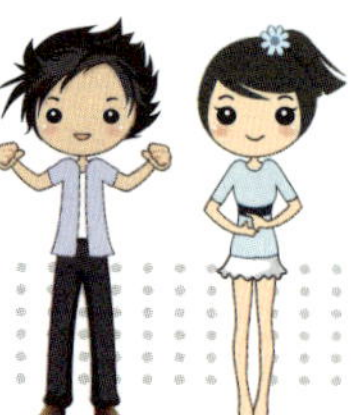

检验外卖的致胖成因

为什么经常食用外卖，容易导致身体肥胖呢？那是因为外卖的饮食内容大都含有过高的油量。要想有效瘦身减肥，一定要好好了解外卖的致胖原因，以免持续摄取高脂肪的食物，导致体重居高不下。现在带各位检验一下我们最常食用的外卖吧！

便当 >>

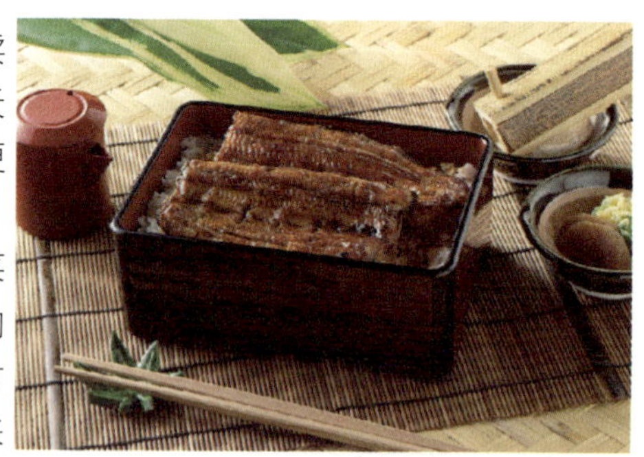

一般人最常购买的外卖就是便当，甚至有些人一天三餐皆靠便当来解决。而便当业者为了准备上的便利，以及保存上的问题，主食菜色皆以油炸为主，而附菜的部分则是以热炒为主的烹调方式，并且利用大量的色拉油来炒制。通常外卖便当里面所含的油脂都比人体实际所需要的脂肪量高。长期以便当为主食的上班族，会摄取过高的油脂，容易导致体内胆固醇过高。

油炸外卖 >>

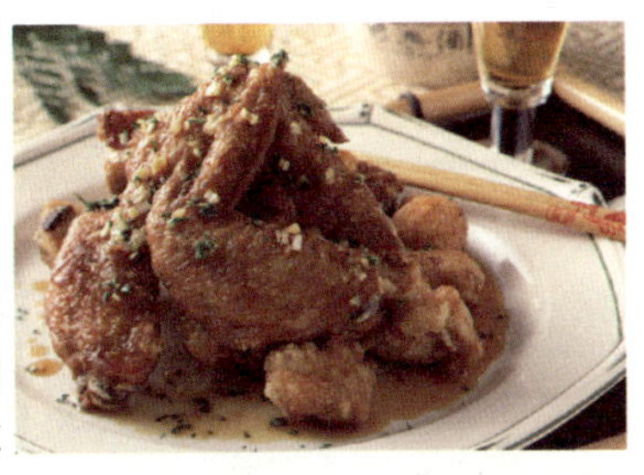

路边摊的油炸食物，咸酥鸡或炸鸡排经常是上班族爱买来吃的食物，这类油炸食物事先经过油炸的处理，等到需要时再放入油锅中重新炸热。因此，会容易摄取到含量非常高的油脂，同时必须了解到这些油都是回锅油，并不是干净新鲜的油脂。油脂不断地在高温中重复使用，会促使油本身氧化，产生对人体有害的物质，摄取到人体中，往往会危害我们的身体健康，使抵抗力变差。

小吃外卖 >>

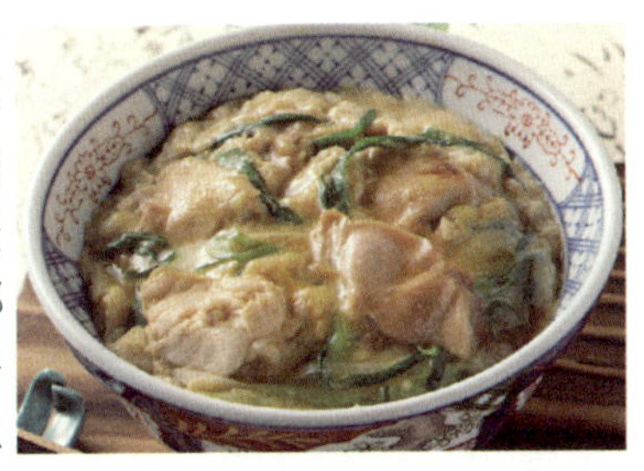

许多小吃摊上的可口小吃是诸多上班族赖以维生的食物。特别是羹汤类食物，其中的油脂含量很高，每天如果都依赖羹汤类食物作为正餐，那么很容易造成油脂摄取过高。各种干面或米粉类的小吃固然可口，但也必须注意其添加的油脂含量往往非常高，浇淋在各种干面或米粉上的油葱或酱，也含有惊人的热量。另外也不要忽视干拌类食物中添加的油脂，这些往往也是导致肥胖的主因。

含糖量过高的饮料 >>

便利商店与超市中的茶类饮品或果汁，往往是许多消费者喜爱购买的饮品，而各类含糖饮料通常也含有各种添加物与防腐剂，甚至是可怕的增塑剂，或含糖量的比例不符合健康安全的标准。长久依赖市售的现成饮料，容易造成身体循环代谢能力变差，糖分摄取量过高，这也是造成肥胖的主因。另外，现场冲泡的茶饮也是许多上班族的最爱，这些冲泡饮料，通常在制作过程中，会添加各种糖精与香料，而且普遍都有糖分过高的现象，也容易导致肥胖。

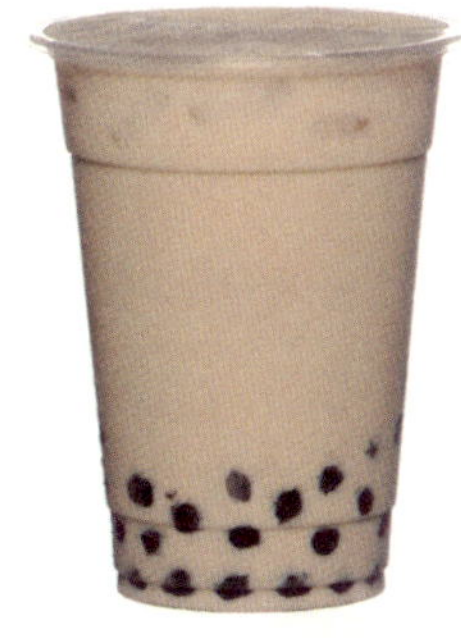

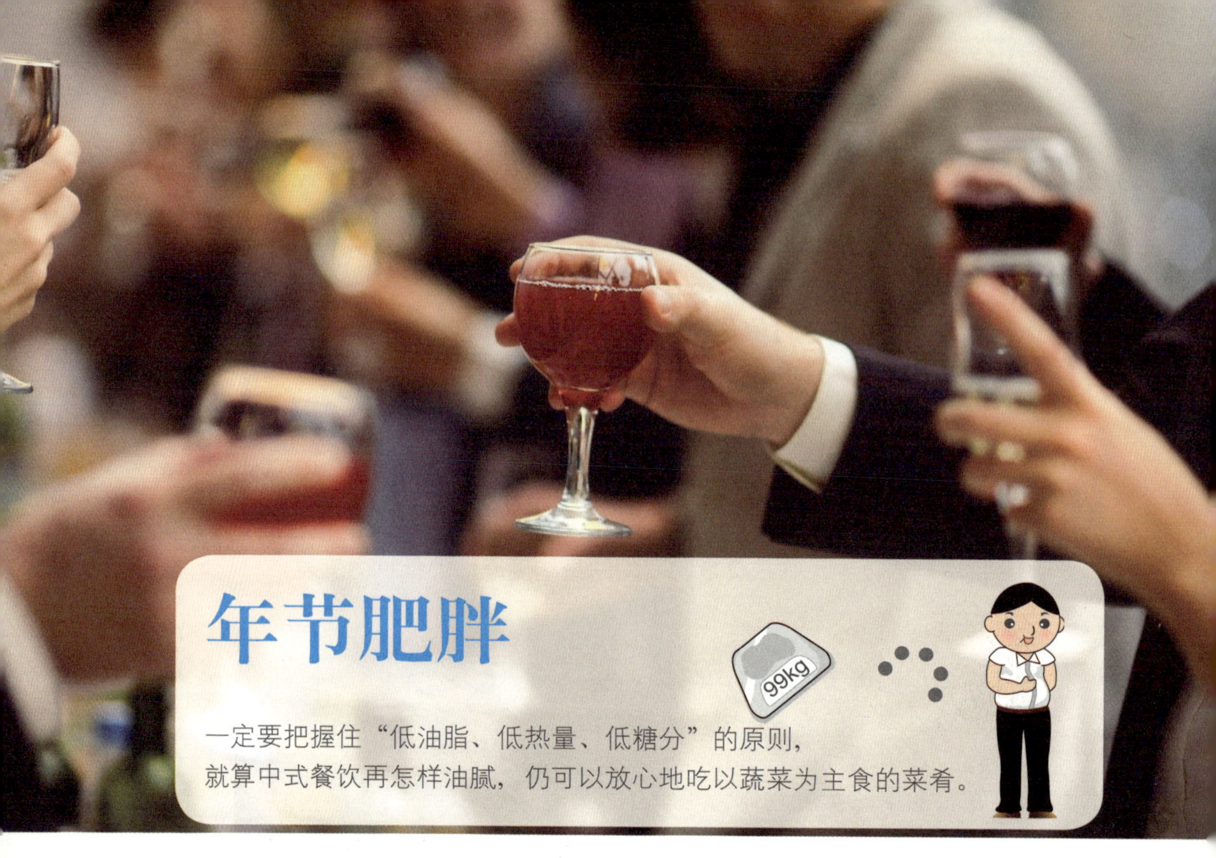

年节肥胖

一定要把握住“低油脂、低热量、低糖分”的原则，
就算中式餐饮再怎样油腻，仍可以放心地吃以蔬菜为主食的菜肴。

减肥失败常见的原因：应酬聚餐

过完愉快的春节假期，大家陆陆续续地返回工作岗位，许多人此时赫然发现，自己的腰围比年前粗了一大圈。过年期间，家人团圆围炉聚餐，大鱼大肉、年糕甜点，一餐接着一餐，兴致一来，把酒助兴，好不愉快！然而，许多高热量、高油脂的食物就在不知不觉中吃下肚，难怪过完了春节，许多人又纷纷来减肥门诊报到。

减肥失败通常事出有因，其中很常见的就是“应酬聚餐”。减肥当然要减少热量的摄取，但是如果为了减肥，躲开人群，不跟亲朋好友聚会饮宴，那也太不通人情了。尤其，春节是中国人最重要的节日，回家团圆时，长辈亲人热情地帮你夹菜，想少吃根本是不可能的事情。

不过，在这种围炉聚餐的场合，还是有办法减少热量的摄取的。首先，一定要**把握住“低油脂、低热量、低糖分”的原则**，中式餐饮再怎样油腻，还是会有几道以蔬菜为主食的菜肴，这时你可以放心地大快朵颐。另外像冷盘、香菇类、清蒸鱼、虾蟹贝类等蛋白质食物，也可以尽情享用。

其次要注意的是，酒含有极高的热量，每克的热量仅次于脂肪，因此，宴会中一定要勇敢地跟酒说“不！”现在警方抓酒醉驾车很严格，拿“要开车”当挡箭牌是最好不过了。如果回家过夜不得不喝，也要把握低酒精成分的原则，高粱或威士忌类坚持加冰块或矿泉水再喝；饮料方面以喝白开水为原则，避免含糖的柳橙汁或番石榴汁。

如果已经很努力洁身自爱，还是无法抗拒应酬时食物的诱惑，对于正在减肥的你来说，当然处于十分不利的抗战阶段。不过别紧张，本书将提供可同时减少罪恶感和避免体重上升的方法。

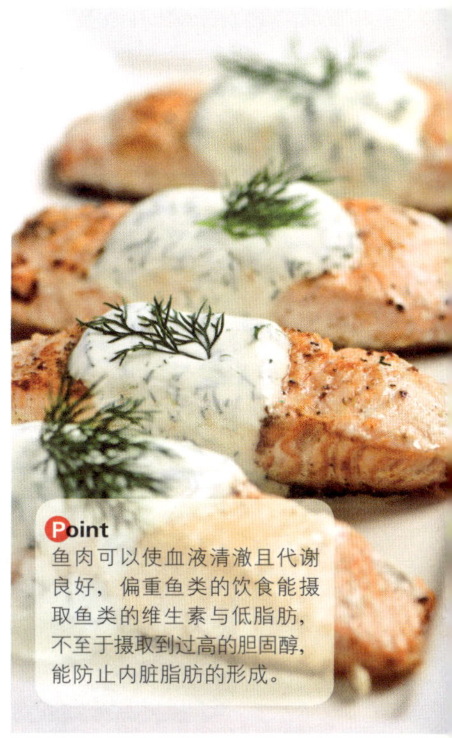

Point
鱼肉可以使血液清澈且代谢良好，偏重鱼类的饮食能摄取鱼类的维生素与低脂肪，不至于摄取到过高的胆固醇，能防止内脏脂肪的形成。

把握“多蔬多果，少油少糖”原则

首先，餐聚之后，最好走路回家，或到安全的地方散散步，再不然在客厅内绕圈走路也是不错的方法。适当的散步活动可以增加热量的消耗，减少脂肪的堆积。除此之外，一定要延后睡眠时间，尽量避免在享受大餐后4小时内就寝。晚睡可以延长消化的时间，对健康很有帮助。

其次，第二天还可以做一些弥补的措施。用餐时，应该选择昨天宴会没有的食物。如果你已经忘了昨天吃过哪些食物，只要把握“多蔬多果，少油少糖”的原则就可以了。

春节之后接下来还有情人节的大餐和元宵节的汤圆……又是一次考验你减肥功力的好机会。

外卖餐或宴会应酬并不是减肥者的毒药，相反的，适当的人际互动对于减肥者的心理健康也很重要。与其离群索居，过着孤独的减肥日子，不如敞开胸怀迎接应酬。只要应用“多蔬多果，少油少糖”的小技巧，就不会破坏你的减肥大计，让你做一个充满自信和受欢迎的减肥专家。

Point 减重知识站

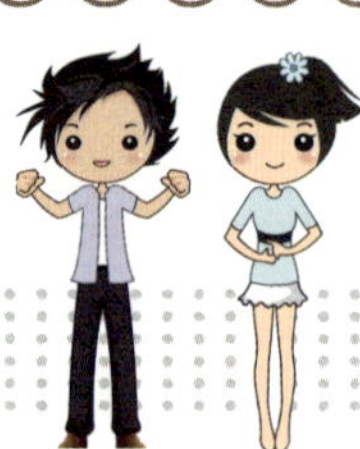

你知道自己的热量需求吗？

每个人的体形、身材各不相同，运动量及工作量也有很大的差异。为了维持身体基本的生理需求（例如：呼吸、消化、思考、代谢及劳动工作），每个人每日所需要的热量都是不相同的。而这个热量的需求，是可以通过计算得知的。

首先，必须知道自己的标准体重：

标准体重计算法

男性：（身高厘米－80）× 0.7

女性：（身高厘米－70）× 0.6

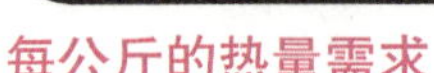

每公斤的热量需求

- 中、轻度活动量（每公斤需要25～30千卡）：办公室职员、无小孩的主妇、学生等。
- 中等活动量（每公斤需要30～35千卡）：做业务的、带小孩的主妇、从事轻体力劳动的人等。
- 偏高度活动量（每公斤需要35～40千卡）：护士、保姆、体育系学生、教练员、技术指导员等。

举例：一个办公室女职员，身高165厘米，体重65公斤，每日可摄取的热量为多少？

她的标准体重：（165－70）× 0.6＝57公斤。

标准体重的范围是±10%：51.3～62.7公斤。

（显然，此人已超过标准体重。）

她的活动量属于轻度，所以每公斤需要25～30千卡。

57 × 25＝1425千卡

57 × 30＝1710千卡

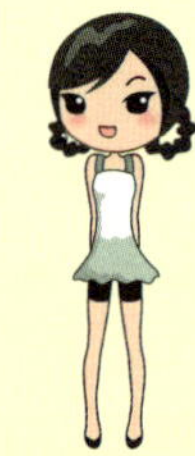

认识基础代谢率 （Basal Metabolic Rate, BMR）

人体的热量消耗分为三个部分：

- 基础代谢率。
- 身体所需要的热量。
- 消化食物所需要的热量。

“基础代谢率”，是指一个人在自然温度环境中，人体在非活动的状态下（包括消化系统，即禁食2个小时以上），维持生命所需消耗的最低能量。也就是说，即便你一整天不吃不喝，也必须消耗的热量。

BMR的概算公式如下：

男性＝体重（公斤）× 24（小时）× 1.0

女性＝体重（公斤）× 24（小时）× 0.9

举例：28岁女性，身高为164厘米，体重为58公斤。则基础代谢率为多少？

58（公斤）×24（小时）× 0.9＝1252.8千卡

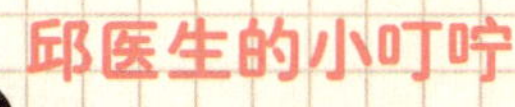

Tips

酒含有极高的热量，每克的热量仅次于脂肪。因此，宴会中一定要勇敢地跟酒说“不！”聚餐后，散步可以增加热量的消耗，减少脂肪的堆积。而晚一点睡可以延长消化的时间，对健康有帮助。

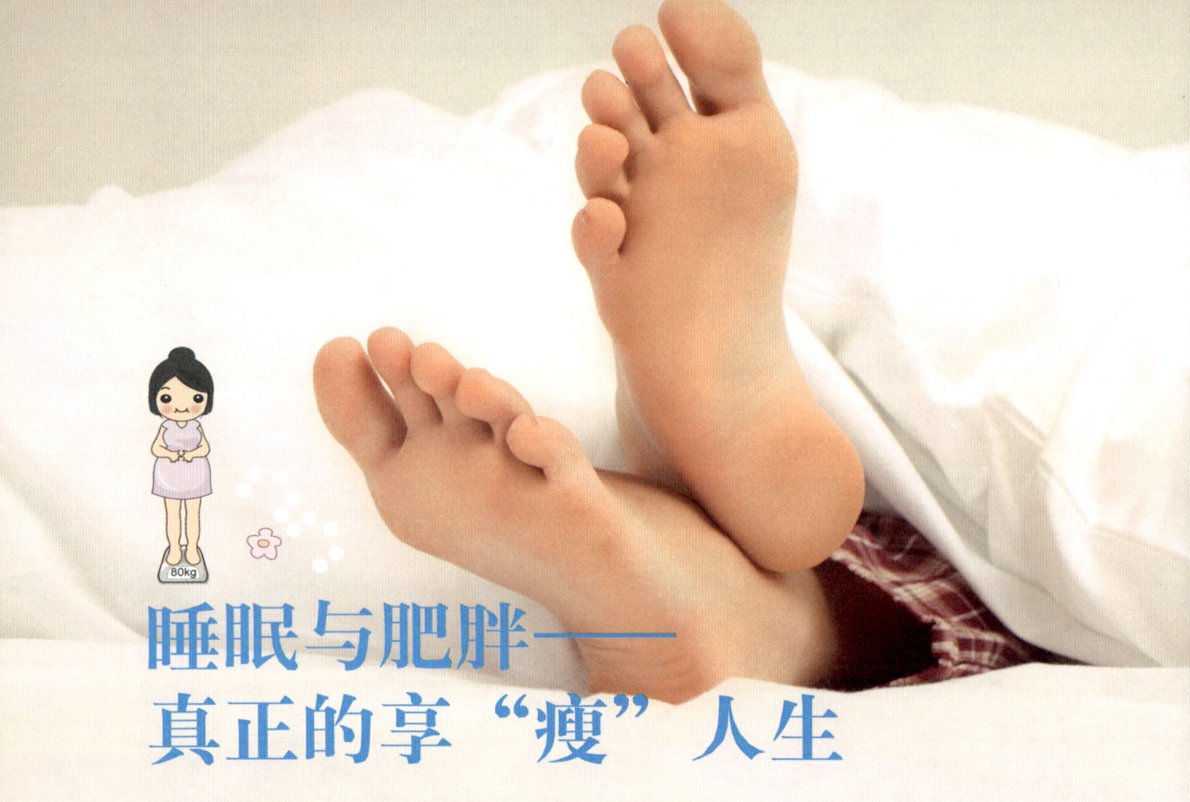

睡眠与肥胖——真正的享“瘦”人生

睡眠也是减肥治疗中很重要的一项因素。

睡眠较少的人胰岛素上升，更容易导致肥胖

许多来过减肥门诊的朋友常会抱怨：“其实我吃得不多，睡眠时间也不长，为什么就是瘦不下来？”很多人都不知道，睡眠也是减肥治疗中很重要的一项因素。

美国曾做过研究，发现睡眠较少的人血液中胰岛素比睡眠正常的人上升了50%。**一旦胰岛素分泌过多，身体跟着增加贮存脂肪，肥胖与高血压的风险就升高。**在减肥的治疗上这是一个很重要的发现，因为在摄取的糖分一样多的情况下，胰岛素功能异常的人往往比正常人更容易导致肥胖。

许多因工作关系而日夜颠倒的人，如空服人员、护士、守卫等，都是肥胖的好发族群。因为生长荷尔蒙分泌最旺盛的时间是午夜11点到凌晨1点，这段时间内不能好好休息，自然容易发胖。

过去两年里我经常应邀上节目谈与“减肥”相关的话题。与我一同列席的“专家”通常还有减肥成功的艺人、名模和一些知名的媒体人士。

这些人对减肥其实也有很正确的看法，尤其是减肥成功的艺人或名模，都会说：“减肥就是少吃多动有恒心嘛！”看着她们以前肥胖的相片，再对比现在魔鬼般的身材，不得不佩服她们的决心和毅力。

但是我通常会在后面加一句话：“少吃多动有恒心只对了一半，少吃多动睡好觉才更有减肥的效果。”

睡眠和肥胖息息相关，经常熬夜或睡不好的人通常是不太可能减肥成功的。为什么睡不好也和肥胖有关？主要的原因是睡眠不足，血液中的瘦体素和生长激素改变的关系。**瘦体素不足会让你想吃东西，生长激素不足会让你代谢变差，一来一往，堆积更多，消耗更少，想变瘦就太难了。**

熬夜不睡觉的人还会有另外一个问题，一直醒着，嘴巴不太可能不动吧？熬夜久了不吃点零嘴、喝点饮料似乎不太可能，兴致来的时候三五好友甚至来点小酒和下酒菜也是常有的事。这些多吃的热量哪里去了？当然变成你腰间的肥油了。

截至目前，医学文献中有关睡眠和肥胖的报道已有两百多篇。2010年《睡眠》杂志中有一篇很有名的文献报道，每天睡眠不足5小时的人，腹部脂肪、皮下脂肪和BMI（身体质量指数）都比每天睡眠6~7小时的人高。

我还要提醒大家，“睡好”是指充足和品质良好的睡眠，因为睡眠也不是越多越好，每天超过8小时的睡眠，这种睡眠减肥的效果就消失了。“吃好”是指吃得营养健康，而不是指吃山珍海味大鱼大肉，就像我在电视上常讲的，“营养足够，热量减少”才是最健康的减肥方式。

Chapter 3

吃得对，就瘦得快！邱医师教你越吃越瘦

只要减肥者的心坚定，拒绝固定三餐之外零食的诱惑，就已经迈向正确减肥的第一步。

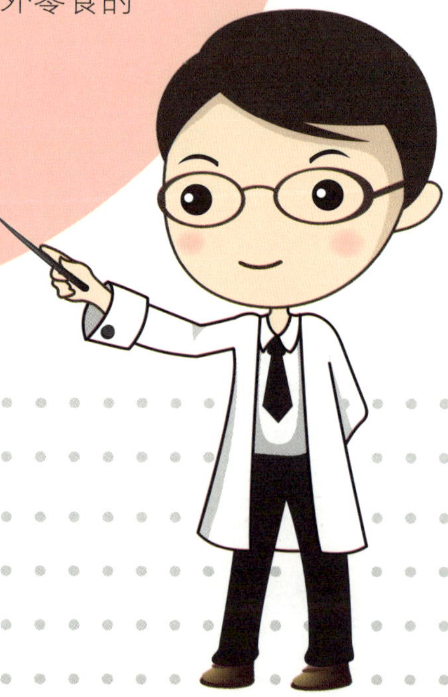

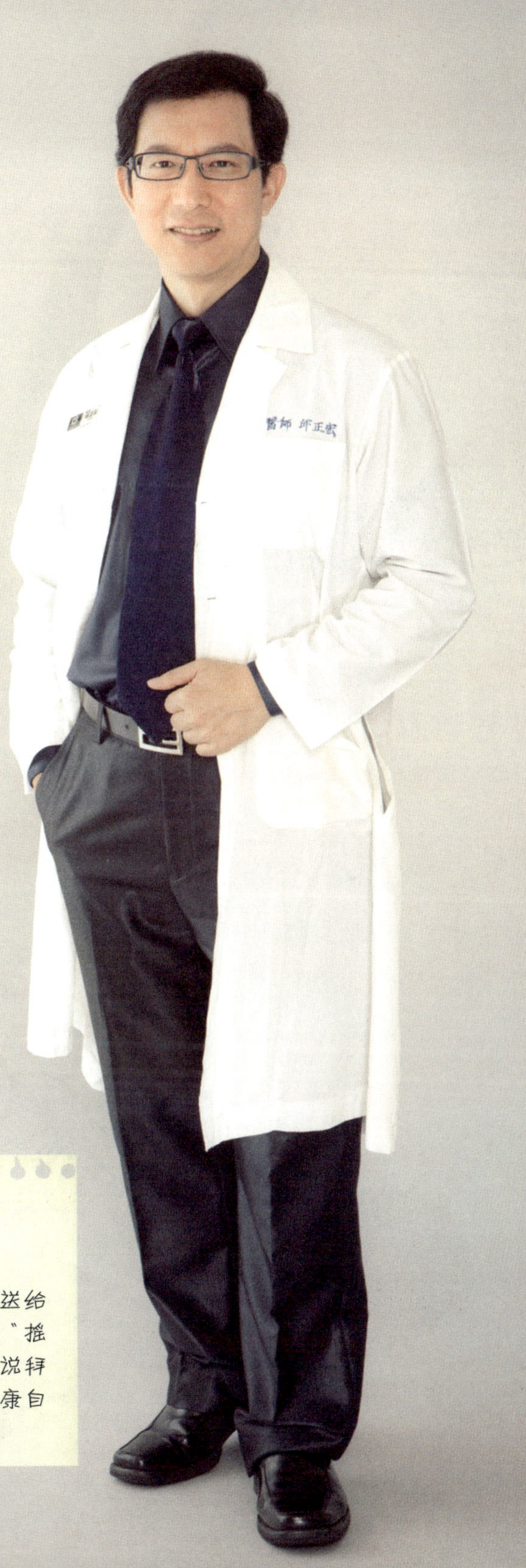

Point

面对上门来的减肥者，我都会送给他们一句顺口溜，那就是："摇头，闭嘴，站起来，决心和胖说拜拜；少吃，多动，不熬夜，健康自信人人爱。"

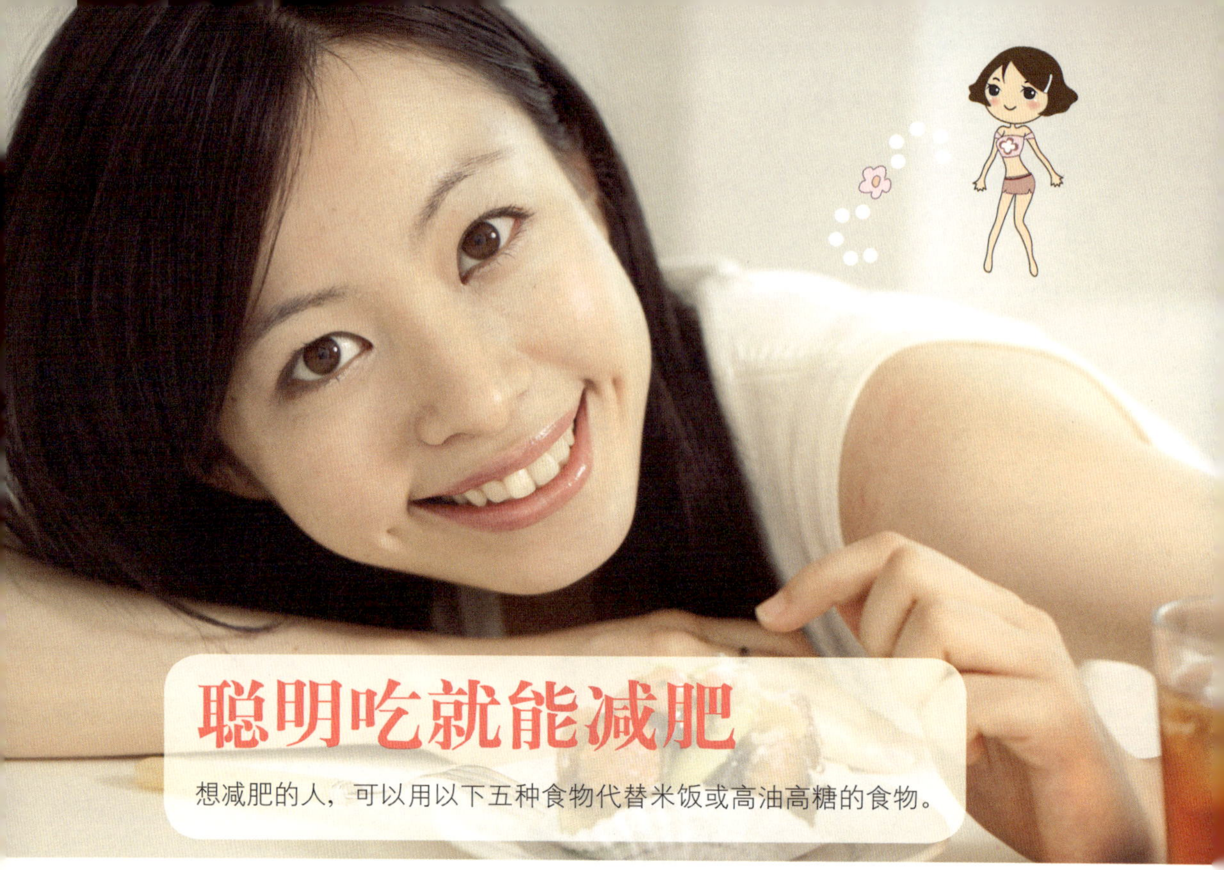

聪明吃就能减肥

想减肥的人，可以用以下五种食物代替米饭或高油高糖的食物。

利用低热量的食物，让自己可以越吃越瘦！

五大低卡食物，聪明地享用，就能愉快地减肥：

1. 海带芽

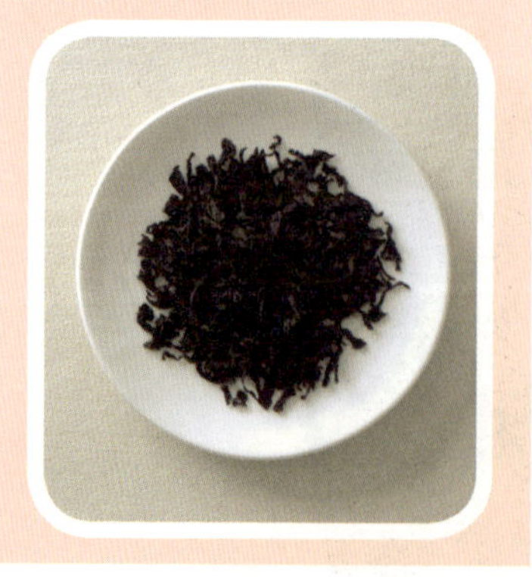

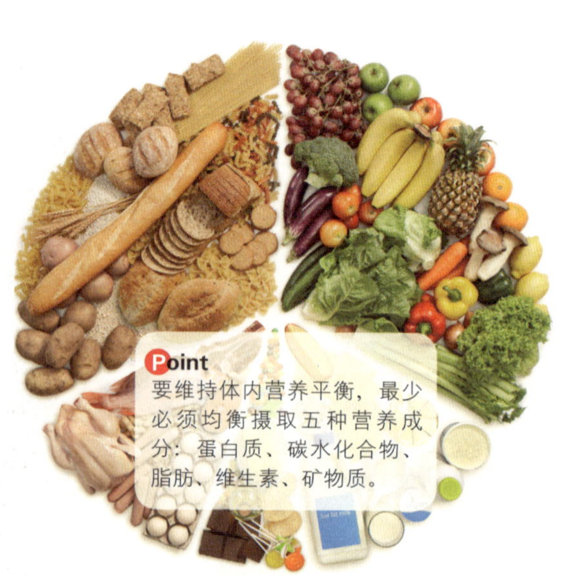

Point

要维持体内营养平衡，最少必须均衡摄取五种营养成分：蛋白质、碳水化合物、脂肪、维生素、矿物质。

2. 苦瓜

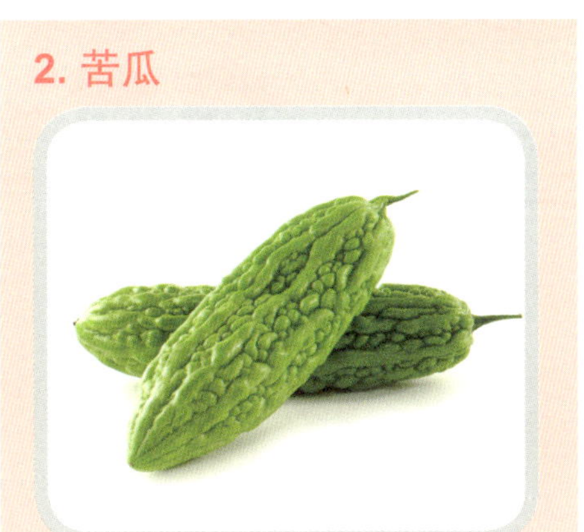

3. 猕猴桃

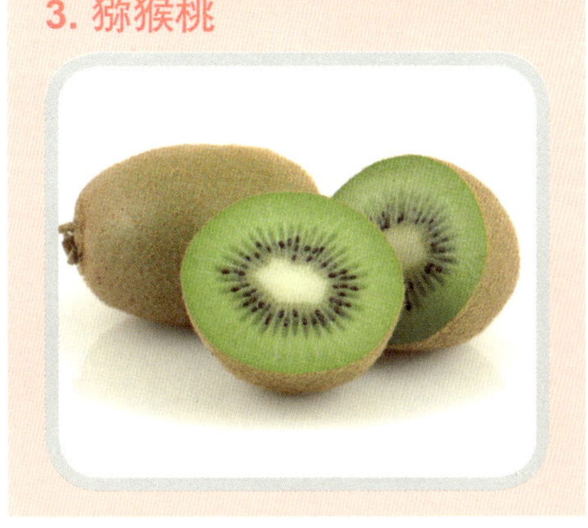

4. 无糖凝固型酸奶

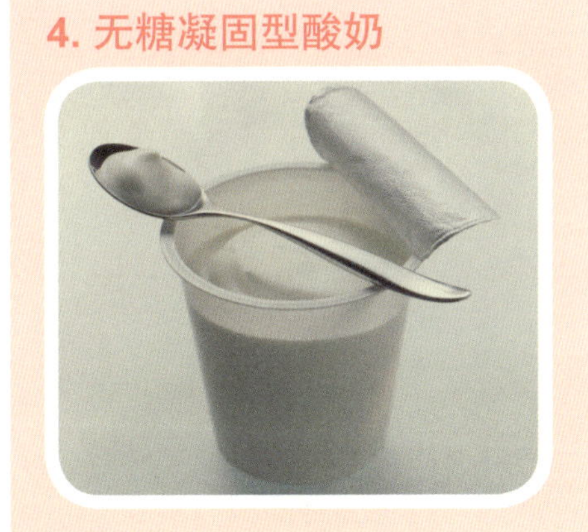

5. 薏仁

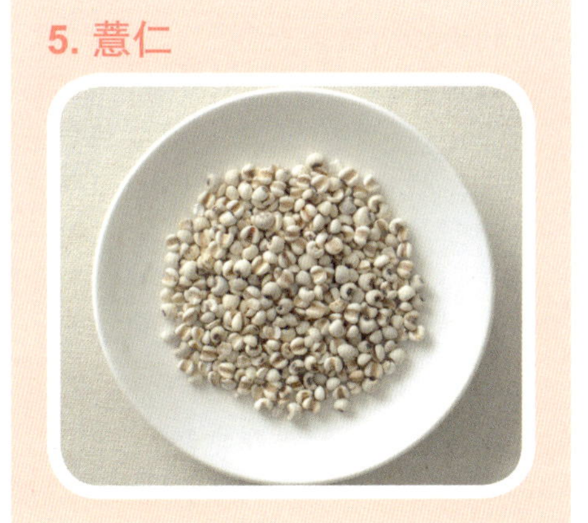

这五种食物的热量低，各有其优点，想减肥的人，可以用上述五种食物代替米饭、高油高糖的食物。举例来说：如果同样要吃水果，猕猴桃就比杧果好；同样要吃沙拉酱，无糖凝固型酸奶做的沙拉酱就比其他的好。但是最重要的原则是：不可以把这些东西当点心吃。

想减肥的人千万不要误以为低卡或零卡的食物就可以放心大吃大喝。请再一次检视你的饮食内容，**只有今天比昨天吃得少才可能甩掉肥油！如果三餐吃的内容都没变，在三餐外又一直吃上述五种食物，那是不可能减肥的**；不但不能减肥，还有可能越来越胖。

Point 减重知识站

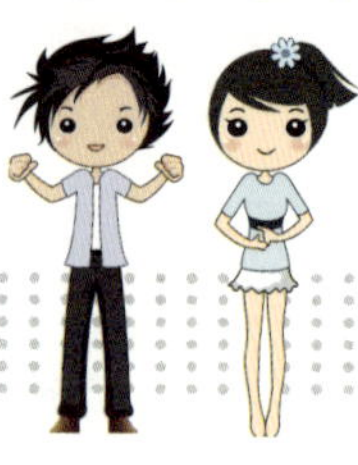

如何选择低热量的食物

随着饮食习惯的不同，节食减肥效果差别相当大。检查时可对照自己的饮食习惯是否科学合理，再一次进行确认。

一日三餐，按时用餐

基本区别是：每日三餐合理安排，确保营养平衡，严格遵守每天摄取的热量标准。例如：将早餐合并到其余两餐或在晚餐过度摄取高热量食物时，均会影响减肥效果。

每天科学合理，摄取热量方法如下：早餐高热量，午餐热量居中，晚餐热量宜低。如上述安排有困难，则三餐热量均等，睡前5个小时不再进食。

杜绝上午、下午之间加餐

一日三餐外的中间加餐是肥胖的主要原因。因已按时用三餐，再用中间餐，当然摄取热量太大增加。尤其在 边进食一边与朋友、同事聊天的气氛中，不知不觉喝下很多，吃得过饱，导致体内热量过剩而发胖。

如长期食用中间餐，已习以为常，实难克服，则应重新安排食谱，从一天三餐的热量中减去中间餐摄取的热量。

但是，扣除中间餐后三餐食谱的安排异常麻烦、费事，实际执行更为困难。故若节食减肥时，应具有“杜绝中间餐”的坚强意志。

即刻消耗多余热量

如果不留心吃得过多，热量过剩，将过剩的热量称为“借款”，则应尽早归还“借款”。

当早餐或午餐摄入过量时，则从当日晚餐中扣除，最迟也应在第二天减少食量，取得平衡。正确做法是：通过运动，消耗摄取的过多热量。

不得以“无热量”为幌子

节食减肥者，就应少吃食物并控制热量。如果不愿忍饥挨饿，大量食用低热量蔬菜、水果，或无热量蘑菇、海藻。长期下去，胃会被撑大。

胃的大小，与日常食物摄取的数量密切相关。如食物摄取量多则胃大，摄取量少则胃小。应有意识地摄取少量高热量食品，以增加体内热量，减少食物摄取数量，从而胃也随着身体的苗条而变小。

节食减肥应控制糖分、脂肪的摄取量

巧克力、冰激凌等西式糕点常为中间餐的食品，其糖分、脂肪含量高，摄入人体后，形成脂肪的功能提高，使体内脂肪积蓄增加，这是节食减肥者的大忌。

当实在难以克服中间餐时，则应选择低热量的日本式点心及富含食物纤维、营养丰富的水果。时间可安排在上午或下午食用，使热量易于消耗。

在外用餐应注意的事项

在外就餐，绿色蔬菜数量不足，应当选用大量蔬菜烹制的菜肴。应当剥去油炸食物表面的面皮，并去掉肉的脂肪部分；而面的汤汁也不要全部喝光；主食类及糕点，只要适量取食即可。

饭后饮料，应注意热量摄取及营养平衡，与咖啡、红茶相比，还不如选择番茄汁、水果来得好。

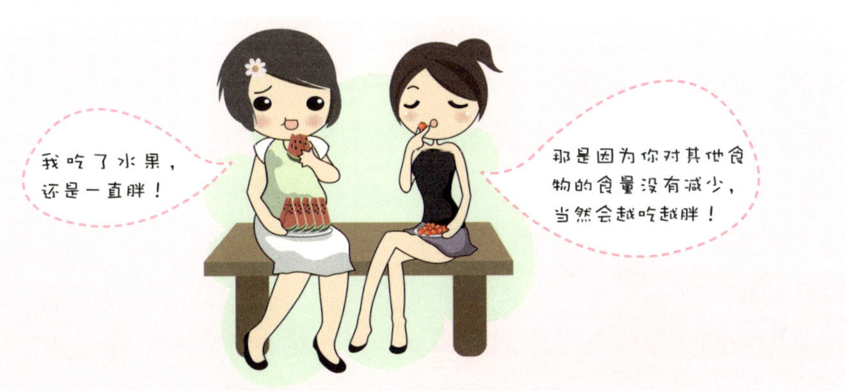

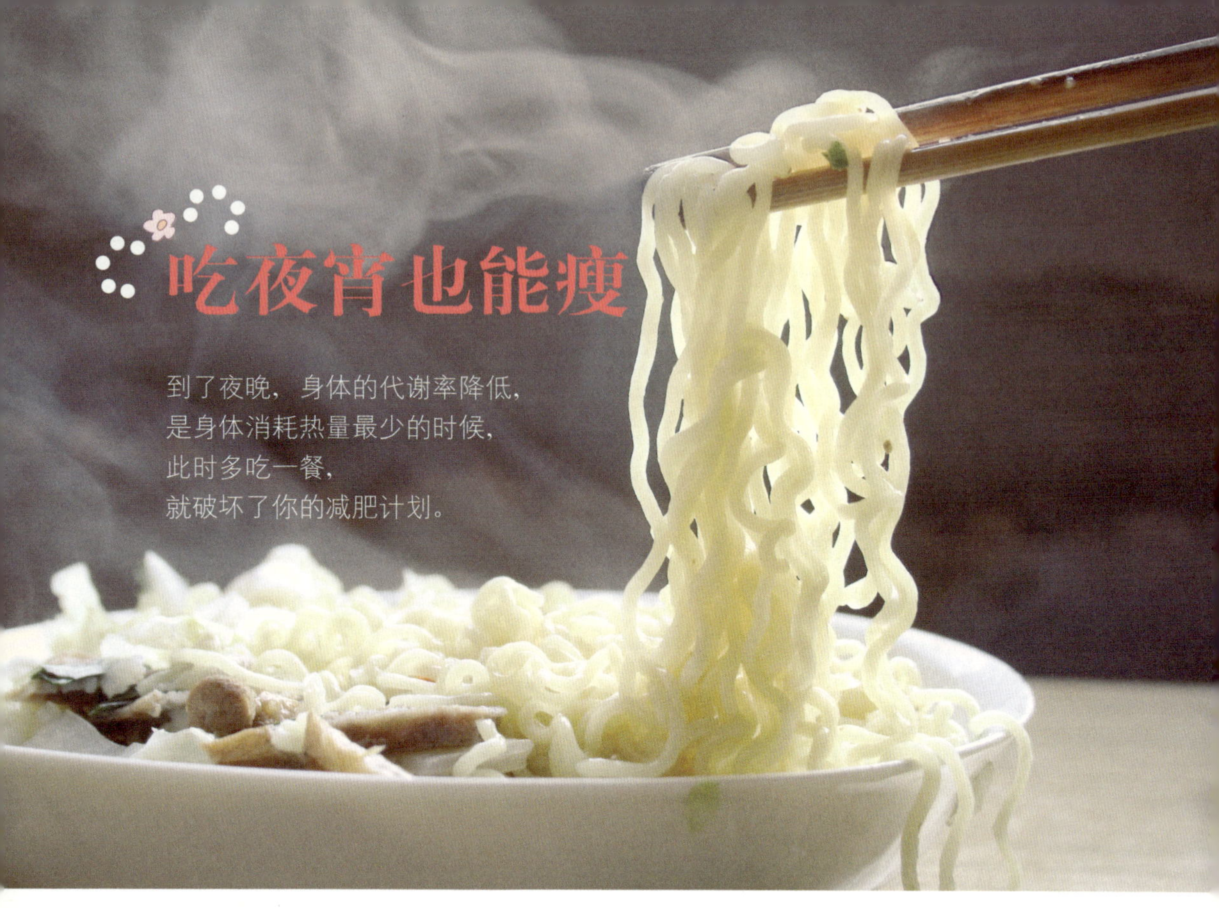

吃夜宵也能瘦

到了夜晚，身体的代谢率降低，
是身体消耗热量最少的时候，
此时多吃一餐，
就破坏了你的减肥计划。

把吃夜宵的时间往前挪，晚餐往后挪，这样吃夜宵也能越吃越瘦!

肚子这么饿，夜宵如此美味，怎样才能戒掉夜宵，完成减肥计划?

许多人在白天时可以轻松控制饮食，但是到一天即将结束时，却败给“饥饿”。如果正常吃早餐，中午吃水果，仍一直想说要减肥，忍到晚上，肚子叽里咕噜，消化和吸收能力反而变强，减肥不成，反倒增肥不少。

常常有很多人都问减肥的秘诀是什么。减肥的秘诀，其实就是：不要在晚餐后又去吃夜宵，如果你非吃夜宵不可，就把晚餐取消，只吃夜宵。因为到了**夜晚，身体的代谢率降低，是身体消耗热量最少的时候**，此时多吃一餐，就是破坏减肥计划。

会不会发胖和吃不吃夜宵没有绝对的关系，千万别以为“不吃夜宵就不会胖”，就在白天放心大胆地吃，反而会因为吃进太多热量又增肥。

减肥门诊中常发现很多人误信“睡前4小时内不能吃东西，否则会发胖”，为了怕在睡前4小时吃东西，所以晚餐后，在客厅看电视，明明已经吃饱了，还要再吃点水果、零食，以为“早一点吃就不会发胖”，结果当然是越来越胖。

吃夜宵会发胖，其实不是夜宵的问题，而是因为很多人是吃了晚餐后，临睡前朋友吆喝，又去吃喝一顿，这才是问题所在。

这里提供四个诀窍，帮助你吃夜宵也不会胖：

一、主动找些事情做

很多人晚上吃夜宵，是因为无聊。不如让你的夜晚生活过得有趣点儿！例如：去上课，去运动，或找本有趣的书或杂志来看。

二、好好地吃一顿晚餐

有些人晚餐不想吃进太多热量，故意吃得很少，却在晚些时来一餐夜宵。与其如此折腾，还不如好好吃一顿营养均衡、高纤维的晚餐。

三、知道今天会吃夜宵，就不吃晚餐

如果你经常晚睡，吃夜宵的机会很多，建议你干脆不吃晚餐，把晚餐延到夜宵再吃，也就是把夜宵当晚餐来吃。

四、晚上肚子空睡不着，吃点番石榴吧！

我是为了怕在家又大吃夜宵，才会跑出来买杂志！
特地出门来买商业杂志啊？真好学！

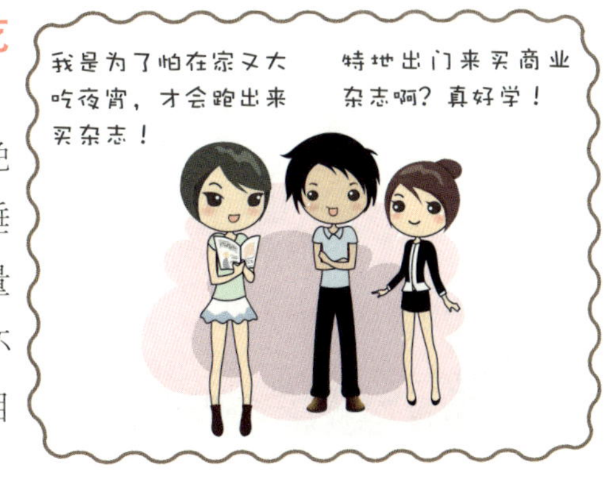

有些人有晚睡的习惯，偏偏晚餐又很早吃，临睡前肚子空空的睡不着，建议这个时候可以吃些热量低又兼具营养价值的东西，如喝杯牛奶或吃点番石榴，一定不要让自己有借口吃进不需要的热量。

怎样戒夜宵？

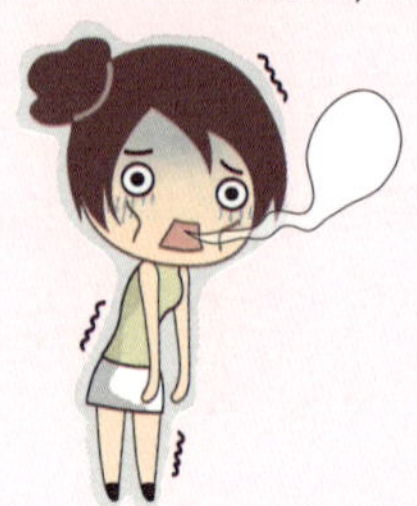

1. 主动找些事情做。
2. 好好地吃一顿晚餐。
3. 好好地吃一顿早餐。
4. 不在睡前边看电视边吃夜宵。

Point 减重知识站

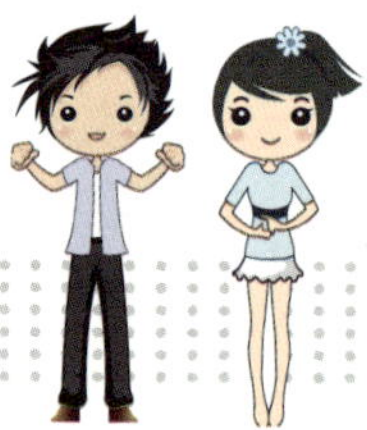

无与伦比的海带瘦身法

食用海带，也可以有效帮助控制热量，建议将生活中的其中一餐主食以海带来替代，这种独特的海带减肥法，能帮助你燃脂瘦身。

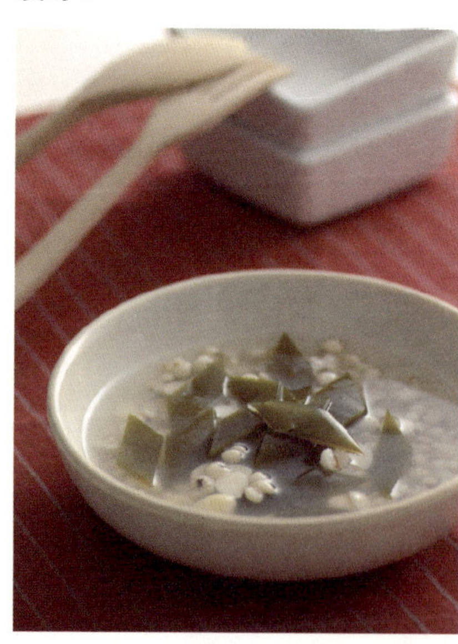

Steps by steps

1 >先将薏仁泡软。

2 >将400克海带在热水中煮3～5分钟，取出切成条状。

3 >在海带中加入少许盐、白糖、白醋、酱油与米酒拌匀。

4 >将薏仁加水煲软并放入海带，煮熟即可。

Point

海带薏仁粥有助于消除水肿，对于堆积在身体中的毒素有化解的作用，能使体形更加窈窕。

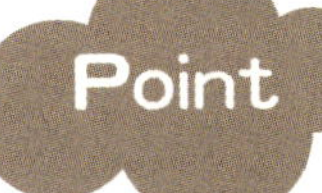

减重知识站

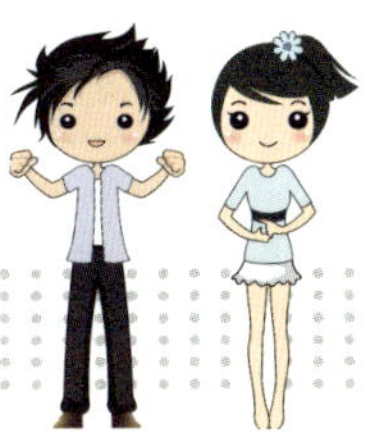

要有正确的饮食和运动观念，再搭配专业的激光溶脂局部塑身

为了减肥而不吃晚餐，甚至节食？那真是太痛苦了！许多人都因为肥胖问题而苦恼，不敢大快朵颐一番。想要减重，首先在饮食方面，要养成规律的饮食习惯，谨守“饮食333”原则：3餐要定时，饭吃3分饱，热量少300千卡。此外，更要保持规律的运动，遵守“运动333”原则：每周固定运动3次，每次30分钟，持续3个月。

减重是需要时间和毅力的，并非像许多广告所说的，可以瞬间瘦身。任何的瘦身方式，都是必须在规律的运动和饮食下进行，才可能有成效的。

当然，有许多人在体重减轻的同时，仍然对自己的曲线不甚满意。一般减肥的方法，对于局部瘦身及身体曲线雕塑是无可奈何的。但是拜医学科技进步所赐，现在激光溶脂已可针对局部堆积的脂肪进行雕塑，达到完美曲线已不是难事。

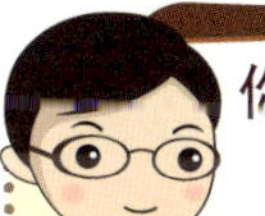

你所知道的减肥观念都是错的!!

少量多餐减肥效果好?

2011年1月的《营养学》期刊，根据过去发表的许多论文做了归纳分析，发现每天超过三餐，实际上并不能帮助减肥。

也许在饥饿感的减少方面有一些影响，但是整体看来，对肥胖荷尔蒙和热量的摄取，和一天吃三餐的人比起来，并没有明显的差异。

所以我建议放弃“少量多餐”减肥法，要减肥，还是回归到三餐定时、热量减少的正途吧!

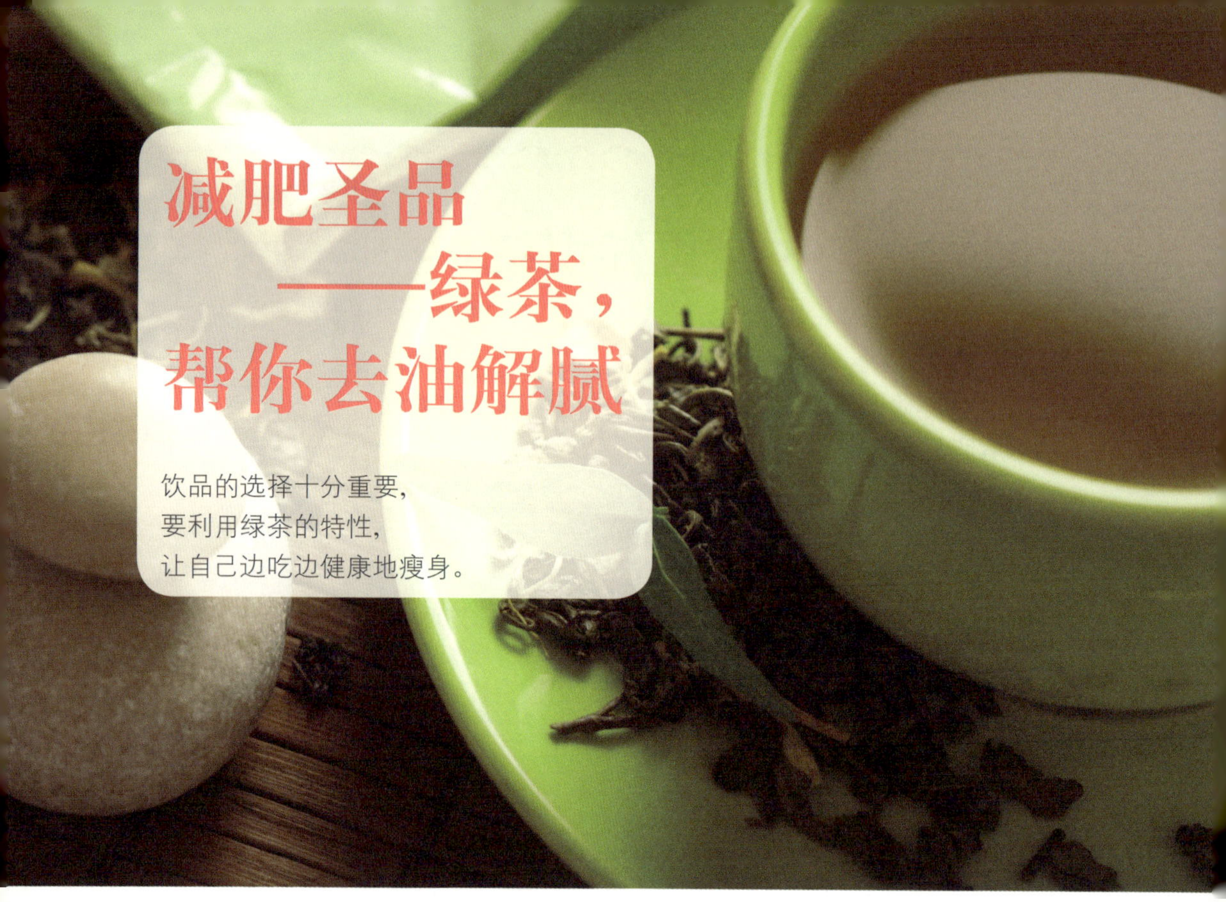

减肥圣品——绿茶，帮你去油解腻

饮品的选择十分重要，
要利用绿茶的特性，
让自己边吃边健康地瘦身。

绿茶减肥，去油解腻，赶走脂肪

绿茶是减肥圣品之一，因为绿茶中的芳香族化合物能溶解脂肪，化浊去腻，防止脂肪积滞体内；而绿茶中的维生素B_1、维生素C和咖啡因，能促进胃液分泌，有助于消化与消脂。

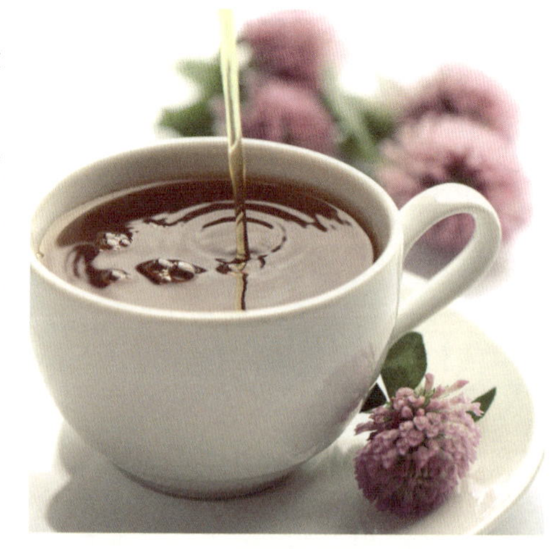

绿茶还可以增加体液、营养，加强热量的新陈代谢，强化微血管循环，减少沉积于体内的脂肪。

这里提供一些绿茶减肥法：

1. 绿茶＋酸奶减肥法

一汤匙的绿茶粉加进200毫升的低脂酸奶或养乐多中，在三餐前1～2小时内服用，就算三餐正常摄取，仍可以减肥！建议可以用绿茶酸奶取代中餐或晚餐，效果较好。

2. 绿茶＋柠檬汁减肥法

纯柠檬汁与开水以1：1的比例稀释，再加入两汤匙的绿茶粉，可于饭后饮用。柠檬汁和绿茶都是碱性食物，对酸性体质的调整有帮助，可加快新陈代谢、排除多余水分。这方法适合下半身水肿的人，但有胃病者则不宜。

3. 绿茶＋苹果汁减肥法

将一个苹果榨汁，加一小匙绿茶粉，早晚各喝一次，最好连苹果渣也一起喝，并在饭前饮用。这种方法适合无法控制食欲的减肥者使用。因为苹果有丰富的钾，可以缓和过量的钠引起的水肿，还有利尿的功用。苹果还有丰富的纤维质，可以预防便秘。

你每次都喝无糖的绿茶啊？
这可是为了我的美丽健康，顺利瘦身而喝的！
那我也想试试！

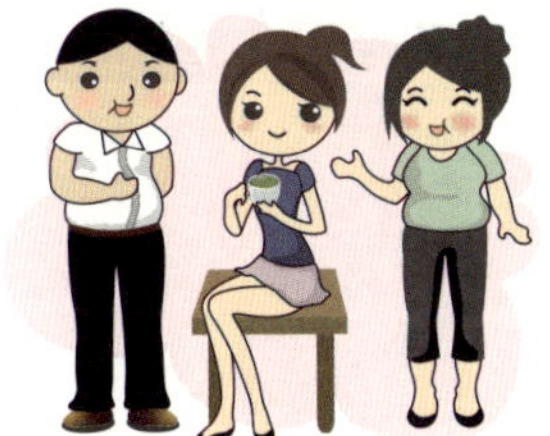

你所知道的减肥观念都是错的!!

饮料标榜“儿茶素”消脂减肥可瘦身？

其实儿茶素在绿茶里面就有很多，对于减肥是有帮助的，因为它含有一些咖啡因可以促进代谢，但是坊间的饮料大多标示不实，为了让饮料好喝，反而加了很多糖分让人越喝越胖。儿茶素本身是很好的东西，在摄取上不要过量，一天可以喝1～2杯，过量容易造成心悸和失眠，所以要多多注意!

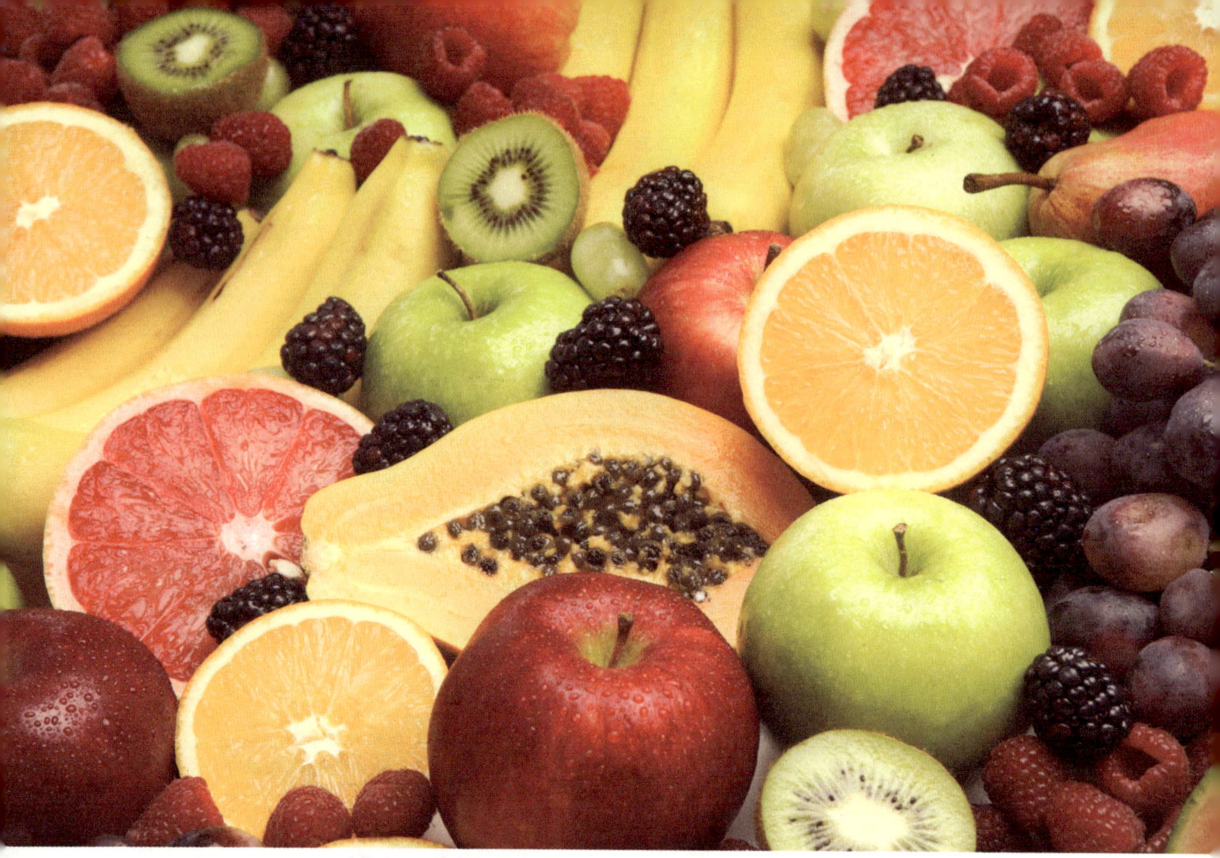

瘦身水果风云榜——七大水果，让你瘦得健康漂亮

有心减肥的人，一定要控制自己吃东西的欲望。
建议可以用水果来代替高热量的食物。

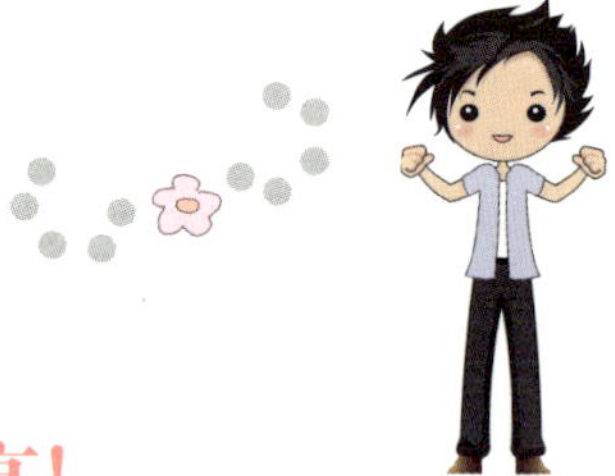

吃对水果，才会瘦得健康又漂亮!

说起减肥时可以吃的水果，其实大家脑子里都只想到固定的那几样水果！有些水果是瘦身食谱中的常客，有些则因为热量和营养素的关系，完全不会被营养师建议食用。我们要聪明地选对瘦身水果食用哦!

以下列出七大瘦身水果，让你一目了然:

谁才是水果界的瘦身良药？

■ 苹果的热量：50千卡／100克

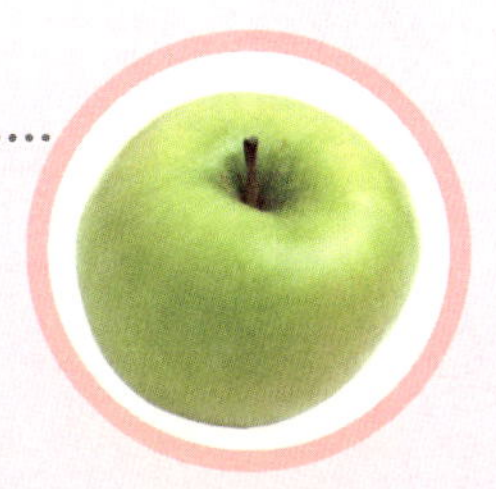

曾经，有人用苹果量身定做了一套瘦身秘籍，引起一阵苹果减肥法的热潮！苹果确实是瘦身界的风云水果，它有丰富的果胶，可以帮助肠内物质与毒素结合，加速排毒功效并降低热量吸收，苹果的钾质也多，可以防止腿部水肿。要试着慢慢地咀嚼有点硬度的苹果，将营养成分释放出来，不仅有饱足感，而且它的卡路里也不高。

邱医生的小叮咛

苹果的果胶大部分聚集在皮中以及表皮附近。

果胶不仅会增加便量，在腹泻时还能吸收水分，使大便保持一定硬度。因此便秘时吃苹果不要削皮，而在腹泻时，吃削下来的苹果皮会更有效果。

■ 葡萄柚的热量：35.3千卡／100克

葡萄柚里的酸性物质可以帮助增加消化液，促进消化功能，营养也容易被吸收。为什么葡萄柚会被列为减肥时必吃的风云水果？因为它含有丰富的维生素C，一个葡萄柚就有多达100毫克的维生素C，不但可以消除疲劳，还可以美化肌肤！重要的是它含糖分少，减肥时用来补充维生素C最适合！很多女生害怕葡萄柚的重度酸味，建议可以滴一点点蜂蜜在葡萄柚上，酸味马上就会被中和！

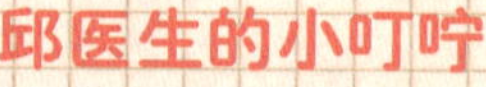

Tips

吃葡萄柚有禁忌！

葡萄柚性寒，体质较虚寒、血压较低或胃寒者不宜食用。服药时不要吃葡萄柚，尤其是服用心绞痛、降血压、降血脂、抗组胺等药，因为葡萄柚汁含有黄酮类，会抑制肝脏药物的代谢，导致药效增强而发生危险。因此在服药前后，应间隔2小时再吃葡萄柚比较安全。另外，葡萄柚为高钾食物，尿毒症或洗肾患者不宜多吃，以免加重肾脏的负担。

番茄的热量：25千卡／100克

其实番茄被归为蔬菜类，所以在烹饪的食材中常看到它，而且番茄是属于越熟越好吃的食物。番茄含有番茄红素、食物纤维和果胶成分，可以降低热量摄取，促进肠胃蠕动。而且独特的酸味可以刺激胃液分泌，提升食物的口感，是很好料理的健康食材！

菠萝的热量：29.2千卡／100克

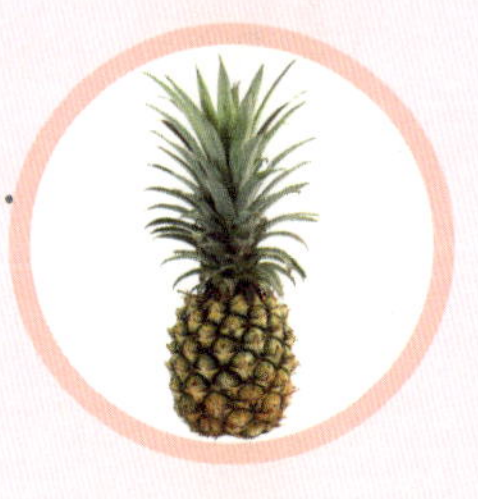

很多人都说菠萝很“利”，一定要在饭后吃才不会伤胃。这说法可是有凭据的，因为菠萝的蛋白分解酶相当强，虽然可以帮助肉类的蛋白质消

邱医生的小叮咛

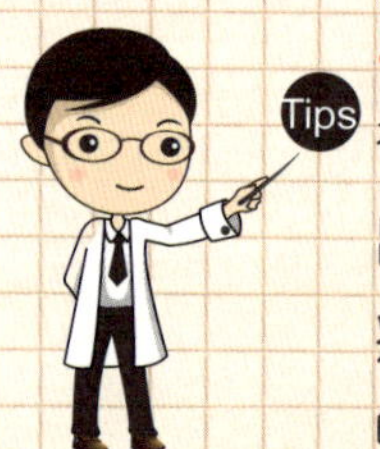

有人天生对菠萝过敏，在吃后15分钟至1小时会出现腹痛、恶心、呕吐、腹泻，同时出现过敏症状，如头疼、头昏、皮肤潮红等，甚至休克中毒，在这样的情况下，一定要立刻停止食用菠萝。

化，但是如果在餐前吃的话，很容易造成胃壁受伤！所以通过吃菠萝来瘦身一定要注意在饭前或饭后食用的时间问题。

菠萝含有甙类、菠萝蛋白酶以及5-羟色胺等物质，对皮肤、口腔黏膜都有刺激。

香蕉的热量：125千卡／100克

有便秘烦恼的女生都会被建议：吃香蕉试试看吧！因为香蕉含有丰富食物纤维、维生素A、钾质等，所以健胃整肠、强化肌肉、利尿软便的功效很强。对于常便秘、肌肤干燥的女孩子而言，这是款又瘦又美的水果！以糖质为主的香蕉，吃了以后可以马上消化，迅速补充体力。而且香蕉很有饱足感，只要吃上一根就可以果腹，热量颇低，可别因它甜滋滋的就以为它不利减肥。

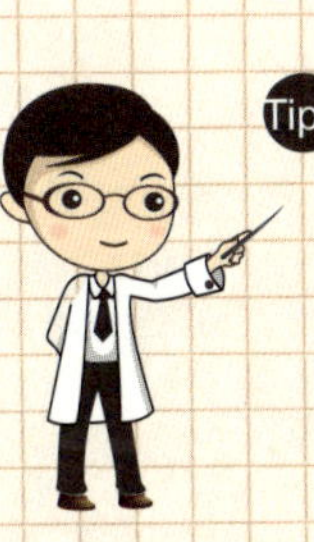

邱医生的小叮咛

Tips

我们说香蕉可充当粮食，但不能空腹大量地吃。因为香蕉中含有大量的钾、磷、镁，对于正常的人，大量摄入钾和镁会使体内的钠、钙失去平衡，对健康反而不利，所以空腹时不可吃过多的香蕉。

猕猴桃的热量：20.8千卡／100克

含维生素C特别多的猕猴桃，一直是爱漂亮女生的最爱。它位居食物纤维含量的水果之冠，也含有极丰富的钾，可以让它列入瘦身水果的风云榜！和菠萝一样，猕猴桃也有大量的蛋白分解酶，所以和肉类菜肴搭配是最好不过的。带点酸甜味的猕猴桃，可以防止便秘、帮助消化、美化肌肤，而且一年四季都有，女生可以努力吃！

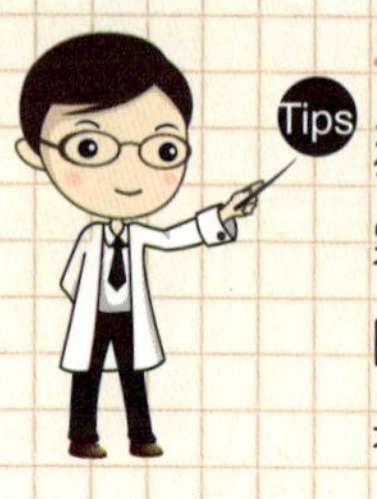

邱医生的小叮咛

Tips 猕猴桃属寒性水果，容易造成腹泻，所以肠胃虚寒、四肢冰冷、严重贫血、经常腹泻者不可多吃。猕猴桃含钾甚高，故肾衰竭、尿毒症或洗肾者均不宜进食。

■ 柠檬的热量：24千卡／100克

柠檬的酸味是以柠檬酸为主，柠檬酸是促进热量代谢过程中的必参与物质，而且也有消除疲劳的功能。柠檬的维生素C含量很高，也是众所皆知的顶级水果，很多女生通常将它拿来美白肌肤，它可以促进肠道蠕动，也常被减肥中的人作为辅助饮食用的水果。

柠檬极酸，不宜直接单独食用，可以加在凉拌沙拉或菜中。吃柠檬不宜一次吃过多，否则柠檬酸会损伤牙齿。

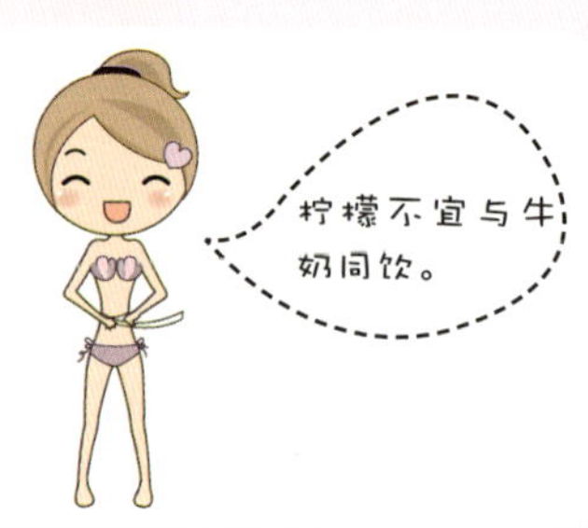

有心减肥的人，想吃东西时，一定要控制自己的欲望，建议用水果代替高热量的食物，不过也不能只吃水果，而不摄取其他营养，不然也会本末倒置。

邱医生的小叮咛

Tips 柠檬不宜与牛奶同饮，因为会在胃中凝结成块，妨碍消化。有胃病者也不宜喝柠檬茶。

Point 减重知识站

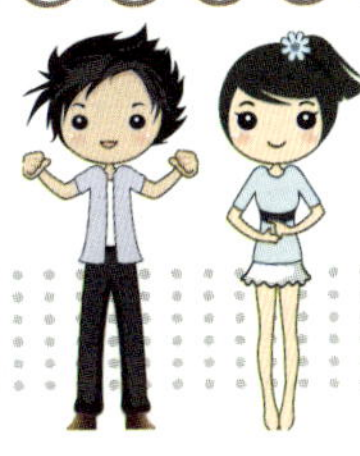

你有节食减肥的必要吗？

很多女性，都有一个强烈愿望，想使自己的身材“苗条”，成为古人称谓的柳条腰美女，但有的人却减肥无度，矫枉过正，结果骨瘦如柴，反而有害健康。

节食减肥前，应当首先确认：自己是否真有节食减肥的必要。

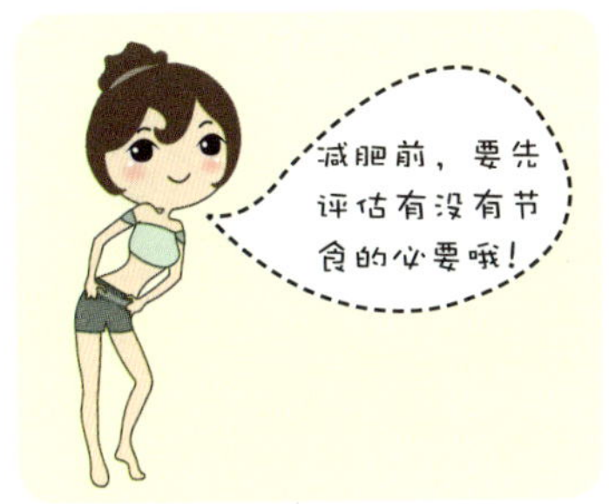

从标准体重与脂肪百分比两个方面进行判断，如两方面均断定为肥胖的人或糖尿病患者（糖尿病初期患者也包含在内），当然应该减肥；但对那些“普通”正常人，就不必太钻牛角尖，拼命节食减肥，否则，可能损害健康。

如果对节食减肥的难度认识不足，没有充分的思想准备，则会半途而废，甚至适得其反。也就是说，进行节食减肥时，稍一疏忽大意，则前功尽弃，多次松懈反复，会成为“节食减肥老手”。这类节食减肥的结果是，肌肉反而变细，根本减不了肥，甚至越减越肥。节食减肥法，贵在坚持!

哪些人应该节食减肥？

凡内脏疾病患者，如肝脏不好，以及患贫血者，不得节食减肥。

身体状况欠佳，病情不太清楚时，也不能节食减肥；如果有头昏，摇摇晃晃，易疲倦，早上起床时心情不畅，感到郁闷，或运动无力等情况时，必须经过医生诊断后，再决定是否节食减肥。

若已经出现了身体营养不足的人应当停止节食，通常这种只强烈地希望自己更苗条，变成像林黛玉似的美人，强行节食，是非常不正确的。

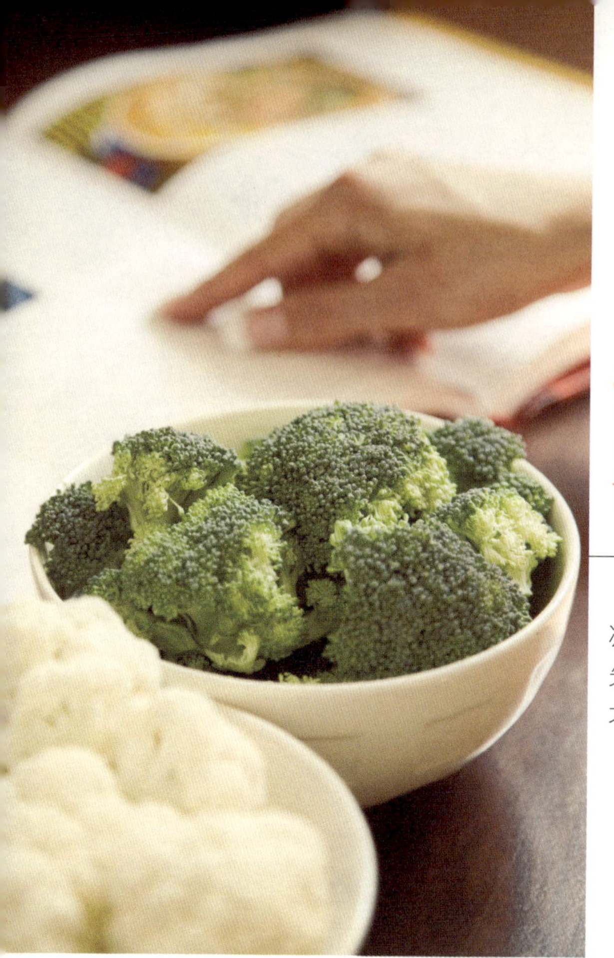

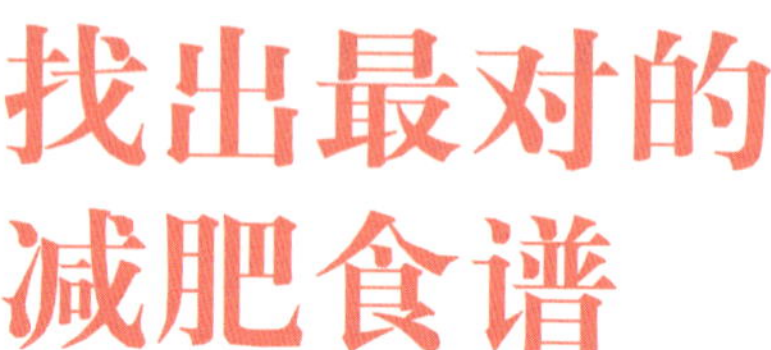

找出最对的减肥食谱

减肥之前，
先要知道一个人每日所需的热量是多少，
才能对症下药。

减肥的食谱不能照单全收!

坊间的减肥食谱非常多，每一份食谱都标榜可以安全快速地减肥。去向各大医院求证，这些坊间流传的减肥食谱并不是医院所提供的，但单纯就其内容来看，也有一定的功效。

减肥之前，先要知道一个人每日所需的热量是多少，才能对症下药。根据权威机构依照中国人不同年龄、性别、工作量而给出的“热量建议”：每人每日所需热量约1800千卡，而这1800千卡中包括了12%~15%的蛋白质，小于30%的脂肪，剩下的50%就是碳水化合物。也因为如此，坊间的减肥食谱大多是从降低碳水化合物着手。

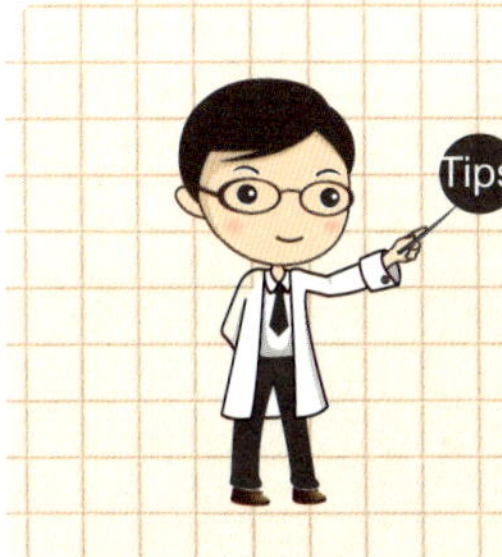

Tips 邱医生的小叮咛

每人每日所需热量约1800千卡，包括了12%~15%的蛋白质，小于30%的脂肪，以及50%的碳水化合物。

一、不论是使用哪一份减肥食谱，都应该注意下列几点：

1. 使用前应当仔细考虑清楚，自己到底能不能做到食谱上的要求？有没有办法持之以恒？若无法持续，就不要做。

为什么你用这份减肥食谱瘦了很多，我却越吃越胖？
那是因为我们两个的体质不同啊！

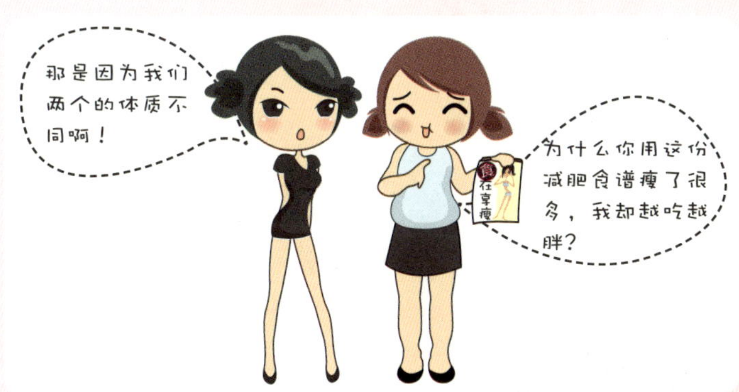

2. 理想的减重范围，应该是每周减轻0.5～1公斤。曾经有位妇人，在1个月内体重急遽下降4公斤，结果引起月经暂停，卵巢萎缩。这是因为体重急速下降，破坏了身体的恒定状态所致。
3. 每人每日所需的热量，最低不得少于1000千卡。
4. 因为每个人的体质不同，所以食谱上的食物并不可以照单全收，最理想的方式还是经由营养师评估后再去实行，较为安全。
5. 使用减肥食谱的安全期限是一星期，一个星期后最好恢复正常饮食。
6. 执行减肥食谱时，最好配合运动，效果更佳。

二、美味好吃，做法简单的减肥食谱

MENU.01

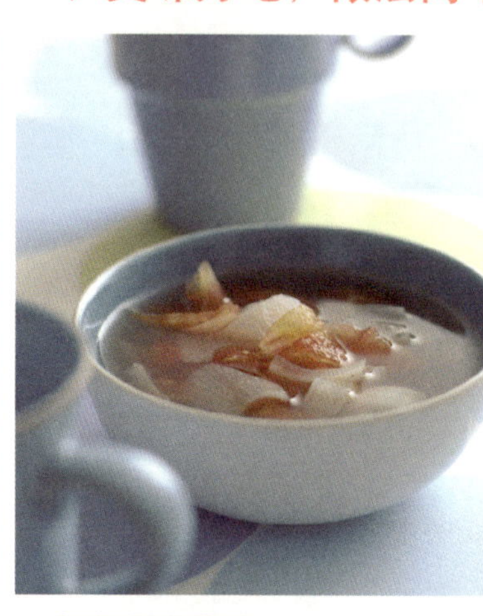

番茄洋葱

材料

- 番茄2个。
- 洋葱1/2个。

调味料

- 盐适量。

做法

- 将所有的材料切成小块，加水煲30～45分钟即可。

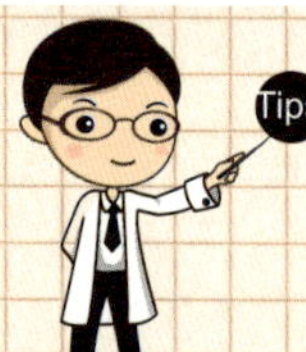

邱医生的小叮咛

可以一星期煲一次，一次大约可以吃两餐，每餐2～3大碗。

MENU.02

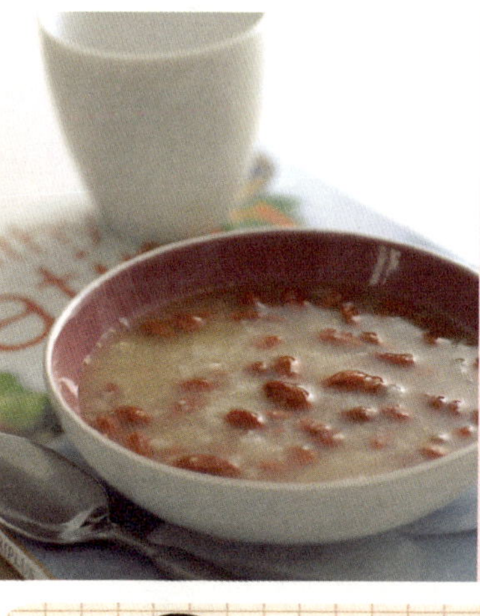

淮山枸杞粥

材料

- 淮山药、枸杞适量。
- 鸡汤或鸡精随意。
- 米和水适量。

做法

- 将所有材料洗净，先将淮山药、枸杞煲软，再加米煲至粥软熟即可。

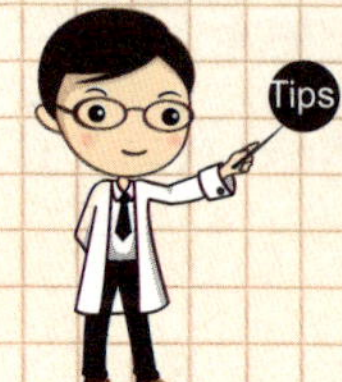

邱医生的小叮咛

这是一款简单方便的瘦身粥，想不到要吃些什么或懒得上街买的时候，最适合煮这种粥，味道也很不错！

MENU.03

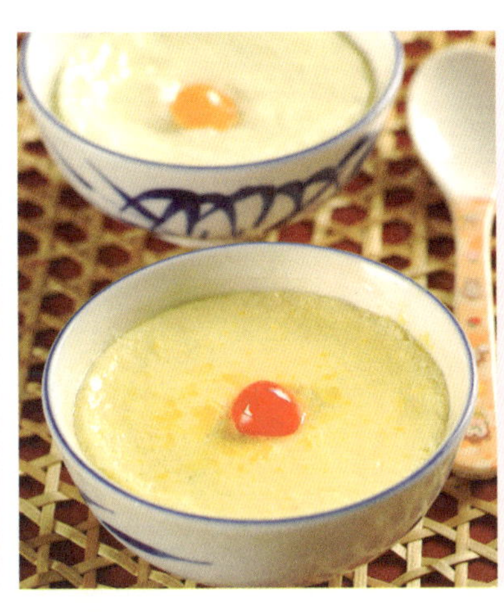

水蒸蛋

材料

- 鸡蛋4个。
- 水约200毫升。

调味料

- 鸡精少许。
- 酱油适量。

做法

- 将4个鸡蛋，加上白开水，加入鸡精后打均匀。用小火蒸8～10分钟即可。

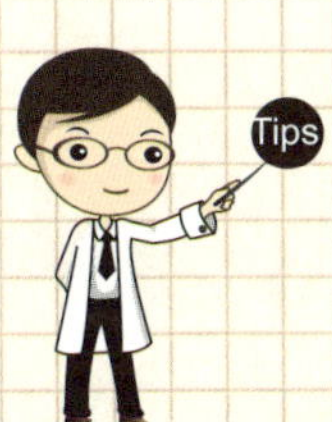

邱医生的小叮咛

Tips 偶尔掀盖，或改用玻璃盖盖住，不需要蒸太久；或打开一点锅盖，蒸的时间久一点。若是中间有一点点没熟，可以直接熄火，待它焖熟即可。

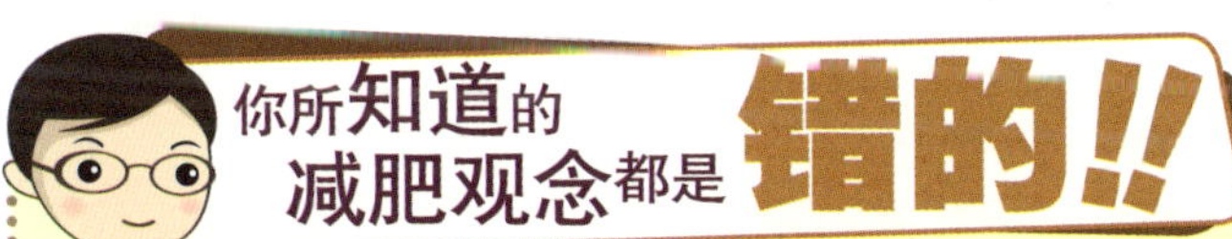

维持运动量一定就能瘦?

减肥减到一定的时间点，新陈代谢会变慢，会出现体重始终降不下来的状况，这时候，就不能只是维持一定的运动量，而是要借由增强运动量来撑过减肥停滞期，不然很快又会复胖!

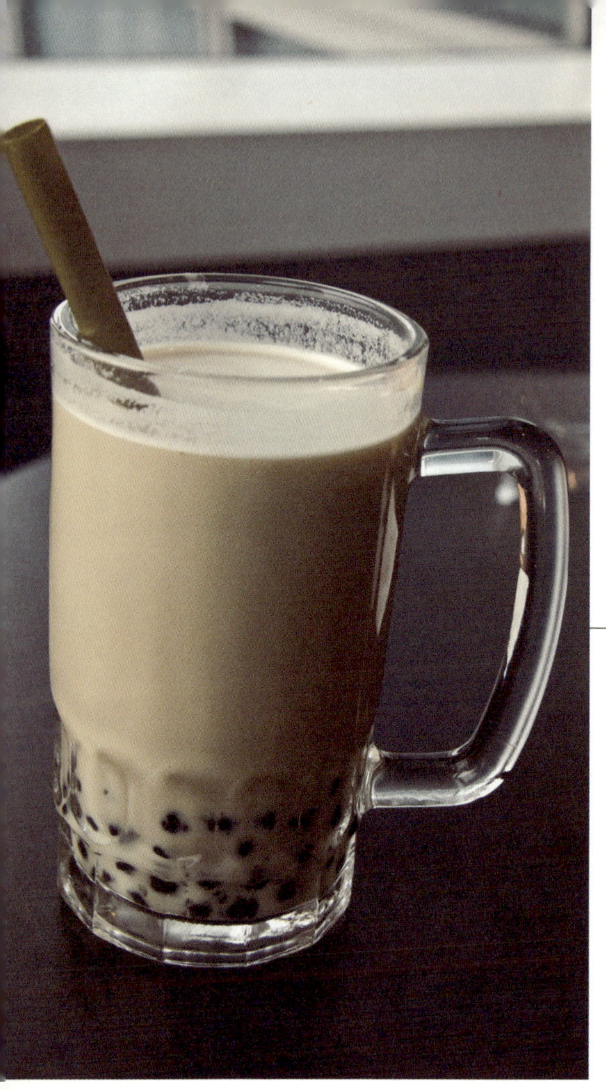

半糖饮料
热量相当于
半份排骨便当

尽量以无糖饮料代替全糖饮料，
若要喝饮料，那么建议正餐可以减半，
以免吸取过多热量。

只要是加糖的饮料，热量就很高！

很多人爱喝现摇的茶饮料，又会担心热量太高，还会要求“半糖”或“微甜”。甚至习惯买一杯茶来搭配便当，但是你知道这杯解腻的茶，热量有多高吗？

告诉你，这种饮料里加的果糖，热量真的很高！卫生局做的调查显示：一杯750毫升的半糖茶，热量也高达200千卡，等于半份排骨便当；就算“微甜”，热量也有100千卡，相当于吃了一根油炸香肠。

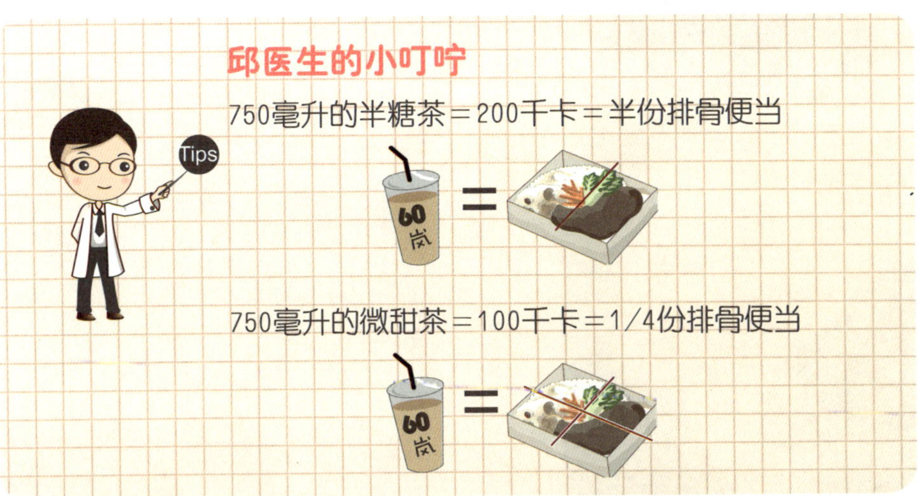

这是由权威机构调查资料显示中国人喝饮料的习惯。很多人以为喝茶时，只要减糖就可以没有负担，其实并不是这样。如果想喝得没有负担，建议干脆就喝无糖饮料或开水；如果真的喜欢喝糖类饮料，请改低糖，或用琼脂、魔芋取代热量高的珍珠，才能让你真正喝得健康又不会增加太人的负担。

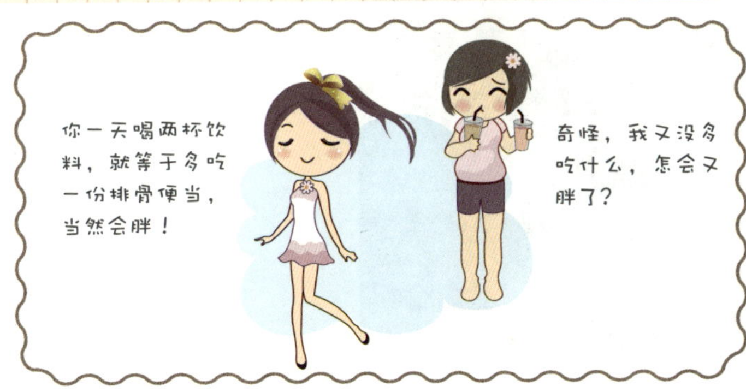

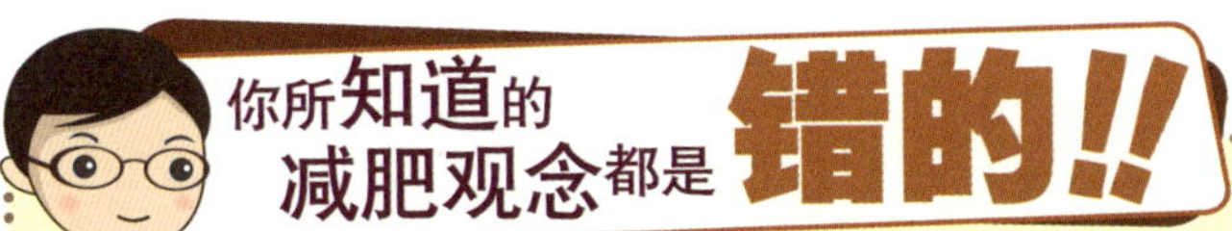

涂瘦身霜就能瘦身？

其实瘦身霜无法瘦身，但可以消除橘皮组织，因为涂抹瘦身霜产生的热能可以刺激胶原蛋白的增生，来填补表皮凹下去的地方，而橘皮组织就是脂肪的堆积所造成的表皮不均匀的现象！

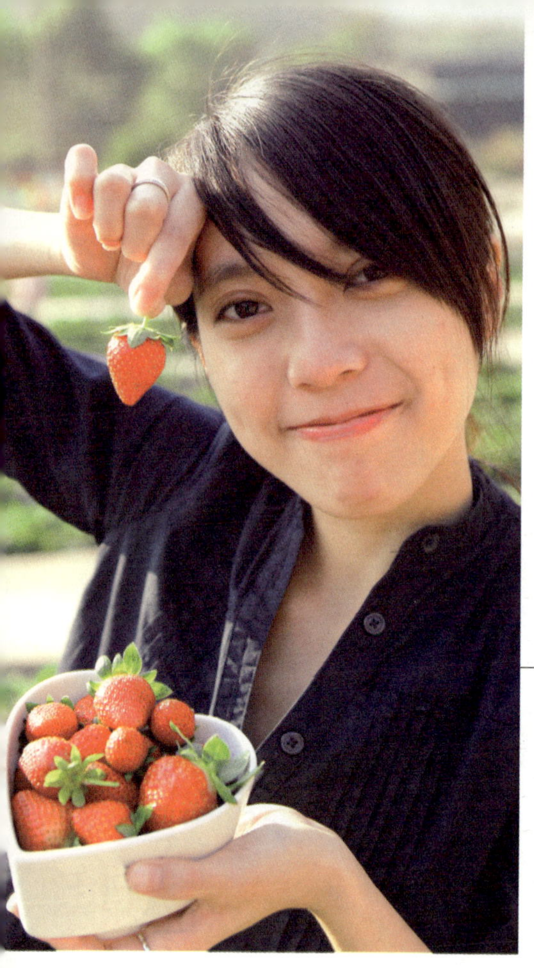

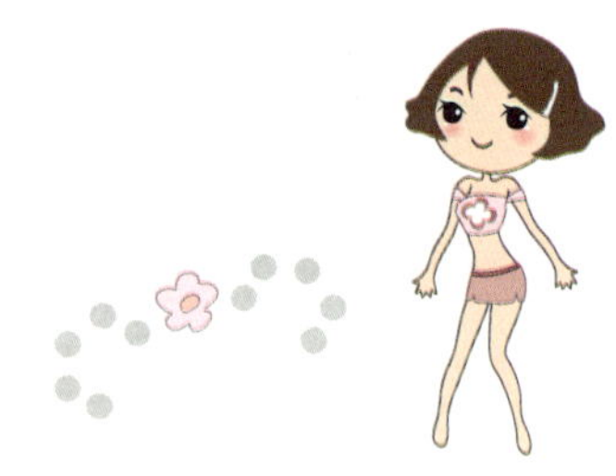

美人新吃法——让你健康又美丽

要吃得健康，才能健康生活哦!
否则光靠美容保养、整形塑身，
也无法抵抗你毫无节制的饮食观念。

饮食多节制，才能轻松成为窈窕美人

如何吃出好身材，是每餐的课题，要吃得健康，才能健康生活哦!否则光靠美容保养、整形塑身，也无法抵抗你毫无节制的饮食观念。从现在开始，在饮食方面多把关，相信你也可以轻松成为窈窕美人。首先，就从降低碳水化合物的摄入着手。

请掌握以下饮食原则:

一、少吃油炸或油腻的食物。减少油脂的摄取，不仅不容易胖，也能让皮肤保持水嫩年轻。

二、以胚芽米、五谷饭或糙米饭来取代白米饭，减少淀粉类的热量摄取。

三、以瘦肉来取代绞肉。

四、多吃蔬菜水果，少吃饼干等精致加工的食物。

五、以新鲜水果取代果汁。

六、不要喝含糖饮料或浓汤等。

Point 减重知识站

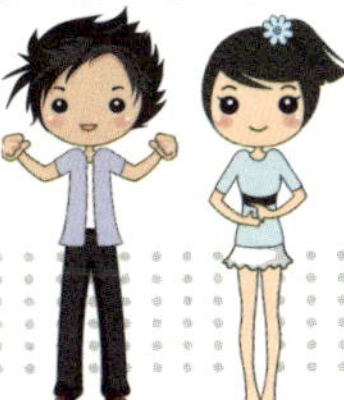

明星减肥法

卷心菜减肥汤

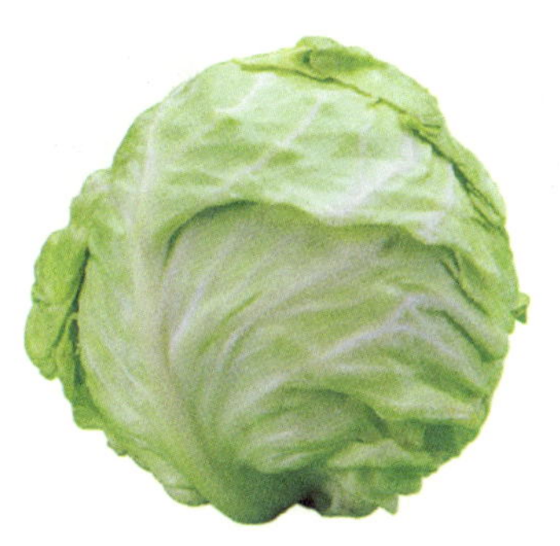

美国好莱坞的许多女明星都喜欢用卷心菜汤来帮助瘦身，她们多是靠着持续喝卷心菜汤而有效减重的（但是营养仍要均衡，才能瘦得漂亮）。

卷心菜汤的热量很低，其中却含有丰富的纤维质及多种维生素，一方面可以帮助身体代谢多余的脂肪；另一方面又因为卷心菜能消除水气，对于虚胖的症状也能有效地排除。

但还是要提醒减重的朋友们，别只吃单一食物来减重。想要不复胖，还是要摄取均衡的营养，若是餐餐仅喝蔬菜汤，虽然热量低，但营养不均，就无法瘦得漂亮又长久！

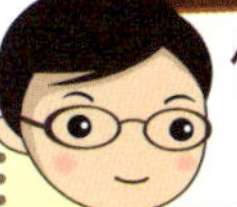

你所知道的减肥观念都是错的!!

要瘦哪里就做哪里的局部运动，这样会变瘦？

常有女生为了要瘦蝴蝶袖，只做局部的手臂运动。当你手臂来回反复收缩，只会达到两种效果：第一，肌肉只会燃烧一点热量；第二，肌肉会有运动的效果，但并不会变瘦。减肥重点在于运动完后不要立刻吃、喝东西，要严格控制你的热量。

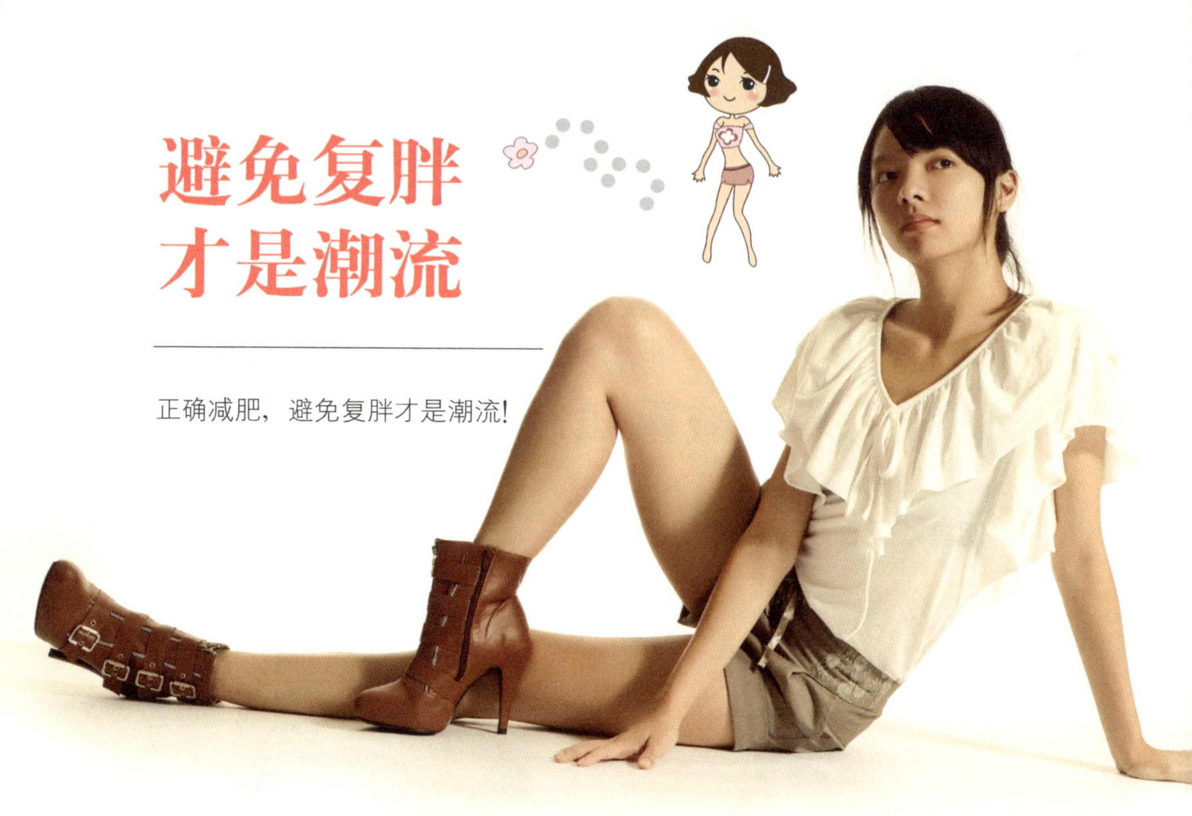

避免复胖才是潮流

正确减肥，避免复胖才是潮流!

美不美是主观问题，肥胖则有客观认定标准

英国政府为了鼓励民众减肥，希望民众多看《辛普森一家》的卡通，看看霍默的身材，才能下定决心改变生活习惯。为什么要看《辛普森一家》呢？因为辛普森家的男主人霍默，经常吃甜甜圈、喝啤酒，老是腆着一个大肚子。于是英国政府出钱资助《辛普森一家》，希望借由他们家的不良示范，让民众心生警惕，改变生活习惯。

最近社会上也兴起了一股减肥风，也有许多人减肥成功，如果使用的是正确的方法，可以成为很好的示范。到底我们该不该减肥呢？其实很多人都有这个疑问。

美不美是主观的问题，是不是太肥胖则有客观的认定标准。一般而言，身体质量指数(体重kg÷身高m的平方)以东方人的标准来看，超过24就算过重；超过27则是肥胖。肥胖会并发许多疾病，应该尽快减重。

减肥瘦身后是否复胖，和以下三个因素有关：

一、食用低脂高碳水化合物的饮食。

二、规律监测体重和饮食内容。

三、持续不断的运动。

在减肥瘦身门诊中，指导患者**晚餐不吃淀粉类食物，改吃蔬菜类、蛋白质类和水果类食物是相当重要的观念**，也是决定日后患者是否复胖的重要指标。

想要跟上减肥风吗？正确减肥，避免复胖才是潮流！

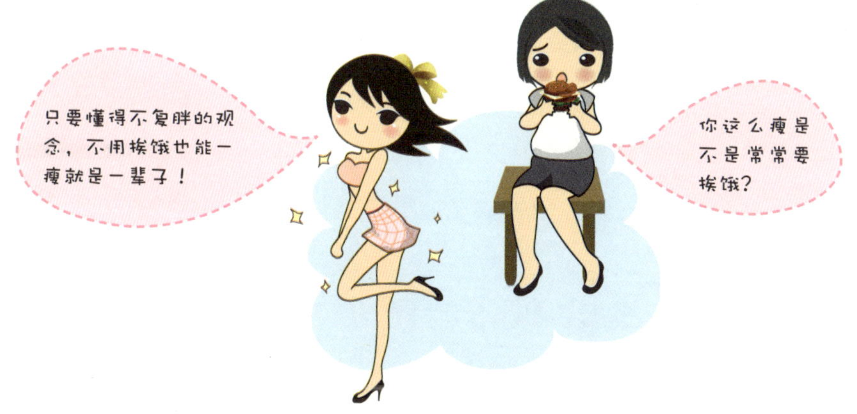

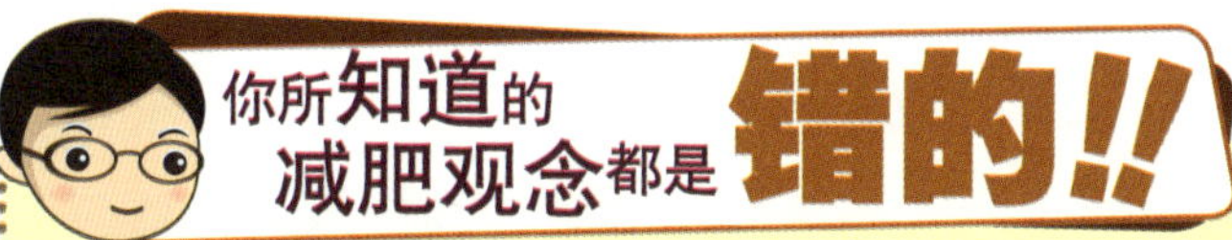

酶断食疗法对瘦身有帮助？

这种减重方式是很不健康的，建议大家不要轻易尝试，它和单一饮食疗法很类似，如只吃苹果减肥、只吃番石榴减肥，一开始常会让人误认为好像很有效，但是长久下来会造成营养极度的不均衡并损害健康，所以想要减肥，一定要找专业医师问诊才能瘦得安心。

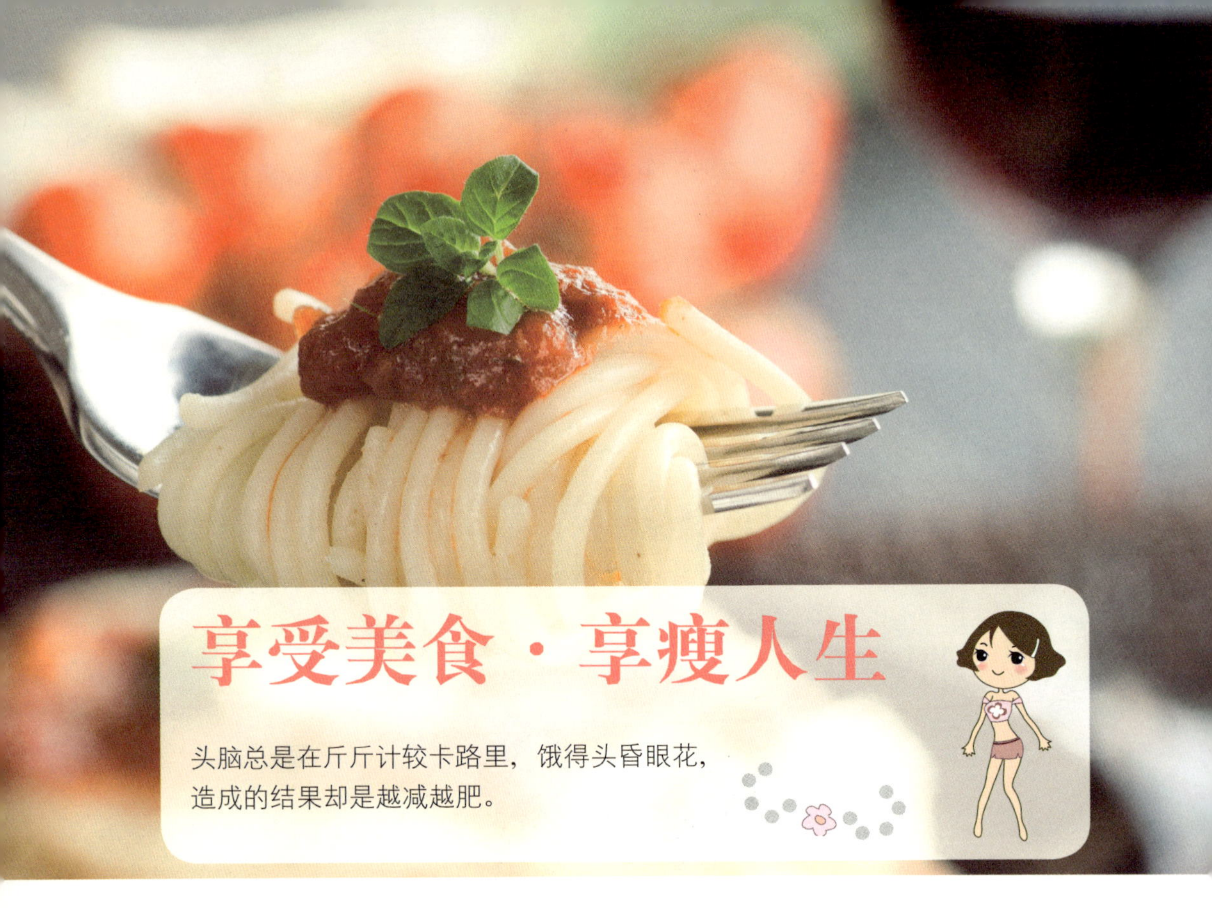

享受美食·享瘦人生

头脑总是在斤斤计较卡路里，饿得头昏眼花，造成的结果却是越减越肥。

只要全日的总热量不高，就算好好地吃美食，也不会胖!

“减肥”一词已成为全世界共同的口号，许多人都是利用控制饮食、拒绝美味的方法来达到减肥的效果。

曾经有一起另类的成功案例，颠覆传统减肥禁忌，不必让自己饿肚子，照样享受美食的另类减肥法，形成一股新的潮流，让减肥不再是折磨。一位成功减肥的女子，现在体重为48公斤，身材纤细，职业是一位糕点创意师，她把减肥的心路历程与大众分享。她强调，**吃甜点其实可以瘦身，但是重点要把握“点心四少”原则：少奶油、少慕斯、少酥皮、少巧克力，吃完甜点后立刻刷牙**。饮食选择“少油、少盐、少糖、少油炸”食物，晚餐在下午5点前完成，搭配运动与穴道按摩，减肥对她来说并非难事。

其实会造成减重失败的原因就是“脑疲劳”，头脑天天都在计较卡路里，饿得头昏眼花，无法满足口腹之欲，造成的结果就是越减越肥。减重不应让每天的“吃”变成压力，应有一餐好好吃、慢慢吃，特别是晚餐，心情应该放松。和友人应酬时可以尽情享用，只要全日总热量摄取降低即可。

享受美食颠覆传统的另类减肥法并不是人人都适用，成功减重不再复胖，还是必须控制每日热量摄取总量，并且配合运动，才能永远剔除肥胖问题，享瘦人生。

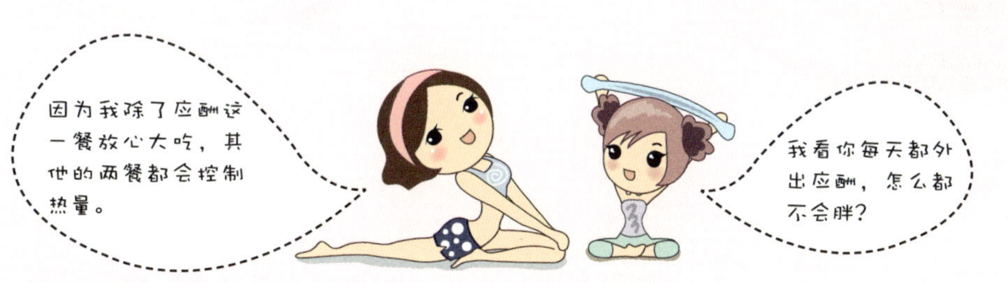

你吃的减肥药都是有用的？

减肥药有作用的部位分别为周边部位跟中枢部位，周边部位有些是抑制油脂，有些是抑制葡萄糖的吸收，而中枢部位是在细胞跟细胞之间成为一个传导，这些物质在正常情况下是会回收的，但有些减肥药就是在抑制这些物质的回收，意思是，这些物质会在神经和神经当中存在比较久的时间，它会一直抑制你的食欲，然后刺激你的新陈代谢，所以吃减肥药真正的危机在于大部分人都乱吃减肥药，还是要提醒大家不能只靠减肥药来瘦身，一定要配合运动和控制饮食，才能达到最好的效果。

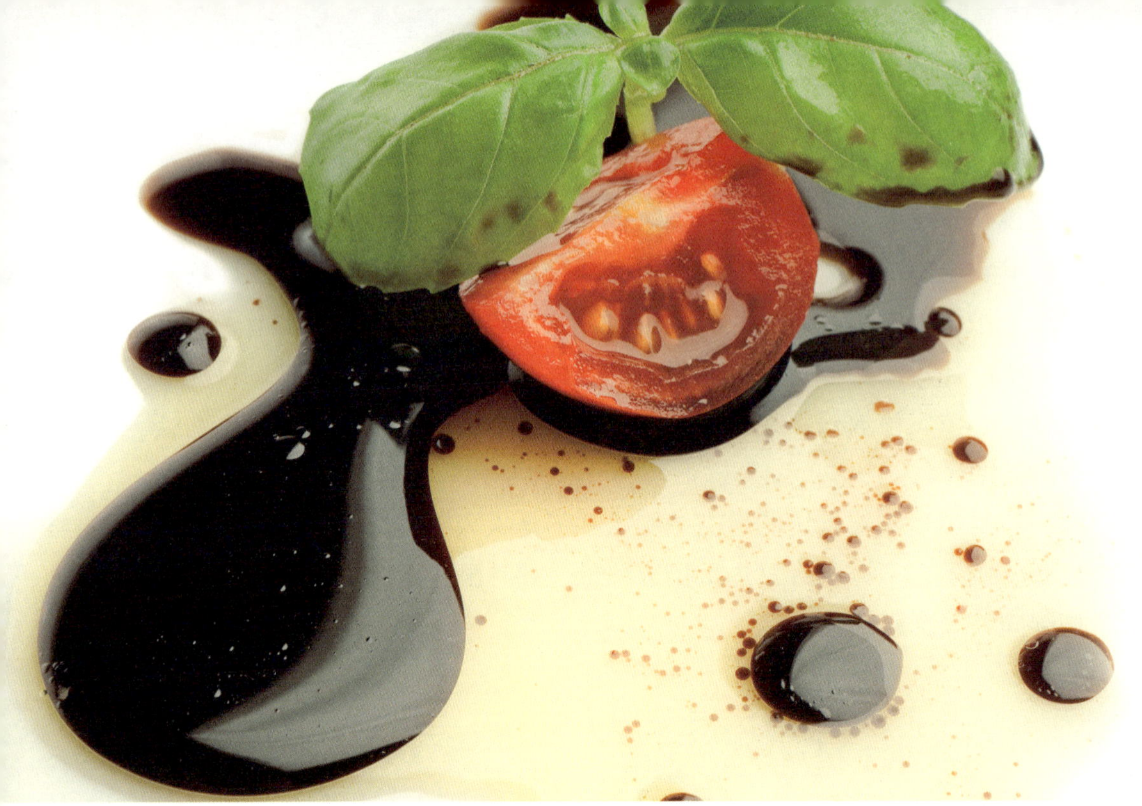

减肥小贴士
——花生蘸醋，减少食量

要让自己吃得少，才会降低吃进身体的总热量。

吃得少自然就会瘦!

要让自己吃得少，才会降低吃进身体的总热量，只有降低热量，才有可能减重。

有一个方法，就是用花生蘸醋来减少食量，让自己不会吃进去太多的食物。只要不吃进去太多的食物，减少吃进去的总热量，就不会让自己的身体囤积太多热量，以至于让多余的热量转化为脂肪。

方法如下:

减少进食量：饭前先吃花生蘸红醋

- 醋酸会降低肠道中淀粉酶的活性，使食物的血糖上升效应降低。
- 食物的升糖指数（指食物在进入人体消化后，血糖上升的速度）越高，越容易造成肥胖。

这是因为花生中的蛋白质增加热量消耗，促进饱足感，这样就可以减少下一餐的进食量。另外，花生中的氨基酸（精氨酸）可以使血糖下降，让自己不会一直想进食，当然就可以使进入体内的热量降低，从而达到瘦身的效果。

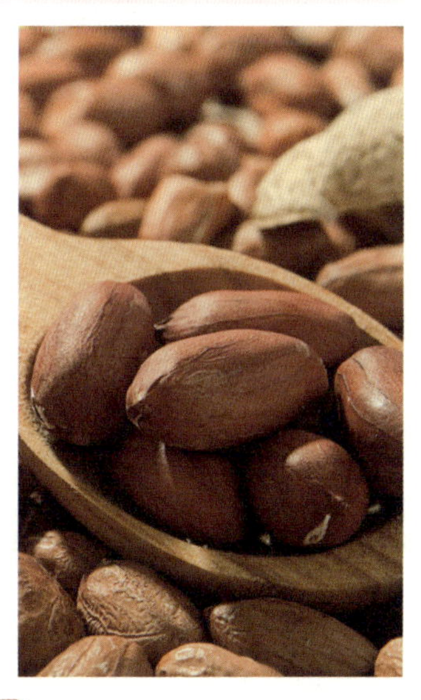

Point

花生最为优越的瘦身疗效就是帮助瘦腿。因为花生中的维生素B_2含量很高，能帮助修饰腿部线条与去除腿部的多余水分。

一般人经常误以为花生的热量很高，因此不敢多吃花生。其实花生中的蛋白质较高，脂肪也是对人体有益的脂肪酸，并且含有丰富的纤维素，可以促进新陈代谢。

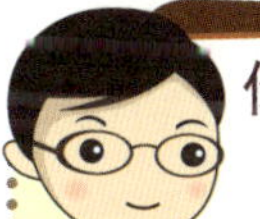

你所知道的减肥观念都是错的!!

吃饱饭别运动，以免伤肠胃？

吃饱饭后不要马上去运动，因为此时血液往胃部集中，如果去运动，肌肉就会带走血液，导致消化功能变差，这是可以理解的。

但是根据研究显示，运动后两个小时内反而应该赶快去用餐，因为这个时候血液都往肌肉流动，从胃部吸收的营养不太容易往脂肪流动，所以不太容易造成发胖。

但是超过三个小时就没有这样的效果了，所以要想减肥减得有效率，也得注意运动时间哦!

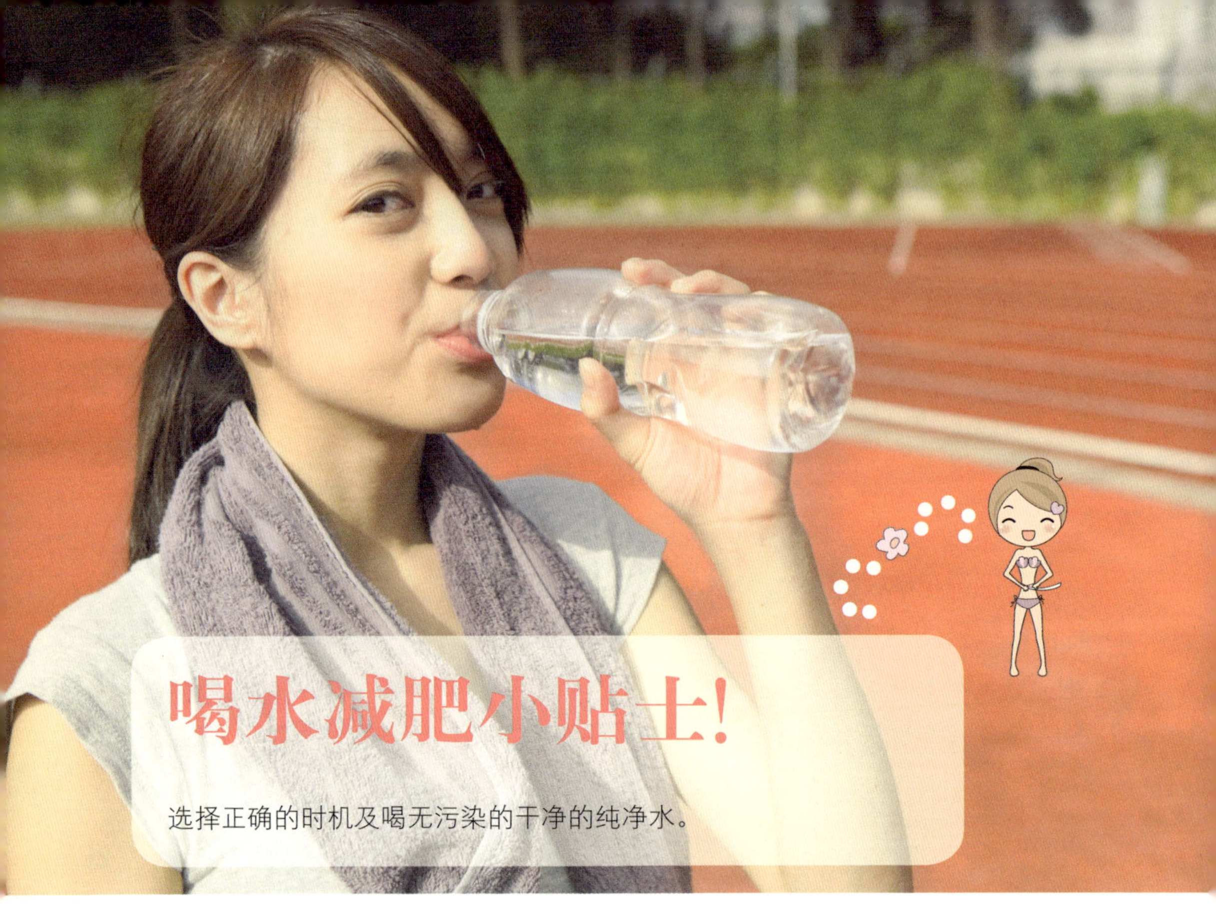

喝水减肥小贴士!

选择正确的时机及喝无污染的干净的纯净水。

抱持正确心态来减肥!

坊间流行的减肥方法林林总总，但媒体也常常报道一些减肥的负面新闻。

例如：有些人吃来路不明的减肥药，却没发现其中含有安非他命，会导致精神状况不太稳定；还有些人想要在短时间内快速减肥，就会想到去做抽脂，却不考虑只要是动手术，就会有麻醉的风险存在，而且传统的抽脂法大量抽脂，容易造成身体水分及血液流失，引发休克风险。

所以胖哥胖妹们除了与身上的肥肉“斤斤计较”之外，还要苦苦思量，慎选安全又正确的减肥方式。

目前坊间一种喝水减肥的方法开始受到关注。究竟水要如何喝，才能减去身上纠缠不休的肥肉呢？

首先，对于减肥，胖哥胖妹们要持有正确的心态。面对上门来的减肥者，我都会送给他们一句顺口溜，那就是“摇头，闭嘴，站起来，决心和胖说拜拜；少吃，多动，不熬夜，健康自信人人爱”。只要减肥者的心足够坚定，拒绝固定三餐之外零食的诱惑，就已经迈出了正确减肥的第一步。

喝水能不能减肥？

至于“喝水能不能减肥？”这个话题，坊间的传言是：人体的新陈代谢会消耗热量，产生水分。倘若一天摄取超过5000毫升的水分，一定可比正常人多消耗一倍以上的热量；而且喝水的饱足感也会影响正常的食量，水占据了胃内的空间，人自然而然会吃得比较少。

人体除了正常蔬菜、水果的摄取之外，一天只需要2000～2500毫升水分，但喝白开水的量，只要每天达1000～1500毫升即可，因为曾经有人每天喝3500毫升的水，连续喝两个星期，竟然发生癫痫状况，也就是水中毒（低血钠）的现象。

“水中毒”是指长期喝过量的水或短时间内大量喝水，身体必须借着尿液将多余的水分排出，排出的水分中含有重要的电解质，倘若持续时间太久，体内以钠为主的电解质就会稀释。

正常的血中钠离子浓度为135～145mEq/L，当低于这个程度时，初期会出现虚弱无力、心跳加快、黏膜干燥、皮肤失去弹性等症状，一旦血钠低于120mEq/L的严重状况时，就会造成脑压上升导致昏迷或身体麻痹、癫痫，若不及时矫治，死亡率甚至高达五成以上，因此低血钠是一个不容轻视的问题。

喝水最好看时机

究竟如何喝水才能减肥减得安全，减得健康？其实喝水喝得够不够，可以观察尿液，用尿量的多少及颜色的深浅就可以看出喝水量。

此外喝水的时机，最好安排在餐前，三餐饭前空肚喝个500毫升。因为“灌水”把胃撑大，理论上可以暂时产生饱足感，用来减少食物的摄取量，和有些人在餐前喝汤的理论是相同的。汤品的选择上，最好是低热量的汤，而不是经过勾芡、高热量的汤。

请大家看看2010年2月发表在《肥胖医学》期刊上的论文：

同样吃低卡饮食，在餐前先喝500毫升的开水，比没有喝开水的人，3个月后体重多减2公斤。我们知道改吃低卡饮食当然能减肥，如果在餐前喝水，增加饱足感，吃进去的食物会进一步减少，达到更大的减肥效果。

想减肥的人，可以试试看，喝水真的能减肥，只要用对方法就可以！这是指餐前喝水，如果没事一直喝水，是达不到这种效果的，要搞清楚再去执行，就会有很好的减重效果。

饥饿感的产生并非仅仅来自胃部，血糖浓度的高低以及视觉和嗅觉的刺激也占了很大的因素。所以光靠喝水很难达到减肥的目的。

除了选择正确的时机及喝无污染、干净的纯净水之外，还要正常地运动及做好饮食控制，才是正确的减肥方法。同时利用持续、坚定的减肥意念控制体重，也可达到事半功倍的效果哦！

我一直喝水，但是又胖了！
是要餐前喝水才不会胖，你喝错了。

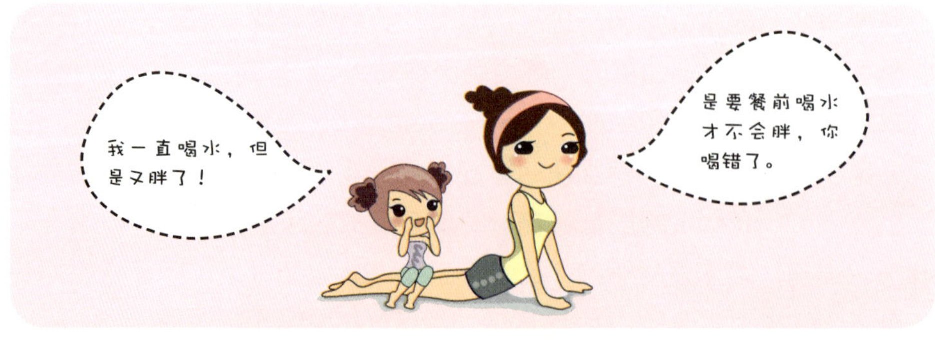

Point 减重知识站

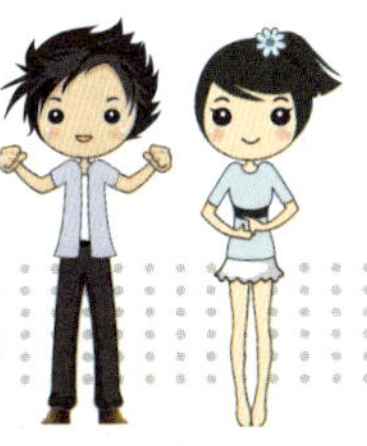

减餐无法消除脂肪

许多人有一种错误成见，认为减肥就是尽量少吃，这种观念其实只对了一半。饮食确实是大多数人导致肥胖的主要原因，但是许多人忽略了人体是必须摄取营养的，均衡的营养素与分量需要全面照顾，才能有健康的身体。

如果一味地减少饮食，甚至减少一天正常的正餐，往往会收到反效果。许多人在减肥期间，最容易忽略的一餐就是早餐，认为只要少吃一餐，就能够减少体重。然而，忽略早餐不仅会消耗掉身体在前一天晚上进食的热量，同时也很容易导致身体的营养不足。不吃早餐，就会出现血糖降低与头昏眼花的症状，久而久之会影响胃肠的吸收能力，使胃肠的代谢功能降低。

也有人会减少晚餐的分量，但是经过一天的工作消耗，夜晚若不进食，会造成过度饥饿，影响睡眠质量。

一味地靠少吃正餐来减肥的方式，不仅无法全面地顾及身体的营养，也会不正常地减低体重，但原本累积在皮下的脂肪还是存在的。要正确地减肥，就要科学地摄取真正能够消除体内脂肪的食物，而不应该逃避三餐应有的营养与进食量。

你所知道的减肥观念都是错的!!

低卡可乐零热量？

低卡可乐是用代糖取代糖类，如阿司帕坦。代糖的成分是氨基酸，请问氨基酸有没有热量？当然有！蛋白质消化之后不就是变成氨基酸吗？1克的蛋白质可以带来4千卡的热量，所以把一般的糖分换成代糖绝对不能减重，反而让你失去戒心以为多喝没关系，让你越喝越肥。

不但如此，国外许多研究都证实，代糖比砂糖更不健康，对糖尿病患和心血管病患都有不利的影响。

Chapter 4

动得对，就瘦得快！邱医师独门瘦身秘技

保持适当的运动及均衡的饮食，
才能让自己的身体越来越健康，
也能远离肥胖！

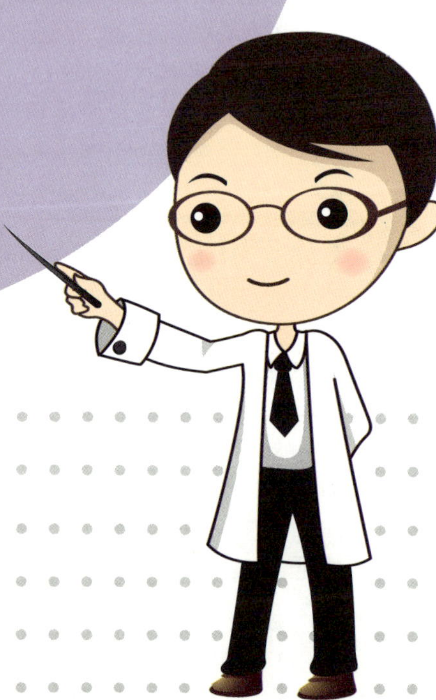

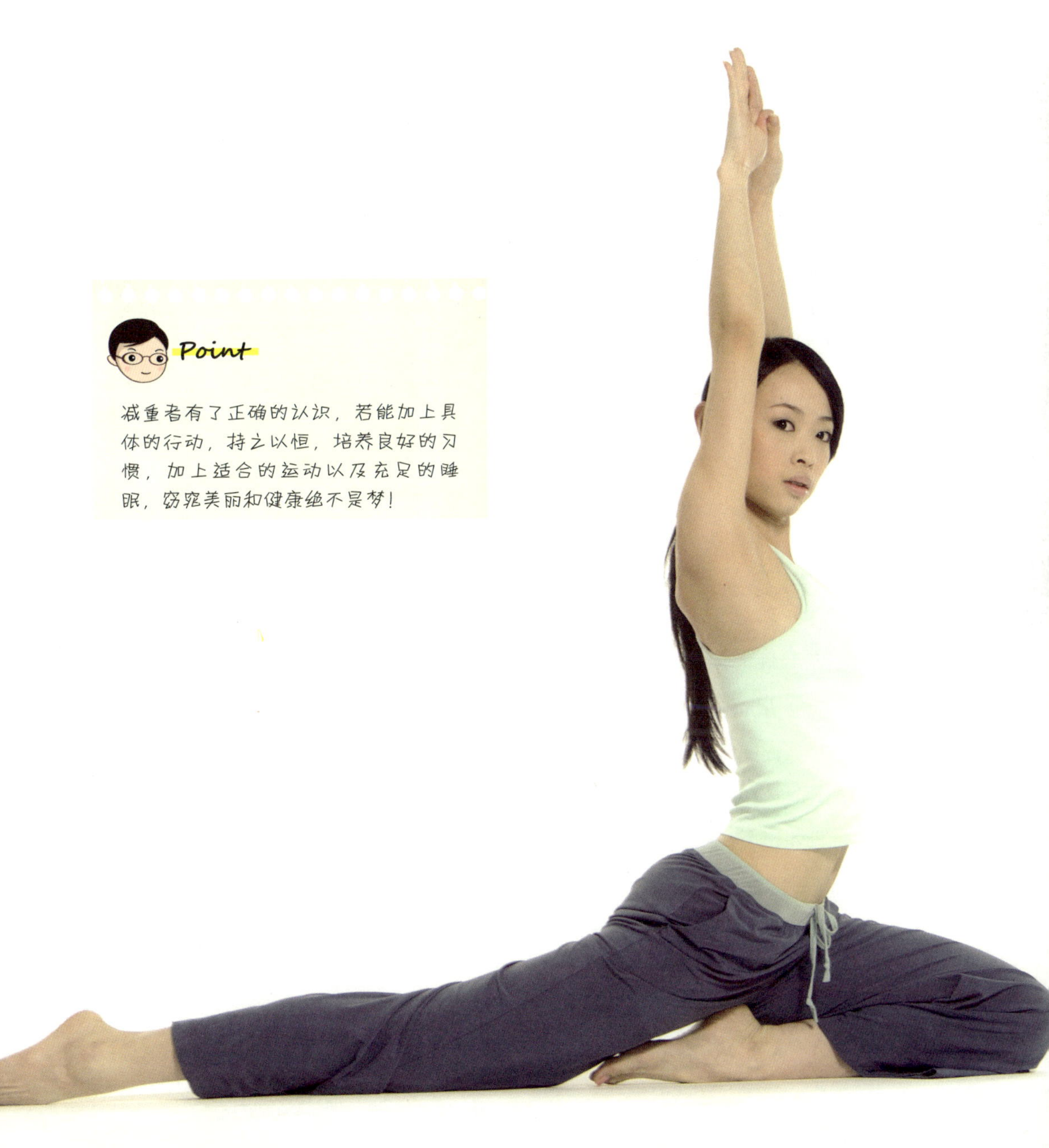

Point

减重者有了正确的认识，若能加上具体的行动，持之以恒，培养良好的习惯，加上适合的运动以及充足的睡眠，窈窕美丽和健康绝不是梦！

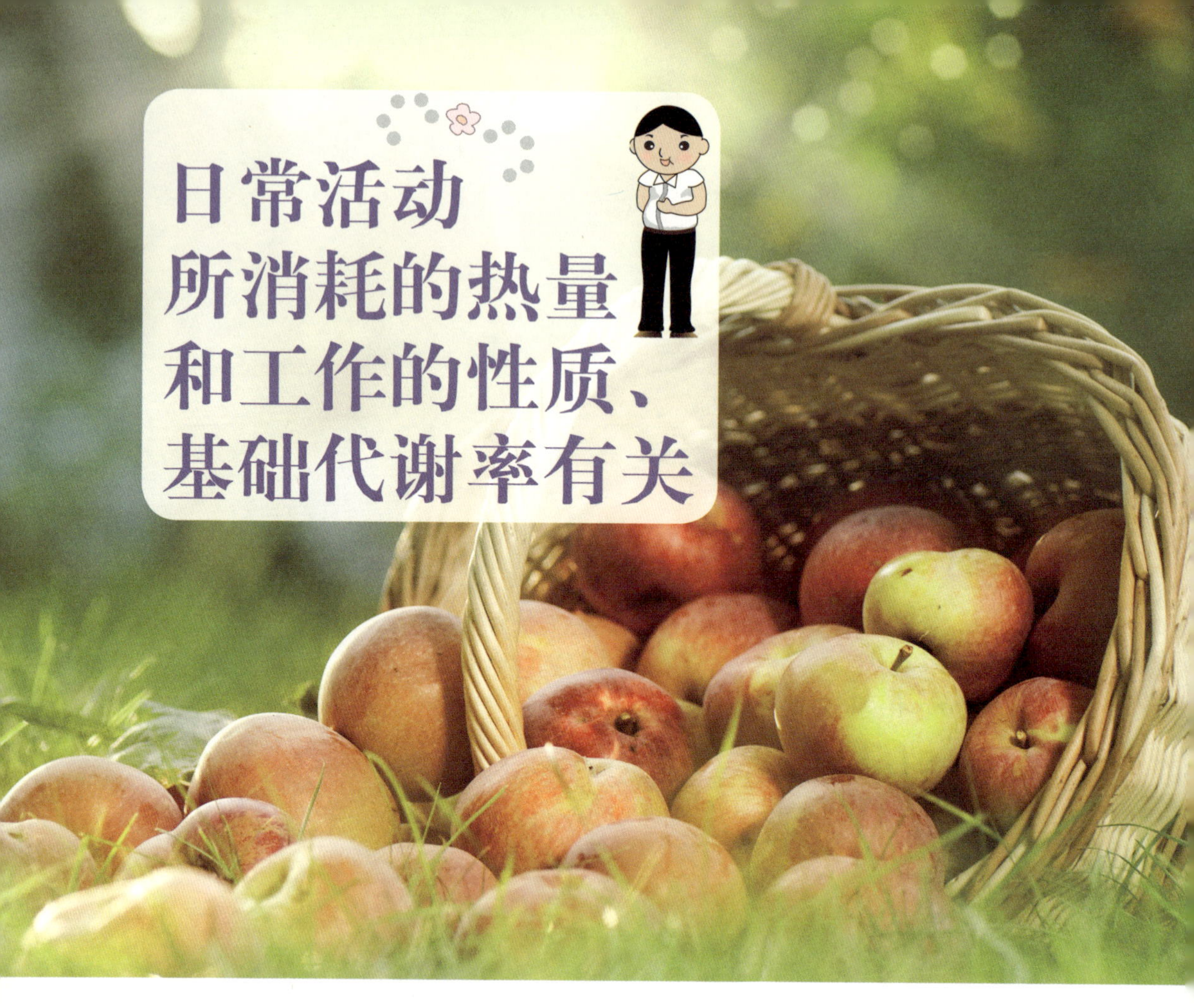

日常活动所消耗的热量和工作的性质、基础代谢率有关

正常人每天所摄入的饮食中，包含了糖类、蛋白质和脂肪等营养成分，这些营养成分中所含的热量供应身体维持基础代谢、日常生活和生长发育所需。如果摄入的热量超过消耗的热量，多出来的部分就会以脂肪的形式在体内贮存起来。那么我们一天当中，到底需要多少热量呢？请参考下列运算公式，计算出你每日的热量需求：每个人基础代谢所需的热量，就是维持基本生命机能所需的热量。

男性的基础代谢热量＝体重（公斤）× 24 × 1.0

女性的基础代谢热量＝体重（公斤）× 24 × 0.9

占基础代谢热量的百分比	工作活动量	工 作 种 类
30%	轻度工作	整天坐着打电脑的上班族、售货员……
35%	中度工作	保姆、护士、家庭主妇、服务生……
40%	重度工作	工人、运动员、搬家工人、舞蹈家……

增加进食热效应

冬天又饿又冷，来一碗红豆花生汤，吃完后整个人暖乎乎的，大家都有过这种经验吧？肚子空空的时候，特别容易觉得冷，大餐一顿后，吃得满头大汗，又饱又热。为什么会这样呢？这就是“进食热效应”造成的。

食物进到嘴内，口腔开始分泌唾液帮助消化，咀嚼咬碎吞咽下去，经过食道的蠕动，进到胃内。胃壁分泌消化酶，帮助消化。消化后还要吸收、运送和贮存养分。这些过程都会让体内的代谢加快，使得身体多消耗一些热量。进食所消耗的热量大约占一天所消耗的热量的10%。

根据医学研究显示，人体每消耗1克的营养素，所用掉的热量依次为：蛋白质0.8千卡、脂肪0.4千卡、糖类0.2千卡。但是每克营养素所带来的热量依次为：蛋白质4.0千卡、脂肪9.0千卡、糖类4.0千卡，一进一出两者相减之后的净热量是：蛋白质3.2千卡、脂肪8.6千卡、糖类3.8千卡。

从上面的分析可以看出来，如果你要吃食物，又希望带给身体的热量低一些，选择哪一种营养素最好？当然是蛋白质了！所以**利用蛋白质的产热效应，来减少身体吸收的热量，是一种聪明的减肥法。因为进食的热效应增加了，就能帮助身体多消耗一些热量。**

下次吃东西时，请记得蛋、豆、鱼、肉类先吃，米饭面食类少吃，当然太油腻的东西也要少吃，这样才能减少发胖的机会。

"进食热效应"，是指基础代谢热量和日常活动所消耗热量总和的10%。

举 例

体重50公斤的家庭主妇每天所消耗的热量是：

女性的基础代谢热量

=体重（公斤）× 24 × 0.9

= 50 × 24 × 0.9 = 1080 千卡

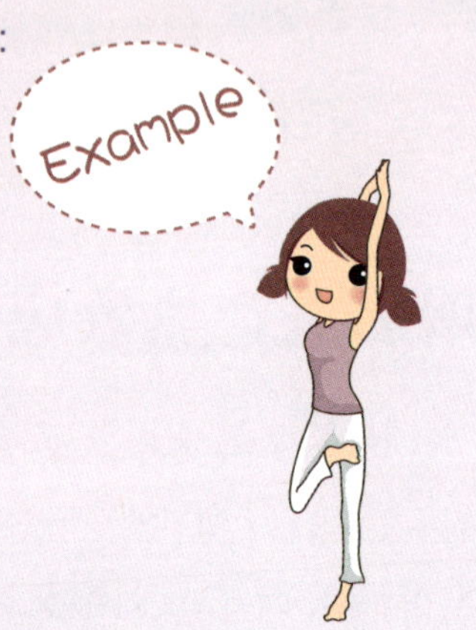

家庭主妇的日常活动热量：

=基础代谢热量 × 30%

= 1080 × 30% = 324 千卡

进食热效应：

=（基础代谢热量+日常活动所消耗热量）× 10%

=（1080 + 324）× 10% = 140.4 千卡

如果你觉得上述算法太复杂，这里还可以提供给你另外一个比较简单的计算方法：

每日所需的热量=体重（公斤）×（日常活动参数）×（性别参数）

举 例

以女生来说，我们一样以上一个例子来重新计算。用复杂的算法得到：

体重50公斤的家庭主妇每日的热量需求是：

基础代谢热量 + 日常活动消耗的热量 + 进食热效应

=1080 + 324 + 140.4 = 1544.4 千卡

用简易算法则是：

50 × 35 × 0.9 = 1575 千卡

（两种算法的结果相当接近。）

接着我们再以男生来举例，若用比较复杂的算法：

举 例

体重70公斤的男护士每天所消耗的热量

男性的基础代谢热量：

体重（公斤）× 24 × 1

=70 × 24 × 1= 1680 千卡

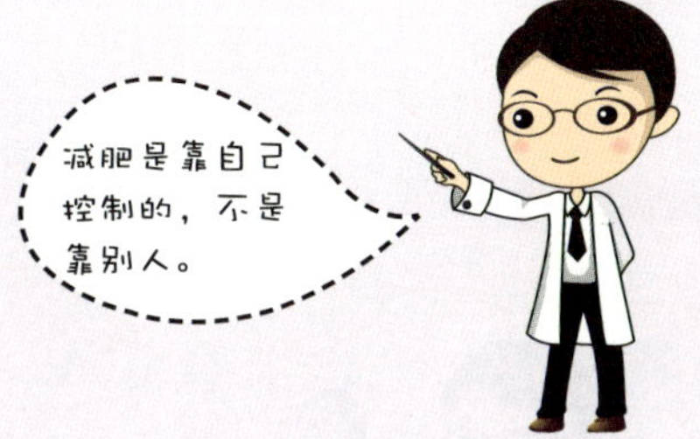

男护士日常活动消耗的热量：

=基础代谢热量 × 30%

=1680 × 30%

=504 千卡

进食热效应：

=（基础代谢热量+日常活动消耗的热量）×10%

=（1680 + 504）× 10%

= 218.4 千卡

男护士每日的热量需求是：

=基础代谢热量 + 日常活动消耗的热量 + 进食热效应

=2402.4 千卡

用简易算法则是：

70 × 35 = 2450 千卡

（两种算法的结果相当接近。）

减肥三法宝——
饮食333、运动333、药物333

吃该吃的东西，不该吃的东西就说“不！”

做好“333”，身材不用愁!

每周至少运动3次，一次最少要30分钟！

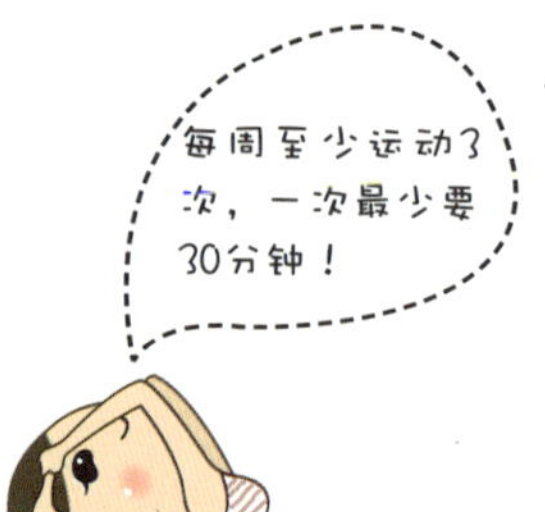

很多人开心地过完年，就开始哀号要减肥。来到减肥门诊的人暴增，肚子多了一圈肉，裤子变得小一号，这时请遵照我的减肥圣经——“333”法则，拯救你的肥胖。

Tips

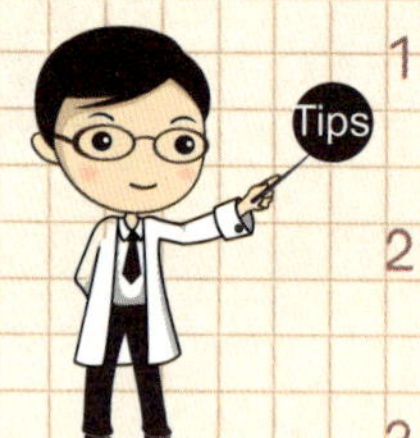

邱医生的小叮咛

1. 饮食333——3餐要定时，饭吃3分饱，热量少于300千卡。
2. 运动333——每周固定运动3次，每次30分钟，持续3个月。
3. 药物333——药物重要摆第3，种类不过3，过3要检讨。

“333”法则是很有效的！切记，要吃该吃的东西，不该吃的东西就勇敢说“不！”坚持下去，就可以慢慢变窈窕!

Tips

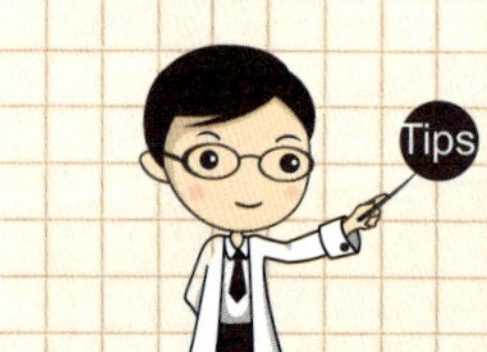

邱医生的小叮咛

只要了解自己，适当地控制饮食，就可以拥有健康的身体。

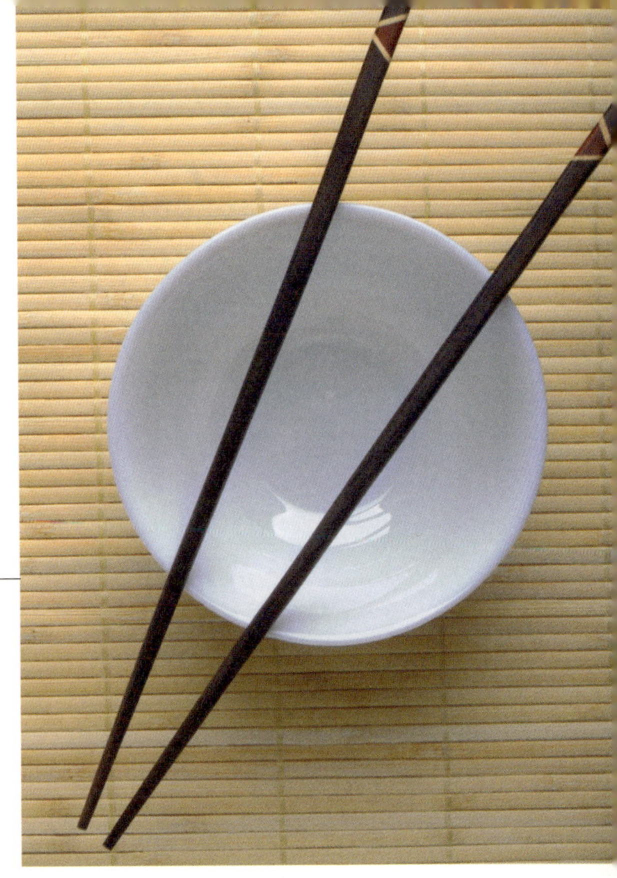

减肥三法宝——对抗秋冬的好食欲

秋冬时节因为气温低，人体消耗热量较大，
若大家能均衡饮食，
控制热量与卡路里，
秋冬也不失为健康甩肉的好时节！

秋冬增胖的速度是平常的3～5倍

很多人喜欢在秋冬进补或大吃大喝，很容易不小心就营养过剩。根据国外医学研究报告指出，秋冬增胖的速度是平常的3～5倍。研究还发现，秋冬时节因为气温低，人体消耗热量较大，若能均衡饮食，控制热量与卡路里，秋冬也不失为健康甩肉的好时节！

近年来兴起健康乐活风潮，人们除了多运动、保持身心活力外，饮食也进行同步调整。一些标榜健康饮食的早午餐店的专属营养师就建议："三高（高血压、高血糖、高血脂）族群可多吃一些低热量的食物，比如萝卜、竹笋、薏米、海带等，而外食族群则可挑选材料营养、均衡的餐点，帮助控制营养摄取。"

秋冬季节，很容易就食欲大开，可以运用"饮食333""运动333""药物333"法则。谨守这些原则，就可以瘦得健康又均匀哦！

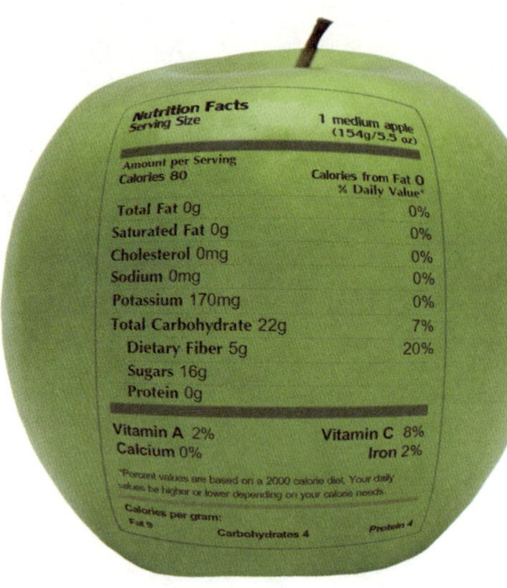

邱医师教你“338”减肥瘦身

是不是热量越少，
就瘦得越快呢？
告诉你，答案是“错的”。

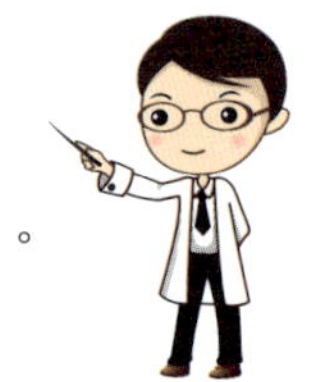

拼命节食，只会让自己复胖更快!

一般人都认为过多的热量会使人发胖，那么，是不是热量越少就瘦得越快呢？告诉你，答案是“错的”。

长时间的过低热量饮食，会因为热量不符合人体生理活动的基本需求，而使身体发挥一种自然机制，将生理作用所必须消耗的热能调低。

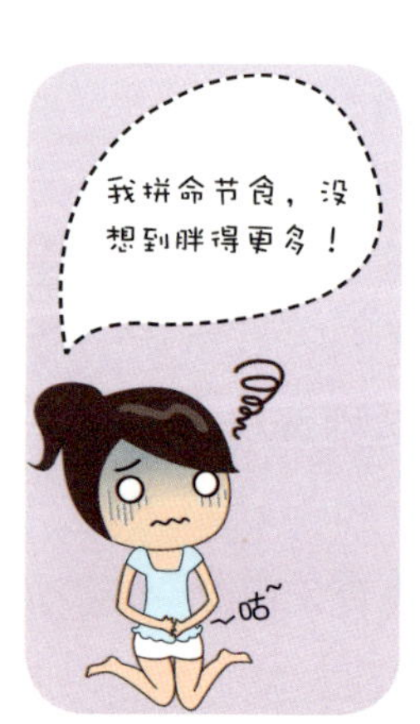

因此，许多借由节食减肥的人，往往会惊讶地发现，即使自己拼命挨饿，体重却似乎没有太大的改变！用“热量减肥法”来瘦身，通常会饿得要命，体重却没多大改变，而且通常只持续两三天，身体就受不了，撑不住了！

适量降低每日饮食的热量摄取，加上利用某些有氧运动来促进新陈代谢，才是减肥的正确之道。这样不但不必因过度的低热量饮食而饥饿难耐，还会因新陈代谢旺盛，脂肪也得以燃烧。

想减肥的人只要遵守以下饮食建议，就可以瘦得既轻松又窈窕！邱医师提醒大家，要遵守“338”，也就是“3多3少8分饱”的饮食原则。

3多

1. 多样化：摄取各类食物，不偏重任何一种食物。
2. 多蔬果：尽量选择有颜色的蔬菜，每餐至少摄取一样。
3. 多喝水：多喝白开水，促进新陈代谢，并排除体内毒素，建议一天摄取量2000～2500毫升。

3少

1. 少油：以蒸、煮代替油煎、油炸、油炒的食物，并且有皮的请剥除皮，有肥肉的请拣去肥肉，以减少油脂的摄取。
2. 少盐：减少腌渍品及罐头类食物的摄取，防止多余的水分囤积于体内，增加肾脏的负担。
3. 少糖：糖只会增加热量，几乎不含其他营养素，又容易引起蛀牙和肥胖，应尽量减少食用，避免多余的糖分摄取。

8分饱

每餐进食，只求8分饱即可，让胃有足够的空间消化食物，并帮助肠道容易吸收营养物质。

只要遵守以上的方法，想要健康地瘦下来，一点都不难！

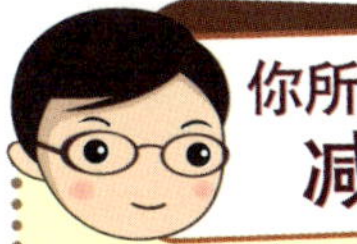

你所知道的减肥观念都是错的!!

呼啦圈摇得好，瘦腰效果好？

呼啦圈要摇得不好会比较有瘦身的效果，因为很会摇呼啦圈的人，可以轻易地让呼啦圈一直转，这样可以消耗的热量比较少，反而是摇不好的人，因为摇一摇，呼啦圈会掉下去，这样一边捡、一边摇，无形间就消耗了很多热量。

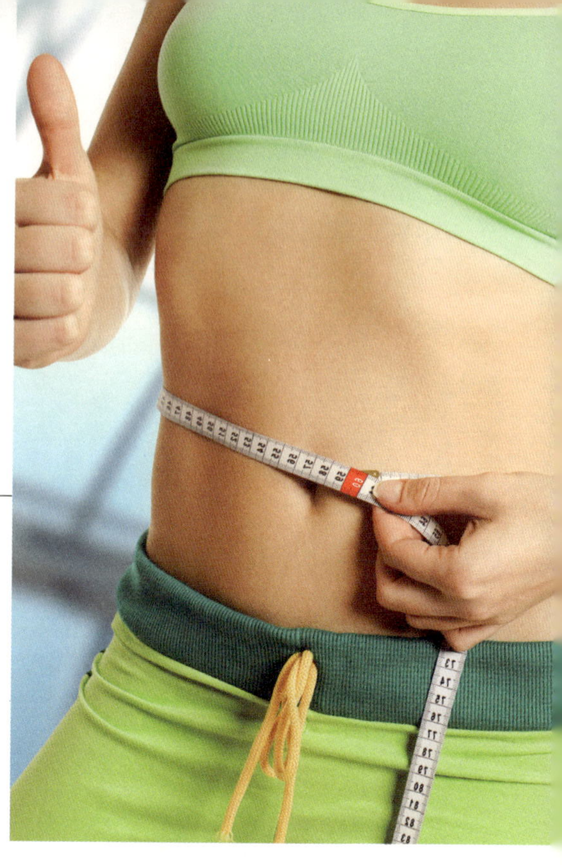

怎样“动”出美人身形?

养成好动的生活习惯。

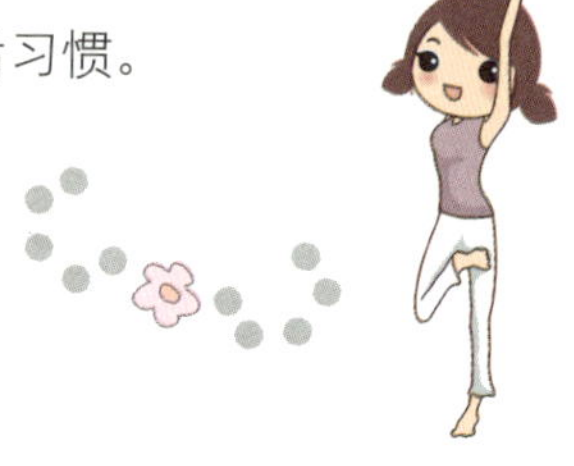

减重也必须给身体提供适当的营养，才不会复胖!

每逢入秋时节，天气渐渐转凉，当天气越来越冷，就会让人更懒得去动，“蝴蝶袖”就会悄悄地找上你。

身为女人，追求完美没有极限，而健康更是许多现代人所诉求的焦点，坊间总会出现许多各式各样、五花八门的美容和减重偏方，但是要如何减重减得健康又完美呢?

没有运动习惯的你，平常动得少，就得增加生理新陈代谢的运作，借此来消耗热量。鉴于现代人生活忙碌，常因为没时间，让运动成为“嘴边运动”，所以我们在日常生活中就要增加活动量，一般活动包括走路、爬楼梯、逛街、做家务等，建议大家多做一些利用琐碎时间，甚至上班时间就能完成的运动。

平常养成好动的生活习惯，例如：走路、爬楼梯、逛街、做家务等。

虽然每小时所消耗的热量较少，但因为持续的时间相对较长，所以累积下来所消耗的热量有时反而会比从事特定单项运动高，相信大家都明白这种积少成多的道理。

总之，平常就要养成好动的生活习惯，增加简单运动的活动量，就不用为了安排特定的时间去运动而苦恼了！

健康减重，就是在减肥之余，仍必须提供足以维持生理基本活动（如呼吸、心跳、血液循环、体温维持等）所需的热量。要维持良好的新陈代谢，你必须给身体提供营养的食物，而不是一味地注重卡路里的摄取。虽然卡路里的摄取也是不可忽略的一点，但不能只看重它，不然很可能导致身体的机能错乱、新陈代谢减缓，反而容易造成复胖的后果。

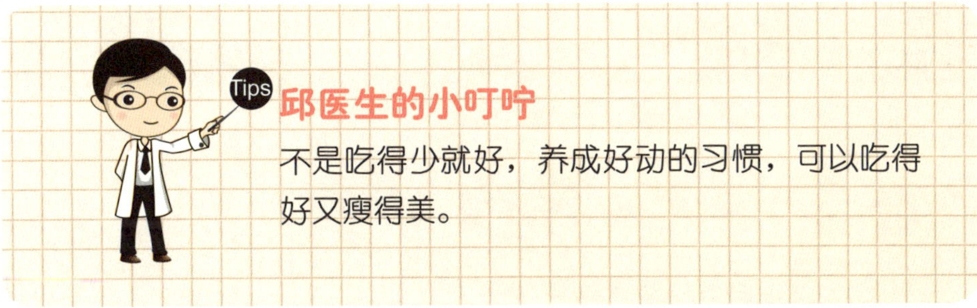

邱医生的小叮咛

不是吃得少就好，养成好动的习惯，可以吃得好又瘦得美。

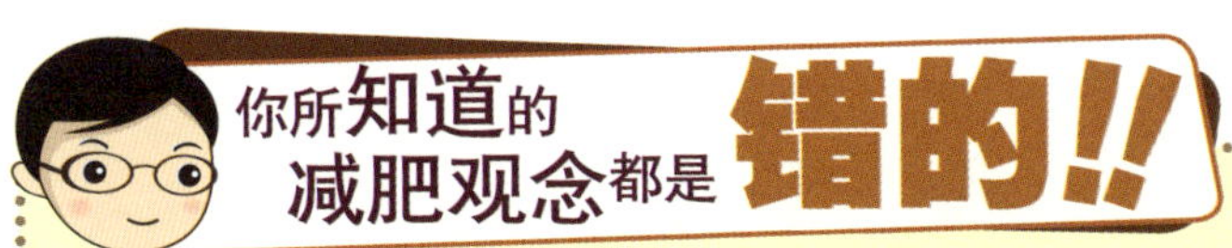

吃冰让我胖？

很多人都知道想减肥就尽量不要碰冰品这个观念，但冰饮会造成肥胖的原因，并不是因为冰这个东西，而是加了太多佐料和糖在里面，这些才是造成肥胖的主因！

要减肥，
没事就要多站！
连续坐着数小时后，
人体内的“解脂酶”就会停止活动。

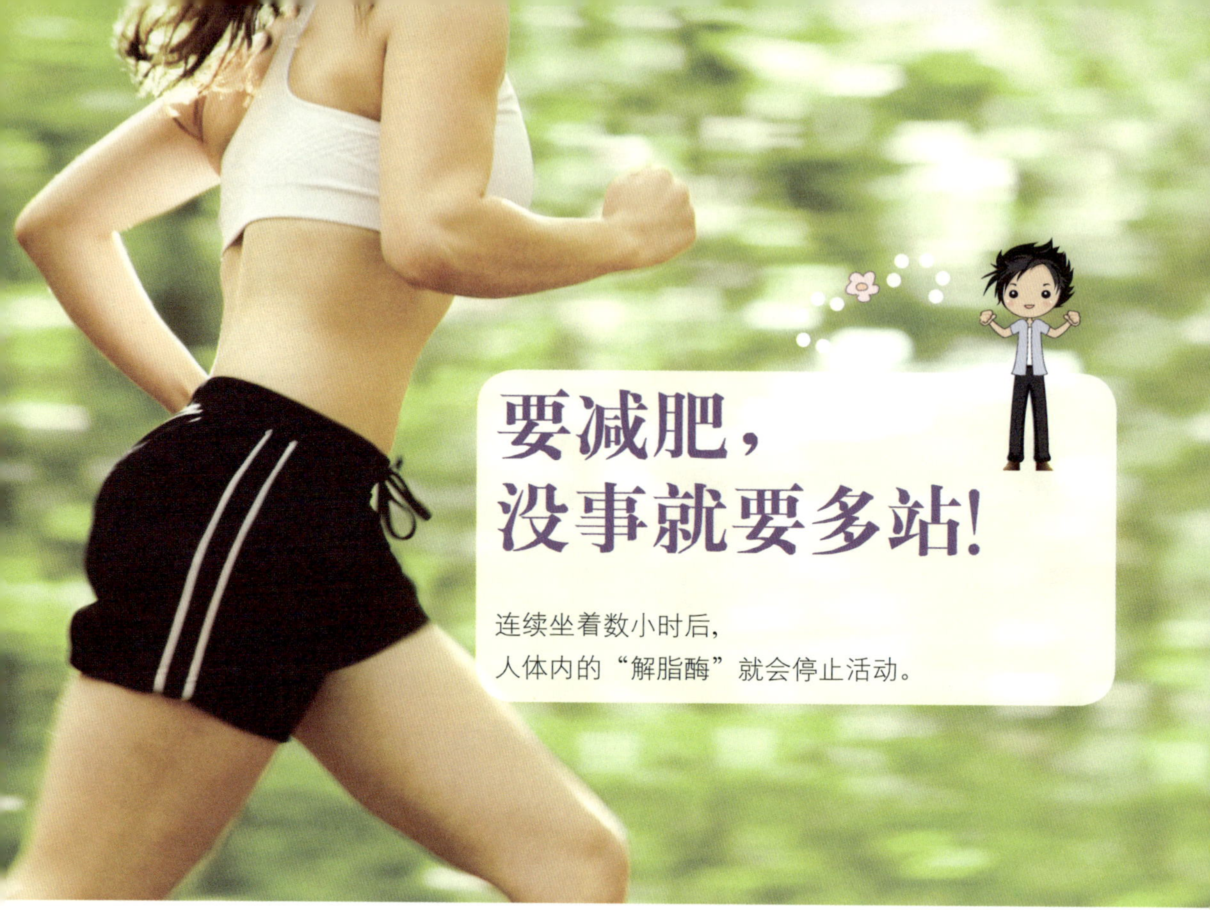

多“站”的效果，不输健身房！

许多人把减肥当成新年新希望、未来的新目标。美国科学家在此宣布一个好消息：减肥不必上健身房挥汗，其实只要常常站起来，就能够成功瘦下来。

长时间坐着，而不起来走动的话，会导致以下情形：

1. 抑制负责分解脂肪的酶。
2. 促使或导致脂肪堆积。
3. 导致肥胖。
4. 好胆固醇下降。
5. 整体的新陈代谢量减少。

美国密苏里大学最新研究显示，**长时间坐着，可能会抑制负责分解脂肪的酶发挥作用，促使脂肪堆积，因而导致肥胖**。研究人员在老鼠体内注入放射性追踪剂后发现，当老鼠连续坐着数小时后，其体内的解脂酶就停止活动，导致其脂肪被送往脂肪组织贮存起来，而非送往肌肉组织代谢燃烧。人体的状况也类似，长时间坐着会导致脂肪堆积，好的胆固醇下降，整体的新陈代谢量减少。

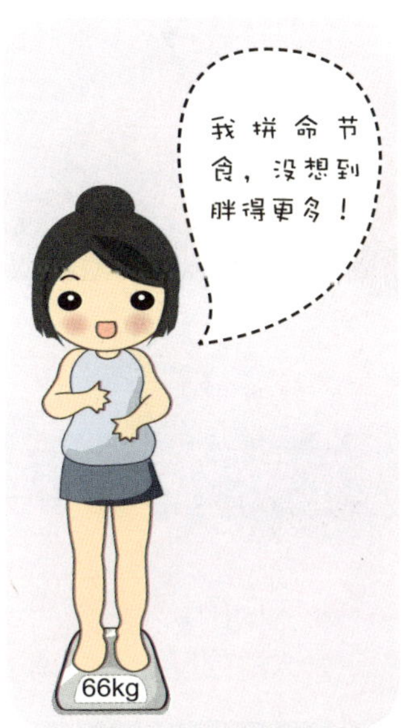

这项研究刊登在《糖尿病》期刊，研究主持人汉弥顿教授强调：养成每天常站立的习惯，例如在讲电话时、看电视时起身走动，累积效果也不比在健身房运动差。如果长达数小时不起身，肌肉血管内负责燃烧脂肪的酶就会关闭。此时不妨站起来，稍微走动走动，可以重新启动酶。

你所知道的减肥观念都是错的!!

有氧运动才能帮助减肥，所以一定要去健身房才能有好的减肥效果？

运动减肥如果是希望每次运动都能燃烧脂肪的话，那的确是应该做有氧运动，而且每次都要做超过30分钟，才能有燃烧脂肪的效果。但是千万别以为别的运动对减肥就没有帮助，其实只要比以前动得多，就能够提高新陈代谢，帮助燃烧脂肪。想减肥吗？离开沙发站起来就对了！

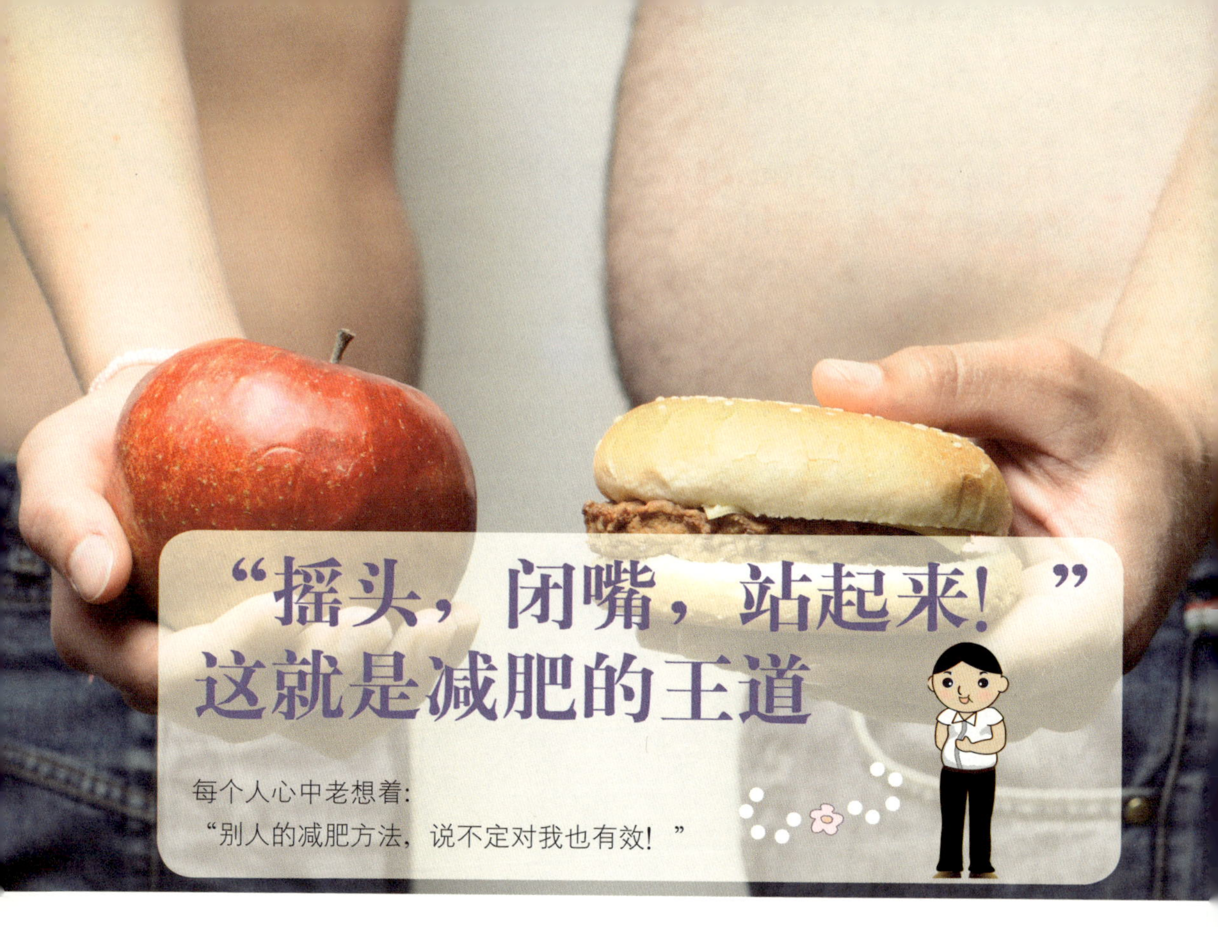

“摇头，闭嘴，站起来！”这就是减肥的王道

每个人心中老想着：
“别人的减肥方法，说不定对我也有效！”

欲减肥者，放诸四海皆准的方法，就是：少吃多动！

我常应邀参加电视节目的演出，通常录影前制作单位都会事先和我“聊”一下。在“聊”的过程当中，制作单位总是希望我多讲一些奇奇怪怪的减肥、瘦身方法，不管这些方法是不是正确的，他们就是喜欢多听故事，不喜欢听太多理论。

每个人对别人的减肥方法总是感到好奇，心中老想着：“别人用某种减肥方法，成功地减重。说不定对我也有效！”如果看到别人用了很不可思议的方法瘦下来，心中又想：“难怪他们会瘦，竟然用这么极端的方法，这么说来，我瘦不下来也是情有可原的！”

减肥瘦身的贴士很多，在网络上随便搜搜，就可找出一堆。但这些瘦身方法多半没有医学根据，较夸张的瘦身方法甚至会让人赔掉健康。

许多节目喜欢找一些曾经肥胖、后来瘦身成功的名人上节目，和大家分享他们的经验。这些名人就会带着他们当初减肥时用的食谱或方法。但是仔细看看“一星期吃几十个蛋的减肥法”“柳丁减肥法”“七日食谱减肥法”……这些食谱真要进行的话，一般人是撑不过一个月的，也有一些节目喜欢谈“吃××瘦腰法”“吃××瘦大腿法”……这些食物真的这么神奇吗？其实都是完全没有医学根据的事。

误导观众的方式是不应该被鼓励的。不久前我又参加某个电视节目，他们找来许多在网络上卖得不错的零食，号称“吃不胖的零食”。

我很不客气地在节目中说：“没有一种零食是吃不胖的。”只能说：这些零食是“热量负担比较少”的零食，“吃了不太容易胖”。不应该说“吃了，不会胖”，更不应该说“吃了，可以瘦！”否则，岂不是误导观众。

其实，“给食谱，不如给方法；给方法，不如给原则！”唯一一种放诸四海皆正确的减肥方法，就是少吃多动！如果这样还听不懂？那就请记住：“摇头，闭嘴，站起来！”这就是减肥的王道。

你是如何维持曼妙的身材的？
就是：摇头，闭嘴，站起来！

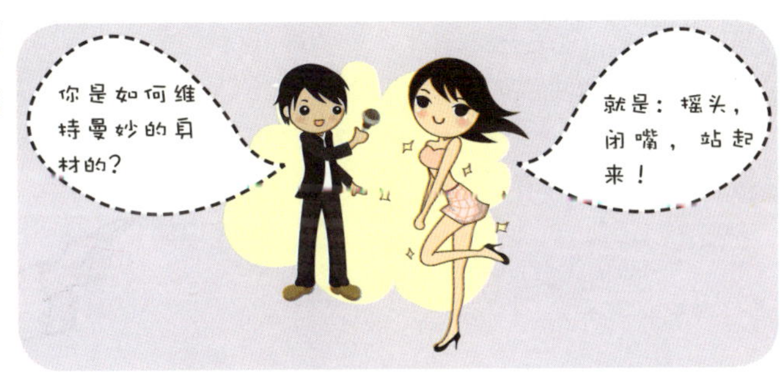

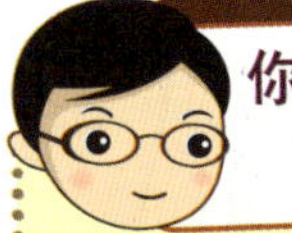

你所知道的减肥观念都是错的!!

低卡零食吃不胖？

所谓的低卡零食只是热量负担比较小，吃多了一样会发胖。

Chapter 5

破解市面上的不实瘦身法

市面上减肥方法、减肥产品琳琅满目，
但每个人的体质不同，
消费者最明智的做法
还是要请专业医师来为你评估。

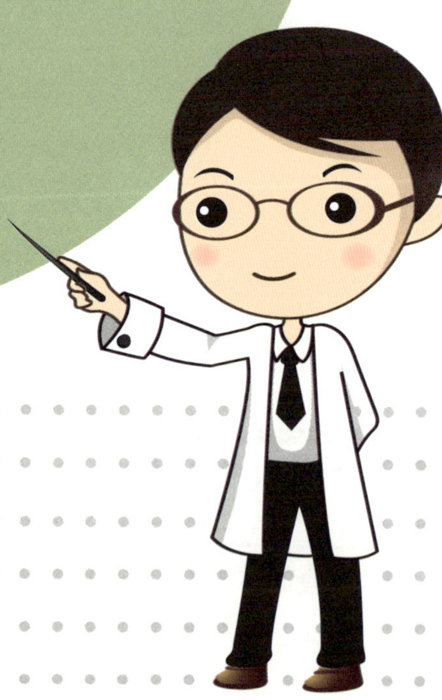

Point

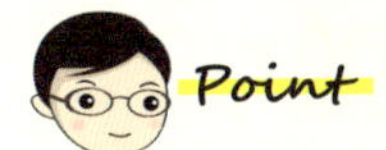

目前不少医院都有减重门诊，大家不妨多利用，千万不要相信夸大不实的广告，随便买健康食品服用，以免花大钱又伤身。

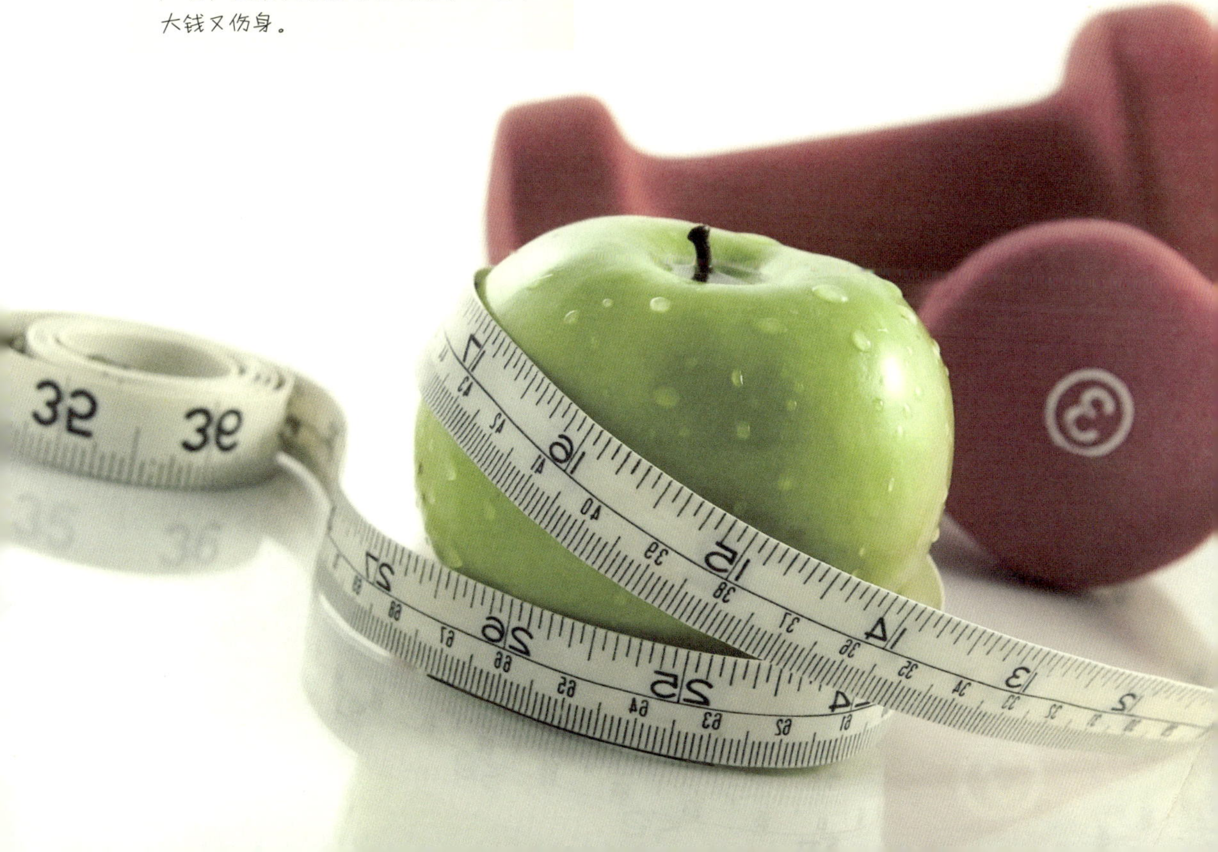

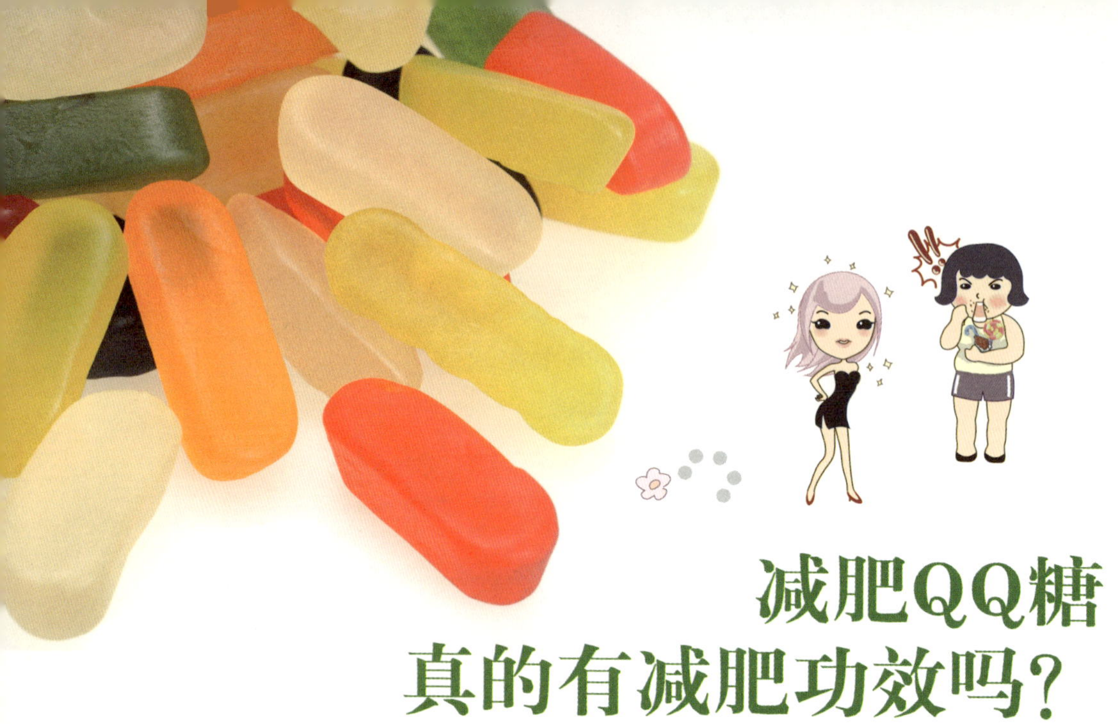

减肥QQ糖
真的有减肥功效吗？

健康食品如果可以减肥，必备三大条件：

一、热量要低。

二、要能抑制食欲或抑制吸收。

三、减少的热量要比它带给你的热量多。

减肥QQ糖能发挥的成效仍有待评估

最近引发团购热潮的减肥QQ糖狂卖到缺货，减肥QQ糖号称具有超强减脂肪机能、减淀粉机能、燃烧机能，能达到减肥的效果。

什么是减肥QQ糖？吃了真的能减肥吗？减肥QQ糖是业者标榜的“生技”产品，告知消费者可以在尽情吃喝之后，只要按时吃下减肥QQ糖，就可以去除多余的糖、油脂及淀粉。

我很好奇，特地查了它的成分，主要还是甲壳素（Chitosan）、藤黄果（CitriMax）和白肾豆三种成分。

其实这三种成分是老掉牙的东西：

- 甲壳素又名壳聚糖，是从虾、蟹外骨骼的成分中提取出来的物质。甲壳素虽然宣称其成分不被人体吸收，并且可吸附脂肪，降低血中胆固醇。但根据严谨的研究报告来看，甲壳素并无法减轻体重，也没有排出油脂的效果，只能降低LDL（坏胆固醇），升高HDL（好胆固醇）。
- 藤黄果的减肥功效，主要是其中一种称为氢氧化柠檬酸的成分，这种成分据称有抑制脂肪酸合成、抑制糖解、增强肝糖生成及储藏，以及降低食欲等效果。但根据严谨的研究报告显示，服用氢氧化柠檬酸制品后并没有明显的饱足感，也无法改变脂肪的氧化代谢。
- 白肾豆是否有减肥的功效？依照学理来看，白肾豆里面的确是有一种淀粉酶抑制剂，但要注意的是：生的白肾豆有毒性，煮熟后其中的淀粉酶抑制剂却又会被破坏。所以自己买的白肾豆，生吃会中毒，熟吃没有效果。至于糖中含有多少有效的淀粉酶抑制剂，令人十分怀疑。

减肥QQ糖的实际功效并不那么神奇，即使含有业者所述的瘦身成分，但是其能够发挥的成效还有待评估，因此仍不建议消费者因食用减肥QQ糖而饮食过量。

判断健康食品是否有效，应看严谨的医学报告

要判断健康食品是否有减肥的效果，不能单单看厂商的广告，而是应该看严谨的医学报告，同时要注意，就算医学报告有效，厂商所生产的食品是否含有足够的有效成分，也是要考虑的因素。前一阵子有家绿茶饮料，号称“减脂肪”“减淀粉”，后来被爆料，根本没有该厂商所

宣称的含有那么多的成分。

其实，健康食品如果要有减肥的效果，一定要有下列三个条件：第一，热量要低；第二，要有抑制食欲或抑制吸收的效果；第三，减少的热量要比它带给你的热量多。

而减肥QQ糖能够符合这三个条件吗？我对此持有怀疑的态度；就像原本应该有瘦身作用的绿茶，有些人因为选择成分标示不明的牌子来喝，造成的结果却是越喝越胖。所以，糖毕竟是糖果，终究还是有热量的。拿来当糖果吃吃，感到新鲜好玩，倒是无妨，但如果大家要靠它来减肥，我想还是算了吧！

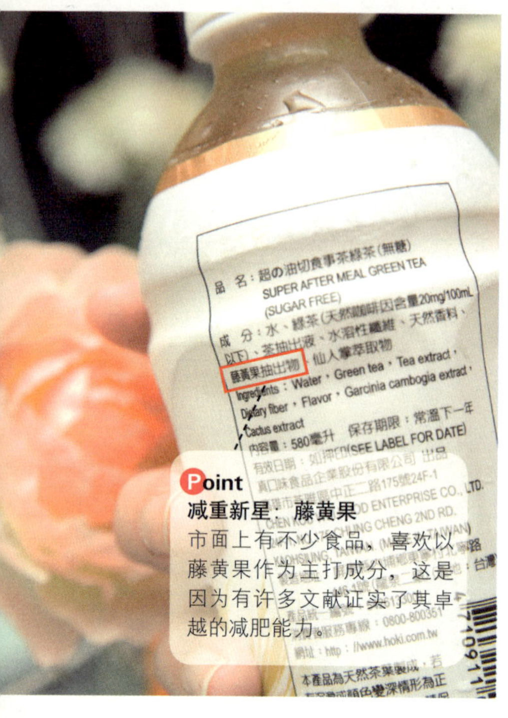

Point

减重新星：藤黄果

市面上有不少食品，喜欢以藤黄果作为主打成分，这是因为有许多文献证实了其卓越的减肥能力。

你看！我有了这2瓶减肥药，就能大吃特吃零食了！
保持一定的运动量和抑制食欲，才能不复胖！

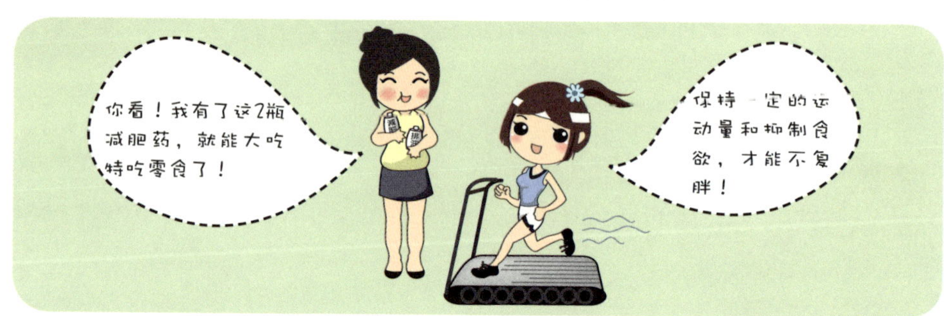

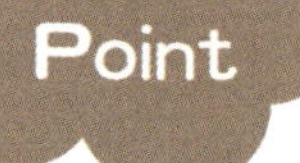

Point ○○减重知识站○○

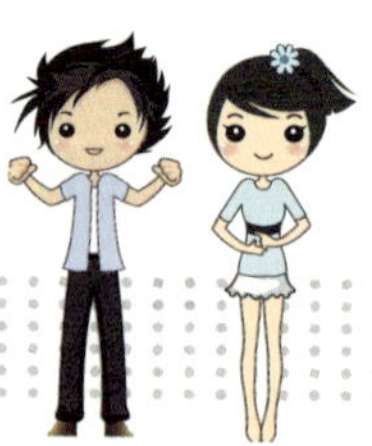

别盲目相信单一食物的节食

减肥的同时，也必须特别注意营养的搭配，不可以盲目地减重。

有些人听信减肥医生的建议，在减肥期间只吃某种食物，其余的食物一律不摄取。

这类饮食方式在短时间内可以达到减轻体重的目标，但是长期下来并非是好方法。须知道人体所需要的营养是均衡且多元的，应该着重于多种食物与纤维质的平衡摄取，过度依赖某一种食物的营养素，长久下来会造成身体营养的不足，导致身体的机能运作不完善，身体因为缺乏营养而损害健康，甚至会引发免疫力失调的危机。

因此不要盲目依赖单一食物减重，如果体重每周减轻850克以上，那么身体中专门抵抗疾病和外来病毒的T细胞就会受到抑制。体重减轻得过多，一旦营养无法补充时，身体的免疫力就会不断地下降。因此减肥瘦身时依然要多重搭配足够的蛋白质与矿物质等营养素。

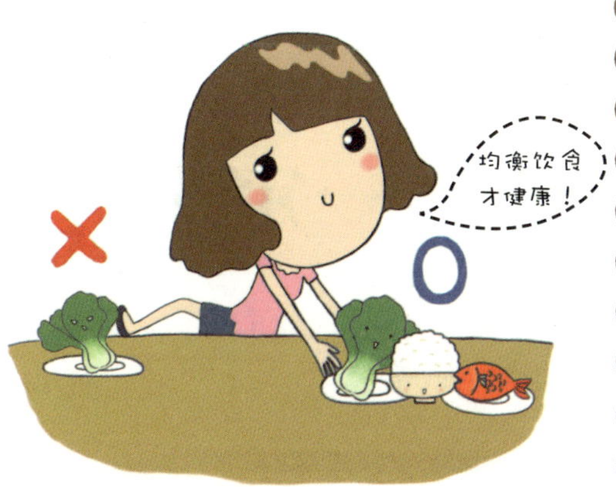

你所知道的减肥观念都是错的!!

运动能瘦手臂？

伸展手臂，必须收缩手臂下方的肌肉，这块肌肉称为三头肌；相反的，屈手臂的时候则要收缩手臂上方的肌肉，这块肌肉称为二头肌。

反复伸展和弯曲手臂，就是反复地让这两块肌肉运动，有时手里拿一个重物，也许是哑铃，也许是宝特瓶，只是让肌肉的负荷大一些，加强肌肉的运动。

这样做对于瘦手臂有用吗？答案是：不可能！

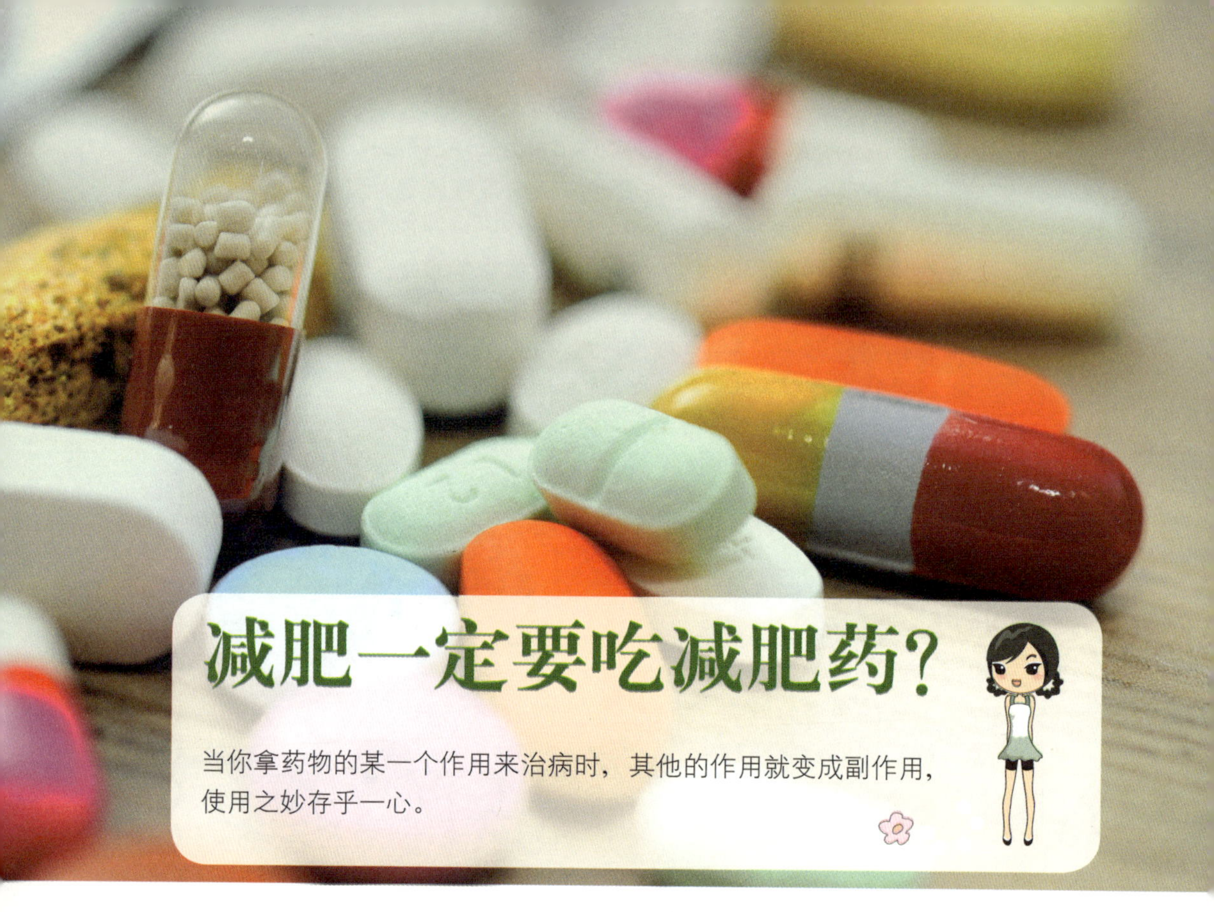

减肥一定要吃减肥药？

当你拿药物的某一个作用来治病时，其他的作用就变成副作用，使用之妙存乎一心。

药，一定会有副作用，中药亦同！

春节过后，不少人一定都发现腰间的肥肉、脂肪悄悄多了一圈，也让减肥成为年后最重要的全民运动。许多人会选择吃减肥药来抑制食欲，到底减肥药可不可以吃？

一般人最常问的就是：“减肥药有效吗？”“减肥药有没有副作用呢？”这也是很多减肥门诊患者最关心的问题。有一些人甚至在减肥门诊咨询后，告诉我：他们不要吃减肥药。至于要不要吃减肥药，对此，我表示：“如果不靠吃药，也能让体重减轻，那是最好的事。因为不只是减肥药，**只要是药，就一定会有副作用，差别只在于副作用有多大。**”

很多人常有一个疑问：**吃中药没有副作用。这是错的，很多人以为中药比较温和，其实那只是因为中药的效果弱，当然副作用也会减弱。**50年前，胖哥胖姐想减肥的话，只有靠自己，或去找营养师，甚至到减肥瘦身中心花大钱。但是50年过去了，肥胖的人口减少了吗？没有！反而一年比一年增多。饮食环境的改变和生活作息的不同是主要的原因，然而，这也说明药物的介入有其必要性。

大家可别以为经由权威部门核准的药物就没有副作用，像“罗氏鲜”就是目前权威部门核准有减肥功能的药物，但是这种药物的副作用也很大。“罗氏鲜”吃了以后，出现过敏、腹泻、油便，甚至大便失禁都有相关案例。

除了“罗氏鲜”以外，其实目前正在使用的药物中还有很多，虽然权威部门的核准用途不是减肥，但是医学研究发现除了原本的用途之外，也有减肥的效果，如鼻塞药、降血糖药、抗癫痫药、抗晕眩药、抗忧郁症药等等，不可思议吧！

有人会说，这是拿药物的副作用来减肥。但是你知道吗，医学就是这样进步的，很多药物就是因为这样才发现它们有其他的用途。举例来说，原本是降血压的药，后来才发现它可以治疗男性性无能，这就是“威而刚”；原本是治疗前列腺肥大的药，后来才发现它有治疗秃头的效果，这就是“柔沛”。如果你要挑剔，也可以说成这是拿药物的副作用来治病。

当你拿药物的某一个作用来治病时，其他的作用就变成副作用，使用之妙存乎一心。重点是，你的出发点是为患者好，而且用药的同时，治病的重要性大过药物的副作用，而且要告知患者。至于药物有没有副作用，反倒不是那么重要了。

Point 减重知识站

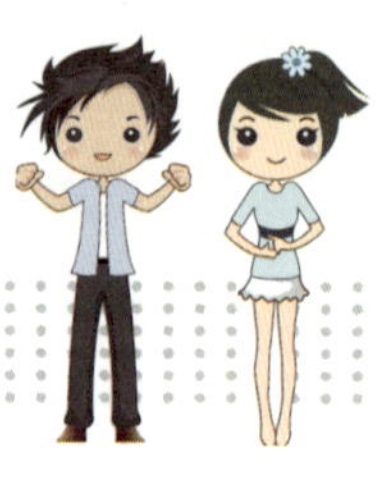

中医如何帮助瘦身？

中医对于改善体重的方法是从身体五脏六腑的调和基础着手，从一个人内部的气血循环是否良好来判断。气血的顺畅将影响身体的代谢能力，也因而决定体形。中医瘦身方特别重视气血的调和，深入地解决人体内部气的根本流通问题。

中医减肥使用的中药材料大多为天然植物，或以天然植物组合成的配方。内服的中药减肥方以食补为基础，具有补充气血，帮助调理内脏与平衡身体的作用。由于使用的是天然的植物药材，配方又多经过数千年前人累积使用的检验印证，副作用可能较低一些，但效果也相对的不是那么立即见效!

运用中草药材制作的减肥配方，有的能帮助清热解毒，有的能帮助消除身体多余水分，对于改善下半身虚胖症状具有一些疗效，但因为中药的效果相当弱，所以要看到明显成效也就需要花上较久的时间。

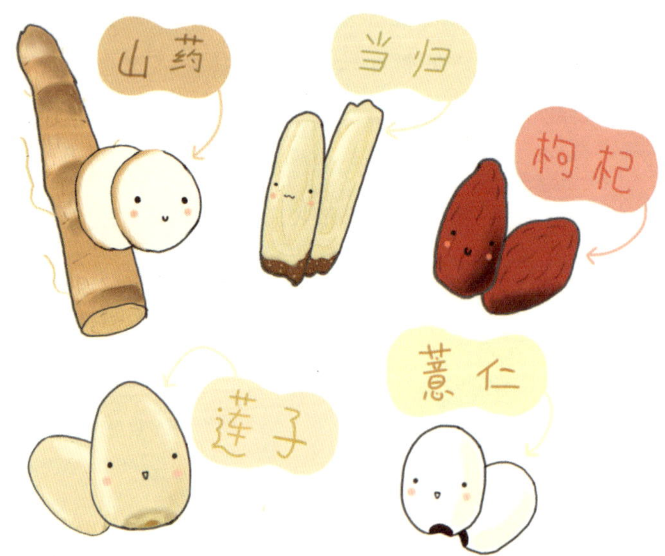

莲子茶

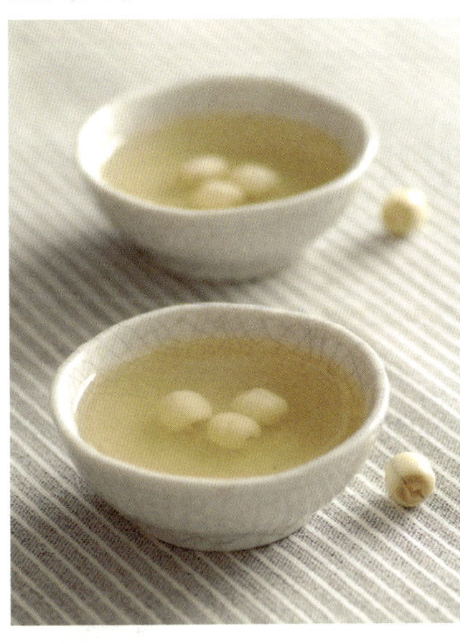

材料:

莲子……40克

茶叶……10克

Steps by steps

1 >将莲子清洗干净，然后放入锅中，加入适量清水煮熟。

2 >将茶叶冲泡成茶，将莲子加入茶水中一起煮，直到莲子煮软即可饮用。

Point

莲子茶能清热，还可以消除多余的油脂并控制体形。

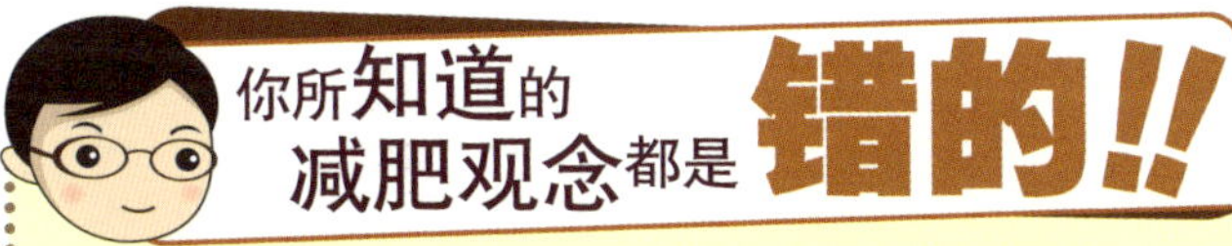

吃中药没有副作用?

吃中药没有副作用，这个观念是错的。很多人以为中药比较温和，其实那只是因为中药的效果弱，当然副作用也跟着减弱。

中国人一向不喜欢吃西药，尤其是长期吃西药减肥。如果需要长期吃药治疗某种疾病，总是倾向于吃中药，因为传统观念认为西药“较利”，中药“较温”。这种观念是导致西医减肥市场不容易发展的主因。

市面上四大减肥产品的疑问

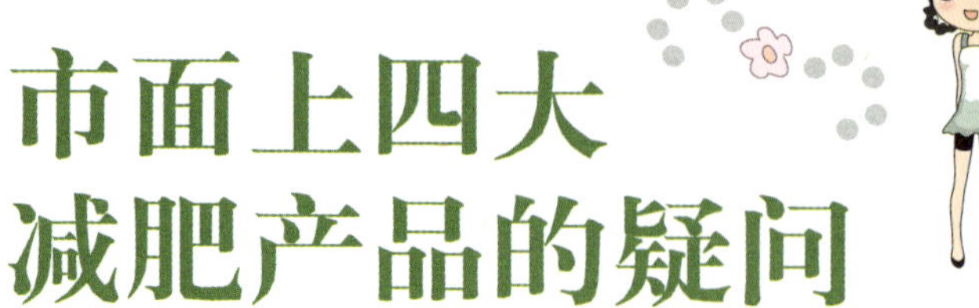

消费者不要被减肥食品的效用所蒙蔽，花了钱又享受不到功效。

减肥不能只靠减肥产品

市面上只要推出标榜瘦身的产品，立即会形成风潮。市售减肥产品宣称这些成分让人轻松享瘦，如“藤黄果能抑制脂肪生成”“甲壳素可吸附脂肪，促进代谢”“辣椒萃取物主要是分解脂肪”等，可是这些效果是否夸大其词呢？

主要还是控制饮食和适量的运动！
我试了很多减肥方式，为何还是没瘦？

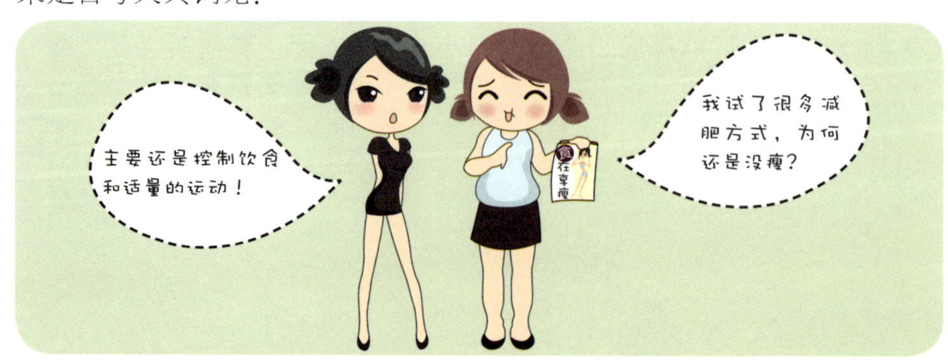

■ 绿茶饮料及减肥茶包

商家宣称：绿茶饮料及减肥茶包，号称“饮用后能瘦腰围、助消化”。

疑问破解：日前调查发现，部分药妆店贩卖的减肥茶包，含有番泻叶、咖啡因、洋车前子等成分。其中番泻叶，人体每天只能摄取12毫克，过量会造成腹泻、脱水，严重可能造成孕妇流产。可是，大多厂商没将成分含量标示清楚。而且，有人饮用绿茶后会失眠、肠胃不适，也不宜以此当辅助食品。

■ 白肾豆

商家宣称：腹部之所以囤积脂肪，多是摄取过多淀粉和脂肪造成的。研究指出，白肾豆有断糖效果，内含淀粉酶的抑制剂，可有效阻止淀粉分解和吸收。

疑问破解：白肾豆的主要功能是阻止淀粉分解和吸收，因此，若减肥者爱吃肉而少吃淀粉类食物，吃再多白肾豆，也没太大瘦腰效果。

■ 甲壳素

商家宣称：研究发现，甲壳素有良好的吸附脂肪的功效。

疑问破解：1克甲壳素仅能吸附4克脂肪。而一般市售的此类产品，大多是一粒500毫克，表示要吃2粒，才能吸附4克脂肪。可是，光只是中餐（非大餐），多数人常不经意吃下20克的脂肪，两相对照，就可看出难以相匹配的效果。

■ 辣椒萃取物

商家宣称：辣椒萃取物是许多瘦身者的最爱，有人相信吃了它，可提高新陈代谢率；抹了含有辣椒成分的外用瘦身用品，可燃烧体脂、瘦腰美臀等。

疑问破解：经研究发现，辣椒萃取物主要是活化交感神经、促进肾上腺素释放，帮助糖及脂肪的转化分解。至于擦起来或吃进体内时感觉热热的，只是让消费者产生脂肪燃烧的错觉，并非真能瓦解脂肪组织。

再次提醒消费者，不要被减肥食品的效用所蒙蔽，花了钱又享受不到功效。目前来我们诊所的客人，有许多都曾经试过各种减肥产品和减肥食品，却仍不见功效。

Point 减重知识站

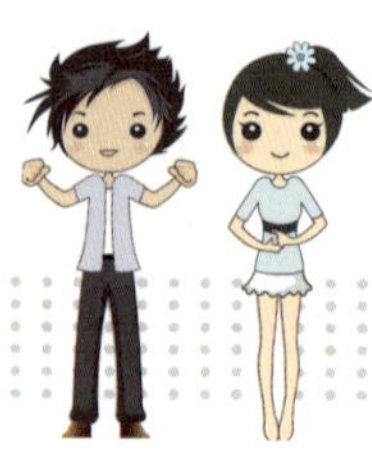

不要过度依赖低脂食物

美国是最爱食用低脂食物来减肥的国家，但美国人的平均体重不减反增。大量依赖低脂食物反而使得身材越来越胖。

其实，过量的低脂食物，只是将省却的脂肪转变为碳水化合物吸收到肚子里，碳水化合物就成了新的发胖原因。人体内对于碳水化合物的需求也有一定的分量，若身体内部的碳水化合物足够时，多余的碳水化合物会转变成脂肪，贮存在脂肪组织中。

碳水化合物本身虽然无脂肪，但是在体内累积过多时，也会转变成多余的脂肪，久而久之变成虚胖的脂肪组织。要有效地瘦身，饮食摄取方面还是应该注重饮食的节制，千万不要以所谓的低脂食物来作为借口。

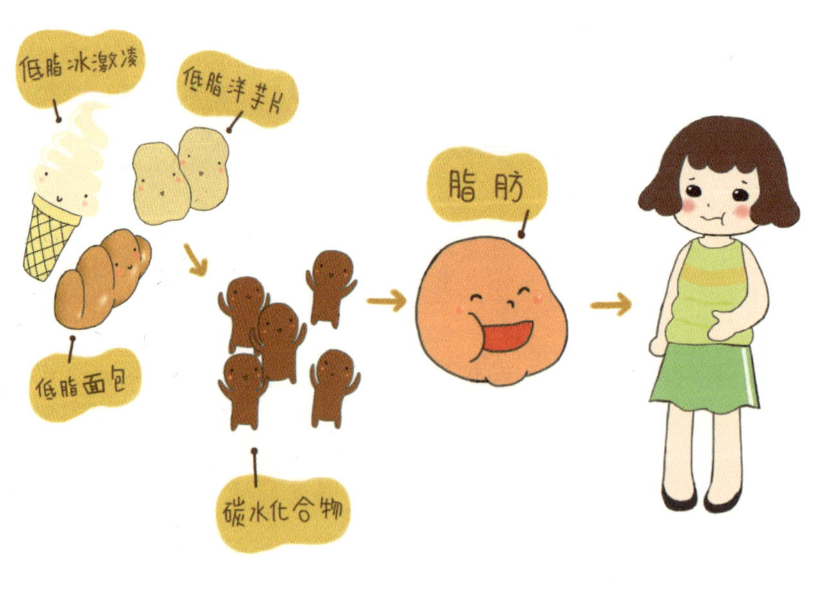

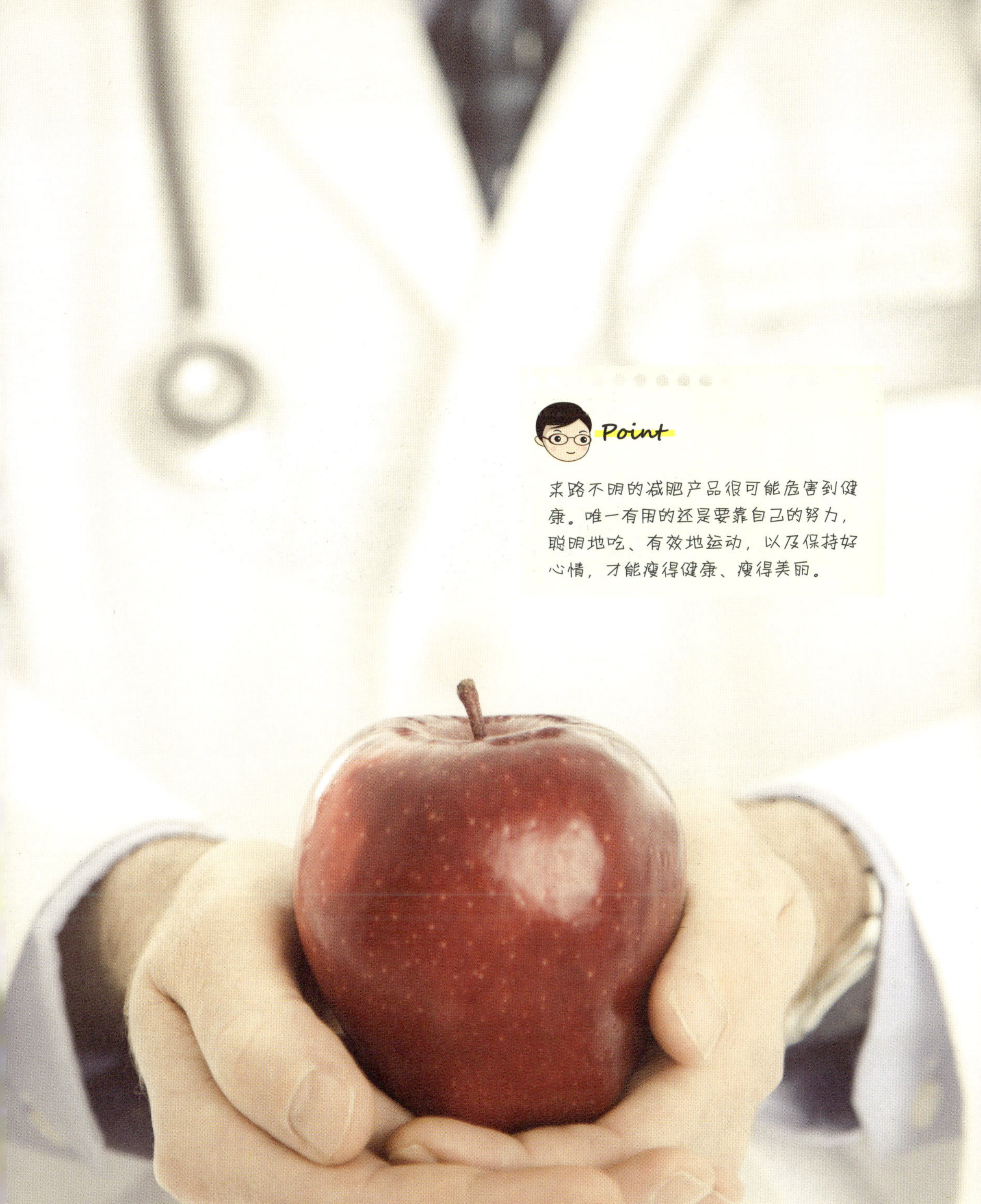
Point
来路不明的减肥产品很可能危害到健康。唯一有用的还是要靠自己的努力，聪明地吃、有效地运动，以及保持好心情，才能瘦得健康、瘦得美丽。

减肥茶喝多会致命？

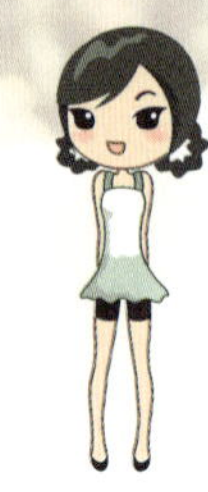

市面上的减肥茶包，都添加过量泻药，
食用过量可能出现严重腹泻、脱水、营养流失，
甚至会导致孕妇流产、送命。

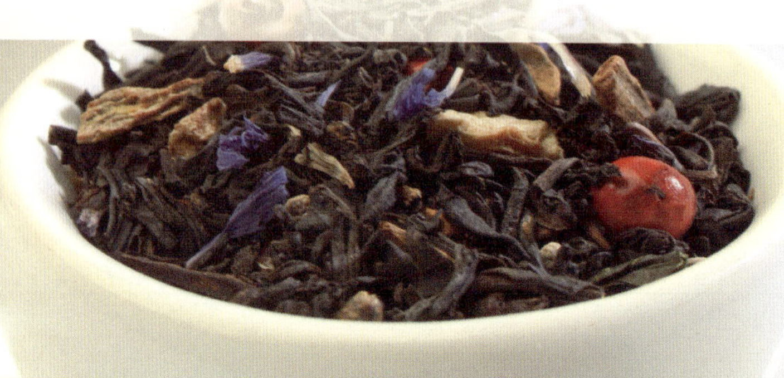

慎选减肥食品，搭配适量运动

当饮食习惯不当，或运动量不足的时候，能量就会囤积在体内，造成脂肪细胞越变越大，这时候身体曲线就会变形，外观也跟着走样。

许多爱美女性为了减肥，都曾经尝试过喝减肥茶、吃减肥药等来达到瘦身的目的，却不知道市面上有许多标榜可纤体、瘦身的减肥茶包都添加过量的泻药——番泻苷，食用过量可能出现严重腹泻、脱水、营养流失，甚至会导致孕妇流产、送命。

对许多女性而言，尽管努力运动和控制食量，也只能减轻体重，却无法达到理想曲线。这是因为脂肪细胞分布不均，有些地方脂肪太多，导致瘦不下来。面对这样的情况，最好的方法就是减少脂肪细胞的数量。

减肥不仅要减得漂亮，也要减得健康。除了慎选减肥食品，达到辅助效果之外，适量的运动可以让你拥有曼妙的身材。

再次提醒大家，千万不要迷信减肥偏方，甚至是胡乱地尝试来路不明的减肥食品或药品，因为一旦伤及了身体，实在是得不偿失的事情。减肥一定要减得健康才有意义，而且当你恢复苗条身材以后，体重的维持与保养也是十分重要的事情。总之，养成正确的生活作息及饮食习惯，才能永葆窈窕曲线。

你是如何一直保持好身材的？
除作息正常，适当的运动外，我从不乱吃减肥药品。

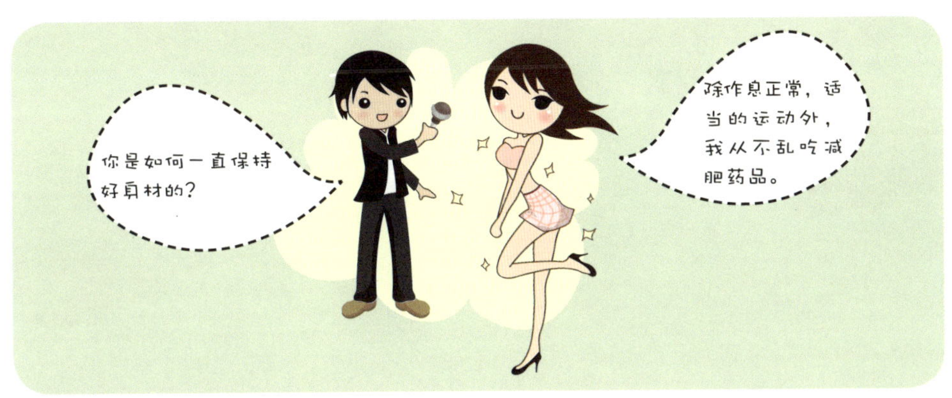

你所知道的减肥观念都是错的!!

维生素对健康没帮助？

维生素对健康到底好不好？以往一直认为有帮助，可是近几年有些医学文献曾经提出反面看法，认为没有帮助。不过，笔者认为这种文献毕竟只占少数，而且研究过程并非没有问题。

补充维生素，对健康，尤其是心血管的健康，只要适量，还是有好处的。建议买有电视广告的，因为大厂质量比较有保障，毕竟名气大，比较不敢乱来。太贵或太便宜的都不好。

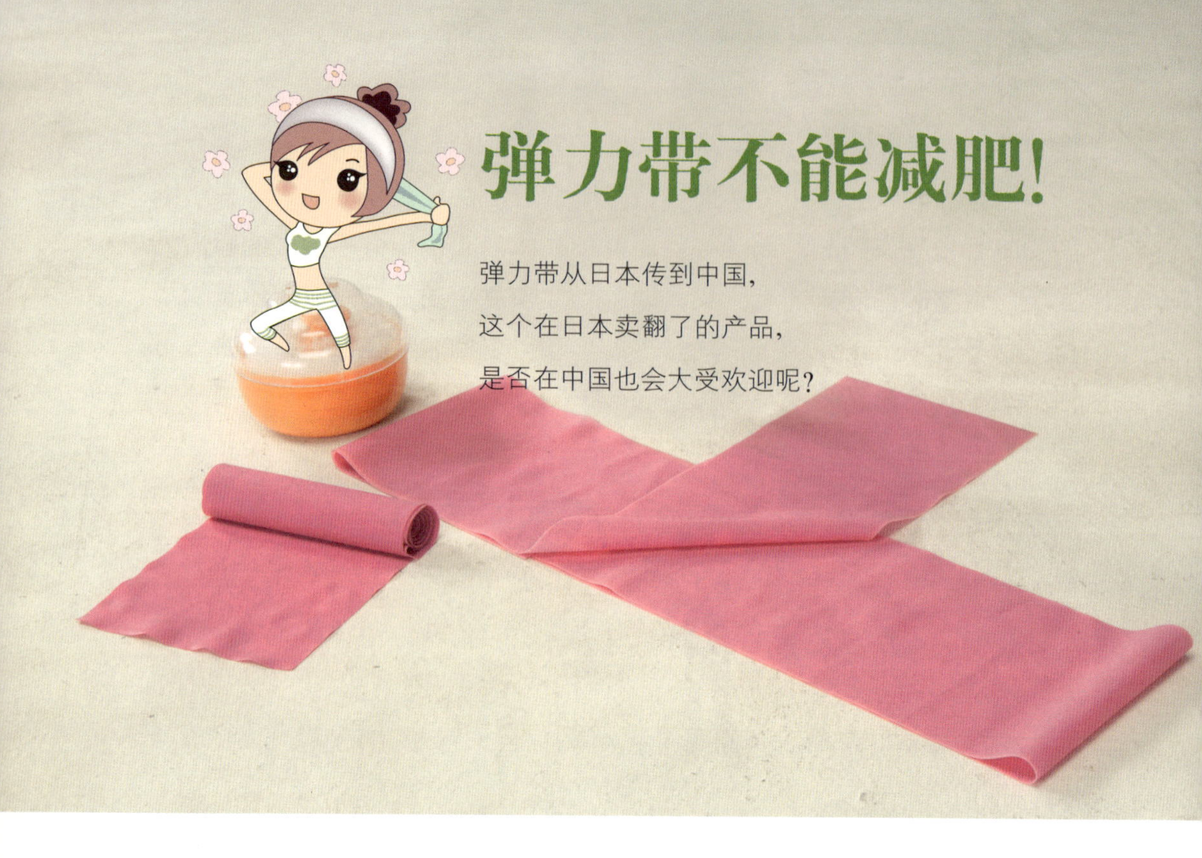

弹力带不能减肥!

弹力带从日本传到中国，
这个在日本卖翻了的产品，
是否在中国也会大受欢迎呢？

让你反复收缩某块肌肉的弹力带

日本人每年都会想出一两样减肥花招，从以前的吃苹果减肥、喝醋减肥，到2012年的弹力带减肥。网络上出现一堆号称可以在几秒钟内瘦小腹、几秒钟内瘦下巴的弹力带瘦身法，看起来很令人心动！好像真的有效，但其实呢，只有短暂的效果，睡一觉就恢复原状了！

弹力带能减肥吗？从医学原理来看，它只是让你反复收缩某一块肌肉，请问收缩肌肉如果能减肥，那拿一块重物练一练不也是可以减肥吗？反复收缩某块肌肉，会产生两种效果：一是增加热量消耗量，二是让肌肉结实或粗壮。

第一，**增加热量的消耗量后，如果要进一步燃烧脂肪，一定要在运动后减少饮食**。但是，就算你减少饮食，造成热量负平衡而燃烧脂肪，会燃烧全身的脂肪，可能不想瘦的乳房和脸颊却瘦下来，要瘦的“蝴蝶袖”还是继续迎风摇摆!

第二，**肌肉会越练越结实，越练越粗壮**。肌肉没有变得越来越粗壮，都已经是上天保佑了，还想变瘦？变细？是不可能的事情。所以，弹力带能减肥吗？答案是不可能!

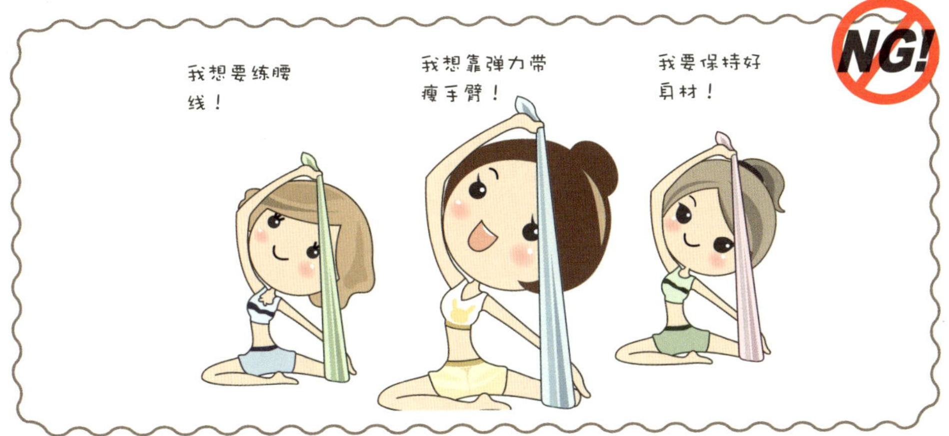

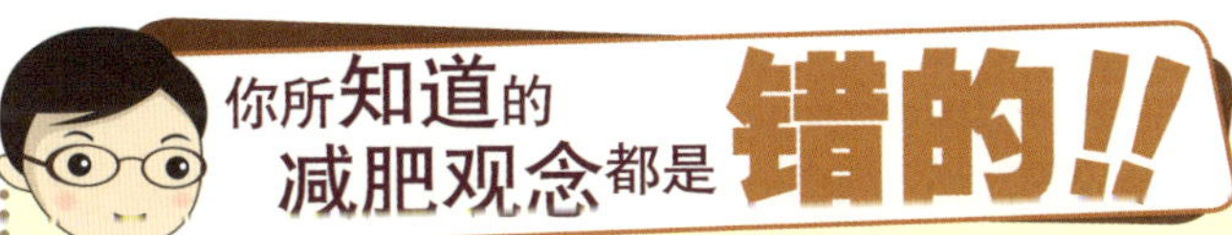

弹力带能减肥?

弹力带让你反复收缩某块肌肉，只会产生两种效果：一是增加热量消耗量，二是让肌肉结实或粗壮。增加热量的消耗量之后，如果要进一步燃烧脂肪，一定要在运动后减少饮食。另外，必须再让读者知道肌肉会越练越结实，越练越粗壮。

燕麦热量比饭高1.6倍——吃燕麦不会瘦!

用燕麦代替正餐，
不但不能减肥，还会越减越肥。

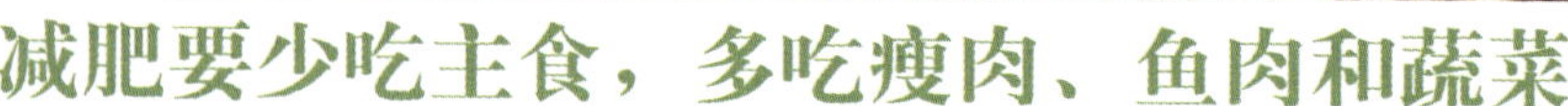

减肥要少吃主食，多吃瘦肉、鱼肉和蔬菜

营养学会研究发现燕麦的热量是米饭的1.6倍。用燕麦代替正餐，不但不能减肥，还会越减越肥。

许多减肥的朋友常常表示：我都没吃饭或面，为什么还是瘦不下来？仔细问起来，有将近三成的人，虽然没吃饭或面，但是吃了很多燕麦。有人用牛奶泡，也有人用开水泡。因为广告做得很大，声称燕麦对身体有帮助。

其实，这是告诉大家，减肥要少吃主食，但是主食绝对不是只有面和饭而已。只要是各个民族会拿来当作每餐必吃、主要热量来源的东西都可算是主食，如玉米、马铃薯、芋头、面包、馒头、水饺等。建议大家，晚餐不吃这类主食，多吃瘦肉、鱼肉和蔬菜，才能达到减少每天热量摄取的目的。

Point 减重知识站

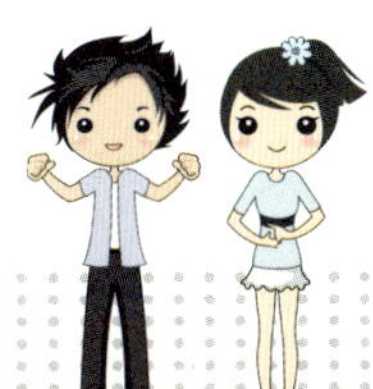

彩虹饮食原则

彩虹饮食原则主要是针对“红、橘黄、绿、蓝紫、白”这五种颜色的蔬果建议，希望达成第一步骤“五份蔬果”的同时，能依循第二步骤的“五种颜色”。不同颜色的蔬果有不同的营养素、抗氧化多酚，能提高身体的免疫力与皮肤的好气色。

简单介绍颜色的意义：

- “红色”如红甜椒、番茄、蔓越莓、樱桃、苹果、菊苣等外表鲜红、漂亮热情的蔬果，含有茄红素（抗氧化物的一种），能保护心脏，减少癌症风险。
- “橘黄色”如胡萝卜、黄花菜、南瓜、玉米、地瓜、柑橘、菠萝、木瓜等，含有类胡萝卜素（也是抗氧化物的一种），对眼睛、心血管循环有帮助。
- “绿色”如绿叶蔬菜花椰、青椒、芹菜等，含有丰富叶黄素、镁、叶酸及维生素B群，能消除疲劳，对眼睛、新陈代谢都好。
- “蓝紫色”如蓝莓、葡萄、茄子、黑木耳、紫菜、海带等含有花青素（抗氧化的一种），主要能提高体内抗氧化力，预防慢性疾病。
- “白色”如白萝卜、洋葱、蒜等含有硫化合物的食物，对免疫力提升、降低疾病发生率有帮助。

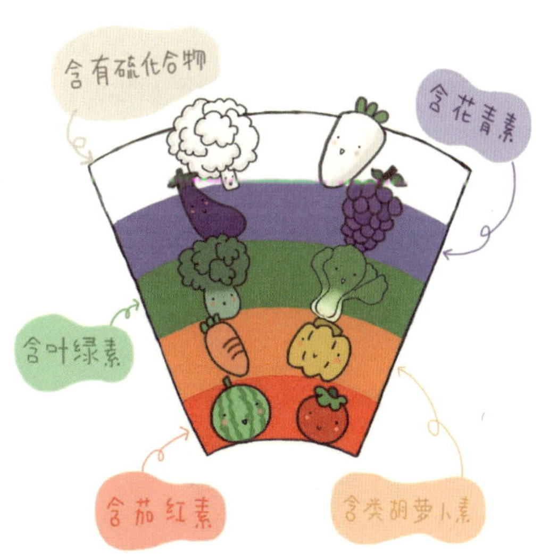

别再忠于固定的饮食啰！对自己的饮食花一点点心思，只要挑选的时候试着选不同颜色的蔬果就能帮自己补充到缤纷的营养素！

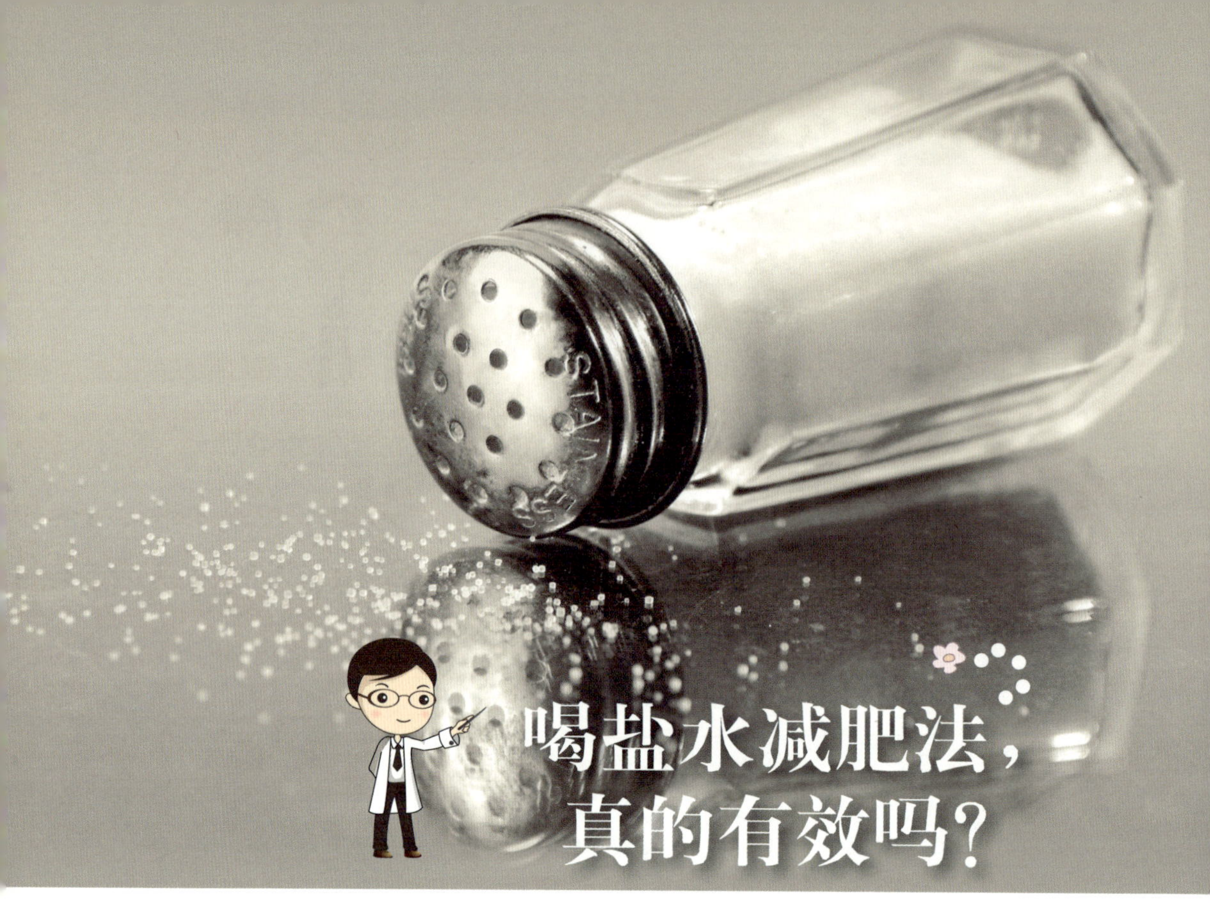

喝盐水减肥法，真的有效吗？

喝水对身体有好处，但是喝太多白开水会稀释血液中的电解质，改喝盐水是不错的点子。
如果能因喝盐水而减少食量，效果会更好。

只要加一点盐，让水变得微咸就可以

这是一个在网络博客上和大家分享瘦身经验的妈妈，现在就来看她的成效如何。

■ 减肥成效

2个月瘦10公斤（评论：正常速度1个月瘦4～6公斤，所以2个月瘦10公斤还可以接受）。

■ **减肥方法**

每天早起喝500毫升食盐水，或一大杯黑咖啡。三餐饮食照常。

■ **减肥动力**

产后肥胖很难看，希望恢复生产前的苗条身材，让老公开心。

■ **减肥好处**

自信心增强，博客人气暴增。

■ **减肥评论**

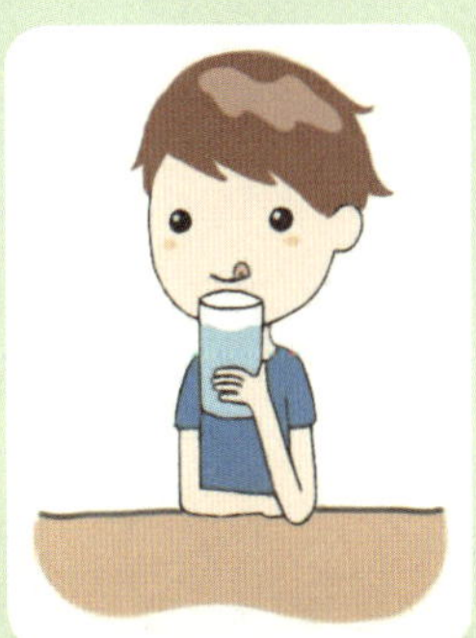

喝水对身体有好处，但是喝太多白开水会稀释血液中的电解质，改喝盐水是不错的点子。如果能因喝盐水而减少食量，效果会更好。

■ **减肥建议**

不要用全盐，只要加一点盐，让水变得稍微咸咸的就可以，太咸的水会让血压升高，要小心。

你所知道的减肥观念都是错的!!

油性肤质的人，新陈代谢也很差？

人的肤质可以分成油性和干性两种，当然还有介于中间的中性肤质。油性肤质的人其实比较不容易肥胖。表面上看起来，好像是因为油性肤质的人，每天从头发和脸部分泌出来的油，帮助他把多余的油分排出来，不太容易积在体内，所以不易发胖。

实际上是因为肤质和个人的新陈代谢有关。新陈代谢好的人，通常皮肤会比较湿润油腻，相反的，新陈代谢不好的人，通常皮肤会比较干燥。

这一点可以从甲状腺疾病看出来：甲状腺亢进的人，皮肤光亮，头发细腻，容易流汗；甲状腺低下的人，皮肤干燥，头发粗糙，不容易流汗。

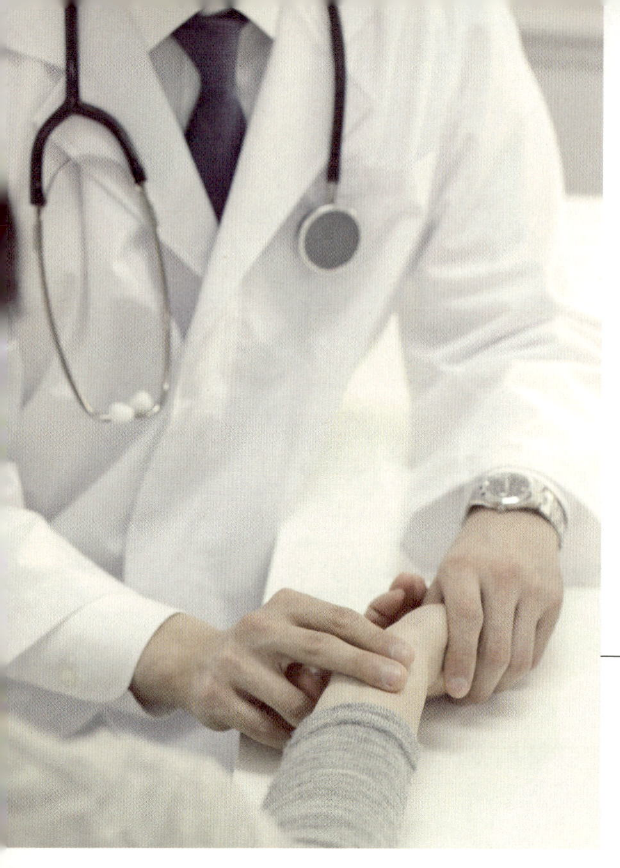

如何选择一个好的减肥医师？

因为肥胖过重常常伴随许多并发症，
所以减肥一定要找合格的医师。

由医师所指导的减肥治疗是最安全和明智的减肥方法

当你想要减肥却担心自己毅力不够，试过各种减肥方法却都失败，或希望减肥不要影响健康的时候，寻求医疗院所的协助不失为一个好方法。各个医疗院所的做法不尽相同，不过一般都会在院所外明显的位置标示“减肥门诊”或“肥胖症治疗”等字样，同时也会将主治医师的学历一起展示，供病患参考。若是由营养部门提供的减肥咨询，则会有“减重班”之类的标示。

减肥一定要找合格的医师，因为肥胖、过重常常伴随许多并发症，包括糖尿病、高血压和癌症等。减肥专科医师所受的训练不但要减肥，更要找出这些问题并且加以治疗，而这些问题正是一般减肥公司或机构等非医疗团体常常会疏忽或没有能力解决的。

由专业医师所指导的减肥治疗，是最安全和明智的减肥方式，也是减肥后维持体重最好的选择。然而，怎样才能找到一位好的减肥医师呢？虽然按照《医师法》的规定，所有合格的医师都可以提供患者有关减肥方面的治疗和建议。

★ 以下提供几个标准供读者参考：

1. 是否为合格的医师？是否领有权威部门颁发的医师证书？
2. 是否为合法的医疗机构？在院所的明显之处是否挂有开业执照？
3. 是否加入相关的医学会，接受继续教育及进修？
4. 是否经过适当的身体检查和正确的诊断才开药给患者？
5. 是否提供过相关的营养咨询和运动等方面的建议？

上述五个标准是一个好的减肥医师最起码应具备的条件，至于医师是属于哪一个专科，并不是重点，因为合格的医师都有一般科的医师执照，本来就可以看减肥门诊。专科医师只是该医师额外的资历和专业。而能获得肥胖症专科医师资格证的医师都是在减肥方面下过一番苦心和功夫的医师，自然是减肥者最好的选择。

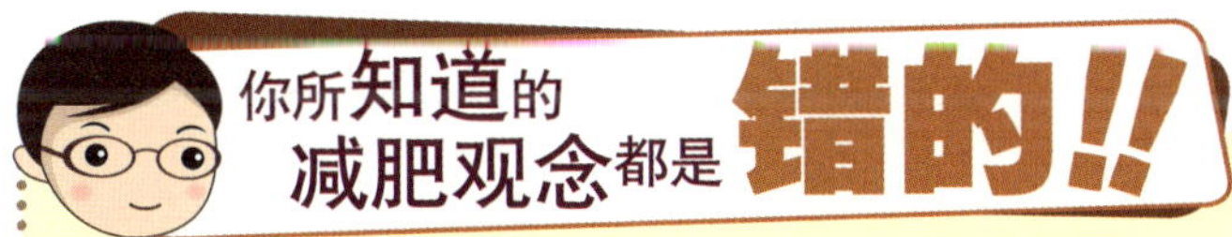

消脂针就可以瘦身？

事实上，消脂针是一种药剂，将磷酸胆碱打在脂肪层里面，这种减肥方法曾经在台湾风行过一阵子，有人说有效，有人说没有，其实这种药剂成分，权威部门是没有核准通过的。美国食品暨药物管理局（FDA）就认为它的原理和燃脂霜差不多，所以打消脂针没办法达到瘦身消脂的功用。

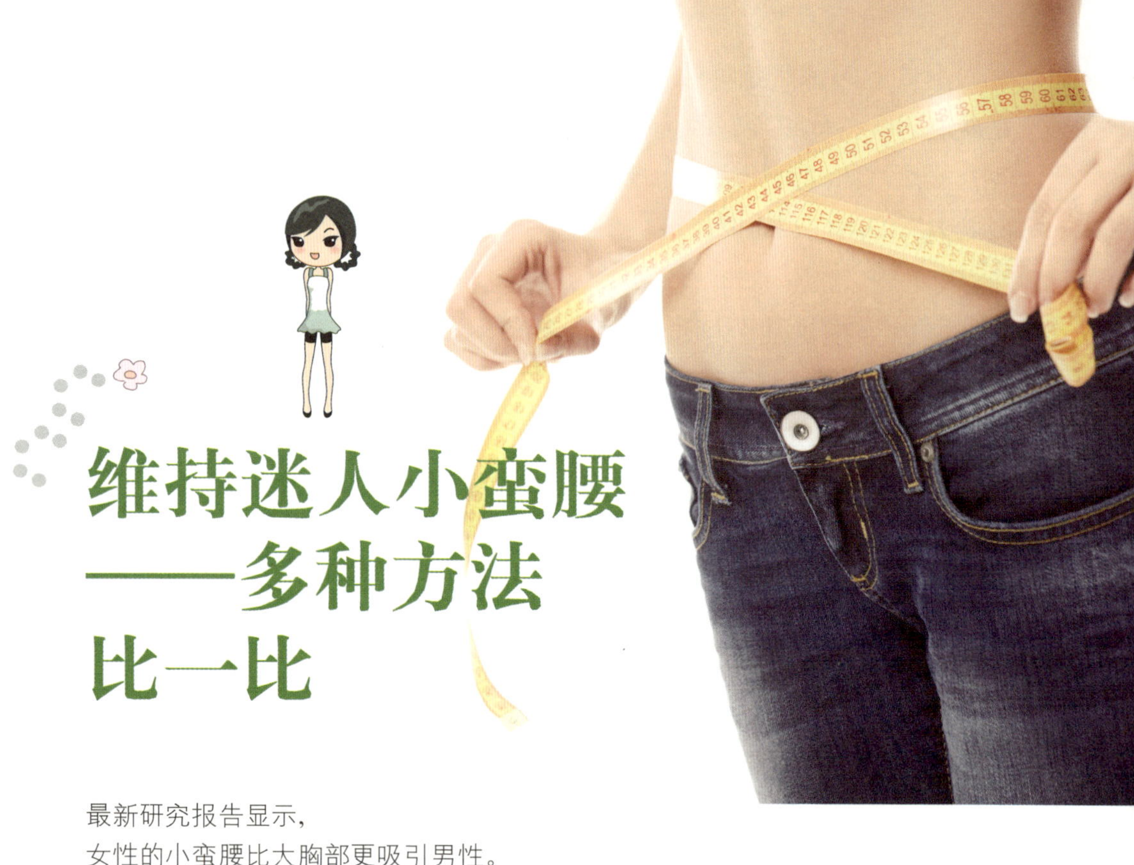

维持迷人小蛮腰——多种方法比一比

最新研究报告显示，
女性的小蛮腰比大胸部更吸引男性。

纤纤细腰是人人追求的!

在一般人的认知里，胸部是女性性感的表征，但是最新研究报告显示，女性的小蛮腰比大胸部更吸引男性。

时尚风潮快速变迁，女性总是在追求身材的匀称，不吃那个、不吃这个，而纤纤细腰更是人人所追求的。以下列出几种常见的纤腰方法跟大家分享。

■ **按摩腰带：收缩效果有限。**

按摩会促进血液循环，但促进血液循环并不代表可以减肥。

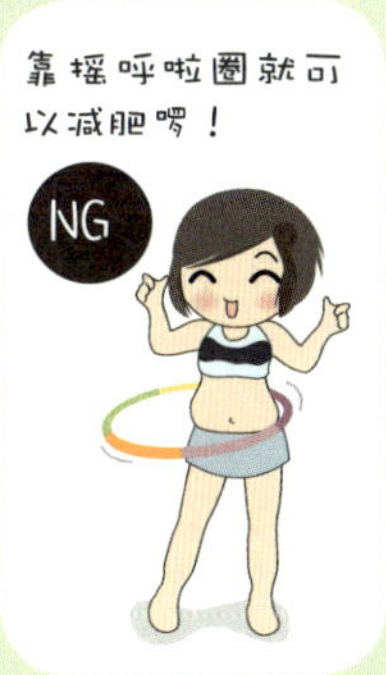

■ **摇呼啦圈：没有显著效果。**

靠摇呼啦圈就可以减肥喔！

NG

摇呼啦圈不是运动强度很强的运动，若是想靠摇呼啦圈减肥，那是不可能的。医学报道证明，摇呼啦圈者不习惯一次摇很久，而且呼啦圈太重，很有可能伤害脊椎，造成瘫痪，甚至还会造成内脏伤害。不但没摇出窈窕身段，还赔上自己的健康。

■ **调整型内衣：立即有效，但效果短暂。**

调整型内衣就是通过非手术的方式，针对脂肪的分布、重力作用造成的下垂影响，做有效的调整及预防，使每个人都有自己的完美曲线。但只能短期地让身材看起来玲珑有致，对于减肥却没有太大效果。

■ **纤体霜：药品比化妆品有效。**

纤体霜的作用就是打散顽固的脂肪团，有效促进体内脂肪分解。必须配合一定的按摩步骤，能帮助提升纤体霜的去橘皮效果。持之以恒者能去除橘皮，但对于减肥效用不大。

■ **药物：快速达到效果，但容易产生副作用。**

药物种类简单，食用方便，但治标不能治本，长期使用会上瘾且产生依赖性，容易产生副作用，造成营养不良。加上市面上常有不明药物流出，因此慎选药物很重要。

■ **针灸：有些许效果。**

加强刺激肌点、胃点、内分泌等几个点，使新陈代谢加快。针灸分为耳针、体针，若搭配耳针及体针效果更好。但针灸需搭配饮食控制才有用。

想要有小蛮腰的方法有很多，不过这些方法并不等同于健康减肥。

Point 减重知识站

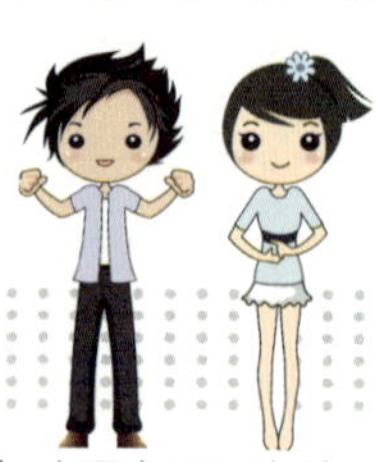

局部线条紧实运动

很多肥胖的人，只是在特定部位赘肉偏多而已。针对腰部肥胖的问题，我分享以下几种简单的运动方法，这些动作很简单且容易做。只要持续、有恒心地做一段时间，线条会比较紧实一些。

腰部运动开始

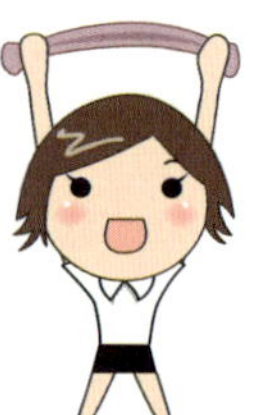

方法1 画8字塑腰法

1> 以站立姿势，双脚打开与肩同宽，双手自然地张开，接着使用腰部力量画一个与地面垂直的“8”字。依每个人的运动习惯，腰部先向左上方用力，接着转往左下方压下去，这时腰部右上边自然抬起，然后用力在右上边，再转至右下方，这样就刚好画了一个“8”字。

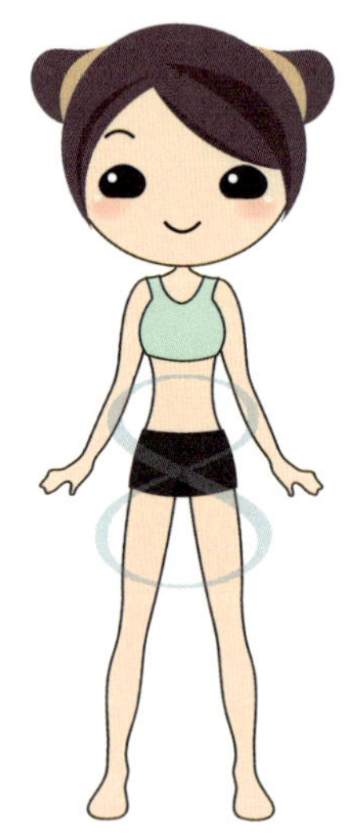

2> 逐渐加快画“8”的速度，会越来越熟练，多练几次就会感觉到腰部肌肉的酸痛。随时随地练习，每天做30下，且每天都增加10下，看看能持续做到几下。

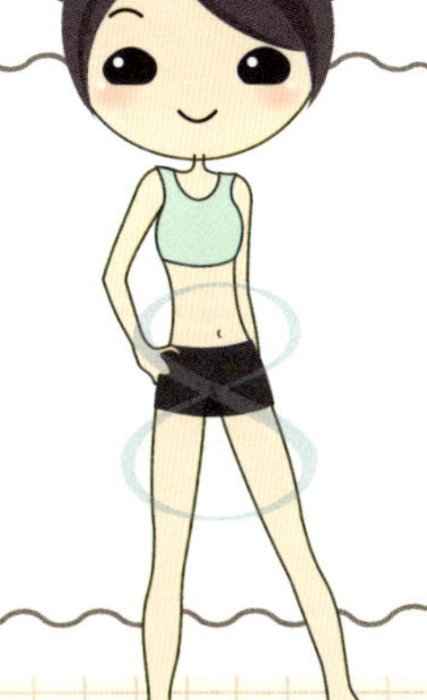

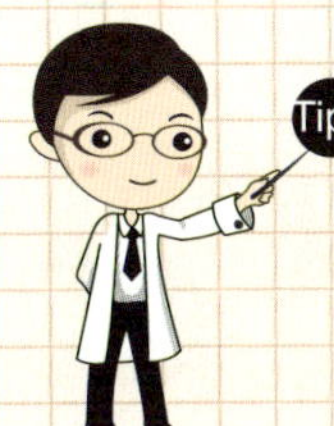

Tips

邱医生的小叮咛

腰部动的时候，肩膀要尽量保持不动。

功效

这个动作能强化腰部肌肉。

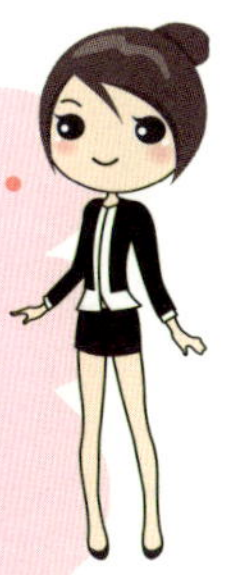

方法2 扭腰塑腰法

1> 平躺仰卧，双手摊开平放身体两侧，双脚伸直靠拢，将双脚抬至垂直的角度，再将膝盖自然弯曲。

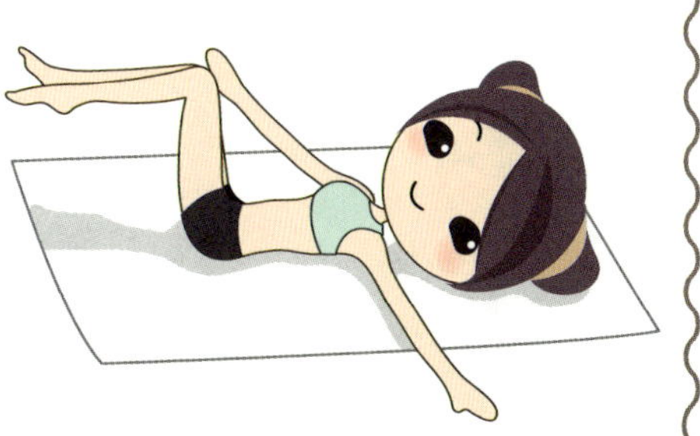

上半身固定不动，腰部开始用力将下半身双脚扭转向左侧，转到底后停留3秒，然后回正，再以同样的方式扭转向右侧，左右合起来再算一次。

2>

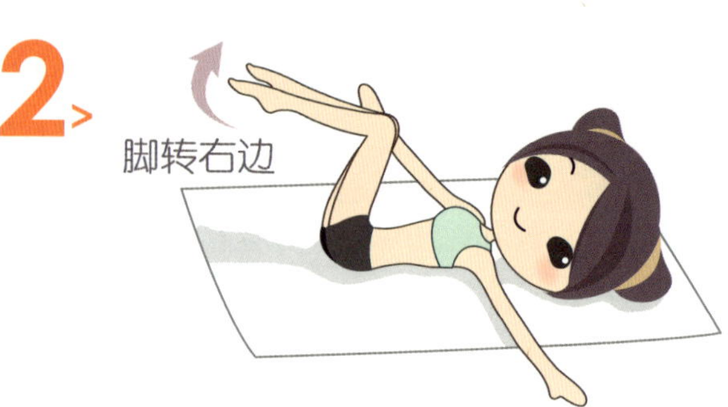

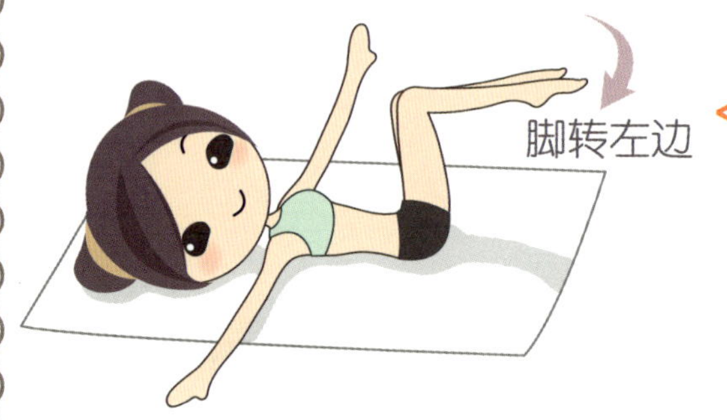

<3

随时随地练习，每天做30下，且每天都增加10下，看看能持续做到几下。

功效

腰部扭转的动作可以同时运动到腰部及小腹的肌肉，所以能有紧实效果。

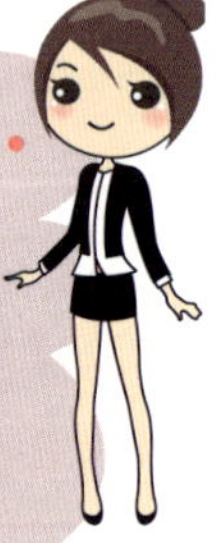

Tips 邱医生的小叮咛

凡是躺下来的运动，都尽量在较硬的弹簧床上或铺了软垫的地板上做，以免脊椎受伤。

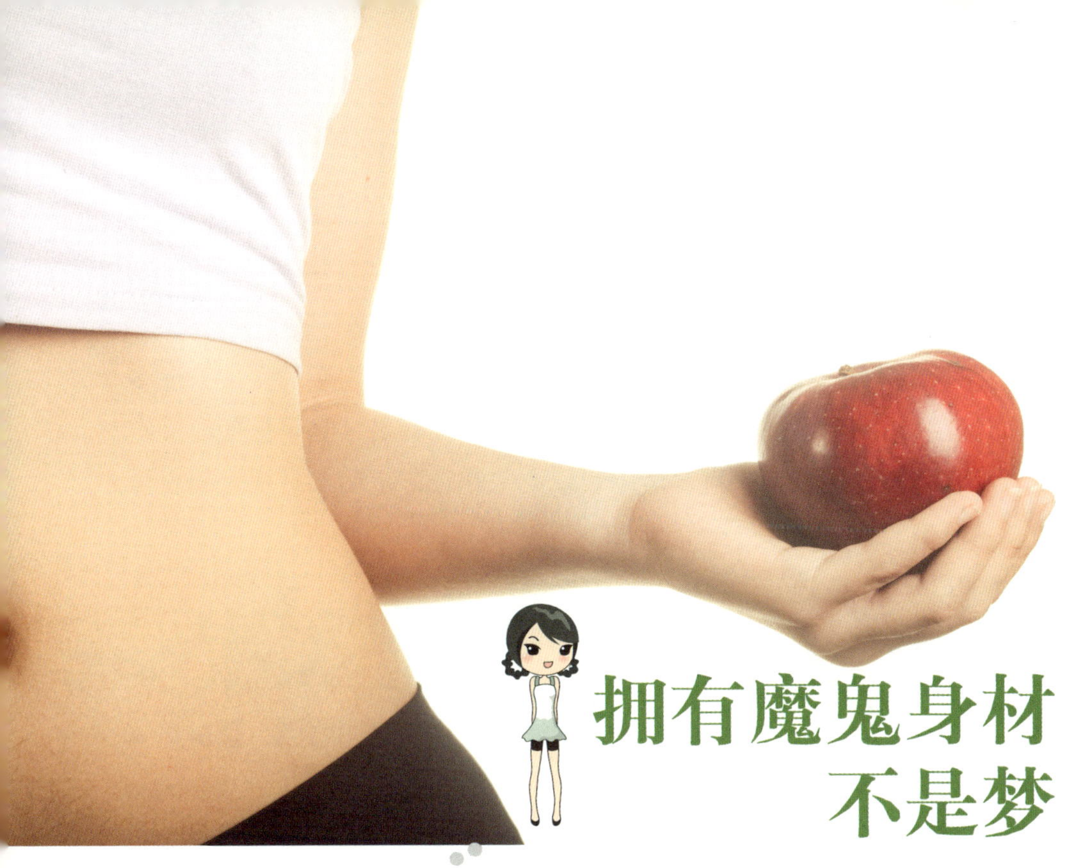

拥有魔鬼身材不是梦

在成功减肥之后，
接下来的重要课题就是“雕塑曲线”。

一天摄取的总热量多寡，才是决定胖与瘦的关键

你还在为走样的身材曲线感到困扰吗？“减肥非难事，只怕无心人。”许多人认为减肥绝对不能吃夜宵、少睡多动才会瘦，告诉大家，只要记住下面几个概念，你也可以轻松拥有完美的身材曲线!

轻松拥有完美身材曲线的要点：

一、一天摄取的总热量多寡，才是决定胖与瘦的关键。

二、晚餐切忌淀粉。

三、充足的睡眠有助于减肥。
四、吃太甜的水果会变胖。

第一，切记一天摄取的总热量多寡，才是决定胖与瘦的关键。很多人以为吃夜宵会胖，但是要告诉大家，真正会胖的是“吃了三餐，又吃夜宵的人”。因为喜爱夜宵，所以可以不吃晚餐，往后挪到夜宵的时候再吃。

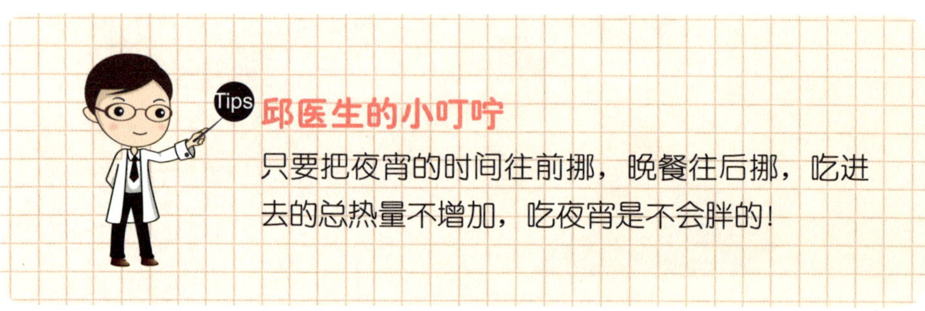

第二，晚餐切忌淀粉。不论是晚餐或夜宵，淀粉类的食物在此时绝对是减肥的大敌，蔬菜、肉类是非常适合做夜宵的食物。蔬菜的纤维加速肠胃的蠕动，肉类中的蛋白质又可以在睡梦中刺激生长激素的分泌，加速代谢燃烧脂肪，尤其年轻人可以多吃蛋白质食物，有助于分解过多的胆固醇。

第三，充足的睡眠有助于减肥。研究中发现有几种荷尔蒙影响着我们的饮食行为，而这些荷尔蒙与睡眠时间、食欲也有关联。一种是生长素，这种荷尔蒙负责让我们感到饥饿；另一种是瘦素，它会告诉我们的大脑什么时候会有饥饿感觉。

当你缺乏睡眠的时候，身体的瘦素水平下降，而生长素水平上升，所以缺乏睡眠的人会倾向于选择更多的零食。而高热量的糖果、高盐分食品及淀粉食品，这些都是导致体重增加的元凶，保持一天7～8小时的睡眠是最健康的。

第四，吃水果会变胖。除了有些水果本身热量不低之外，淀粉是多糖，水果是双糖，多糖代谢成了双糖，一样是糖。再进到肝脏代谢转换成油，如此水果跟淀粉是一样的，吃进肚子里的全部是油。

而在成功减肥之后，“雕塑曲线”就是接下来的重要课题了。纸片人已经不再当道，真正完美的身形必须同时拥有迷人的曲线，玲珑有致才是魔鬼身材的最高境界。许多人用尽手段减肥，却瘦到不该瘦的地方，实在是得不偿失。这些局部肥胖的困扰，可以先试试做些适量的运动，但是不要抱太高的期望，因为运动通常只能让肌肉紧实一些，没有办法消除局部的脂肪。想雕塑曲线，最后可能还是要靠医学方法，如激光溶脂才能见效。

夏天到来，想要拥有魔鬼身材其实很简单，切记“摇头，闭嘴，站起来”口诀。“摇头，闭嘴”就是拒绝正餐以外的食物，“站起来”就是多站、少坐。

拥有完美的曲线不再是一件困难的任务，按照以上小技巧，你也可以轻松办到!

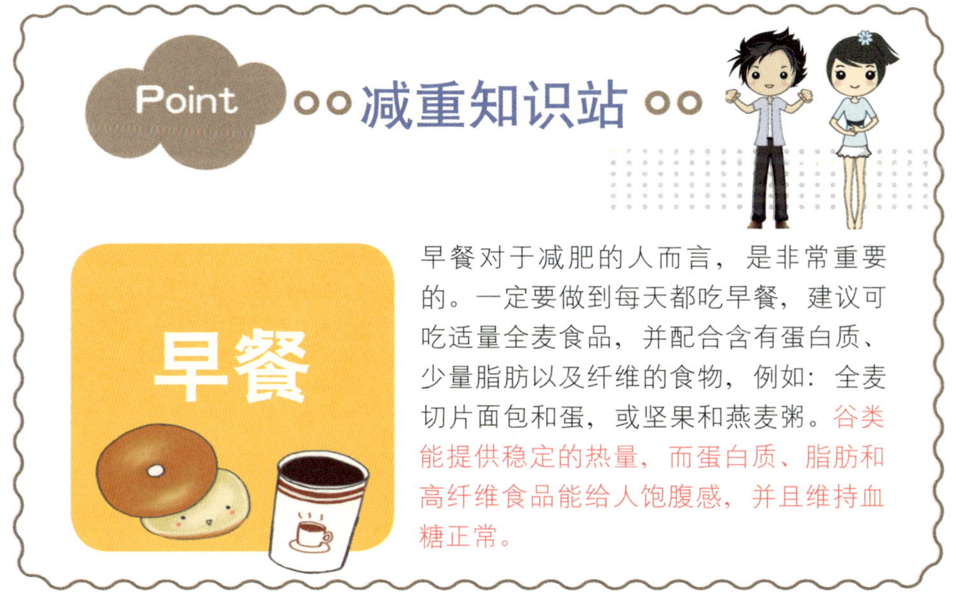

早餐对于减肥的人而言，是非常重要的。一定要做到每天都吃早餐，建议可吃适量全麦食品，并配合含有蛋白质、少量脂肪以及纤维的食物，例如：全麦切片面包和蛋，或坚果和燕麦粥。谷类能提供稳定的热量，而蛋白质、脂肪和高纤维食品能给人饱腹感，并且维持血糖正常。

午餐
凉面
海带汤

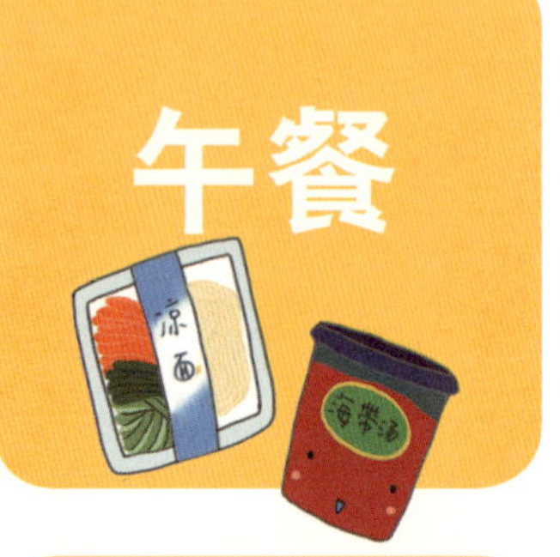

午餐原则就是正常吃，热量控制在700～800卡，然后寻求最丰富均衡的营养，多样化的菜色；可选择五谷或糙米饭当主食。

晚餐

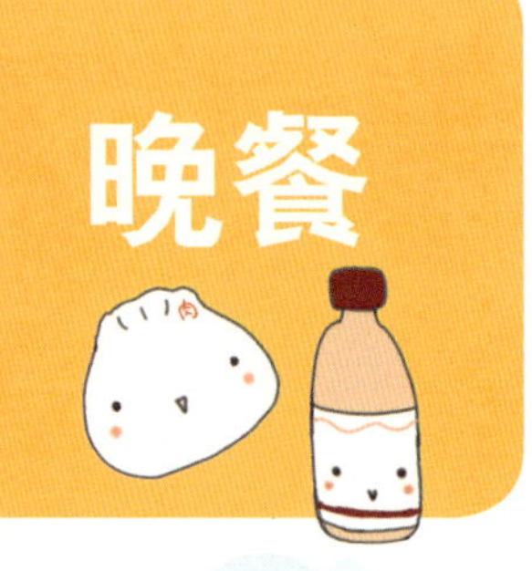

晚上是减肥成败的关键，所以吃什么是很重要的事！晚餐请吃少一点，轻淡一点，选择蛋白质为主的食物。晚餐的减肥贴士：能吃肉就别吃饭，能吃蔬菜就别吃水果。把握上述两个替代原则，可以减少热量的摄取并且增加热量的消耗。

我规定自己每天
至少睡6个小时，
让我轻松瘦身！

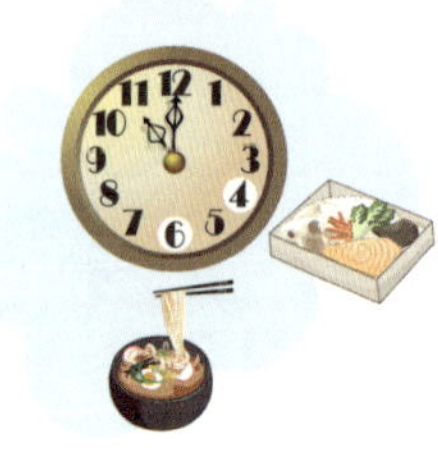

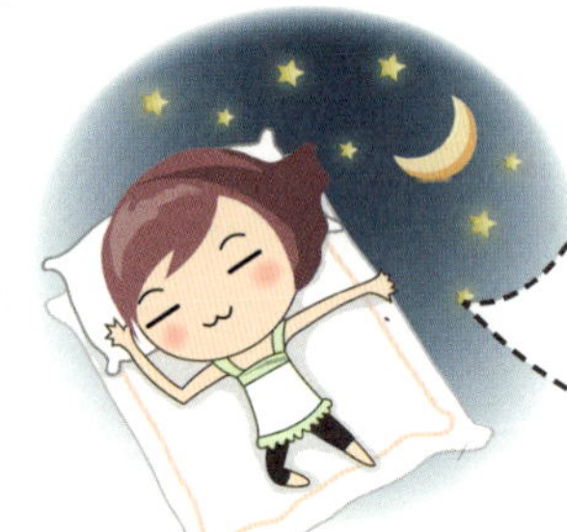

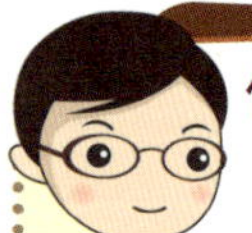

你所知道的减肥观念都是错的!!

睡觉就能减肥？

人的睡眠一定要够，只有睡眠充足，身体里的瘦素和生长激素才会分泌得比较足，而这两种荷尔蒙对脂肪的代谢都有帮助，所以睡眠不足的人比较容易发胖，因此不要熬夜，保持每天充足的睡眠对瘦身有一定的助益。

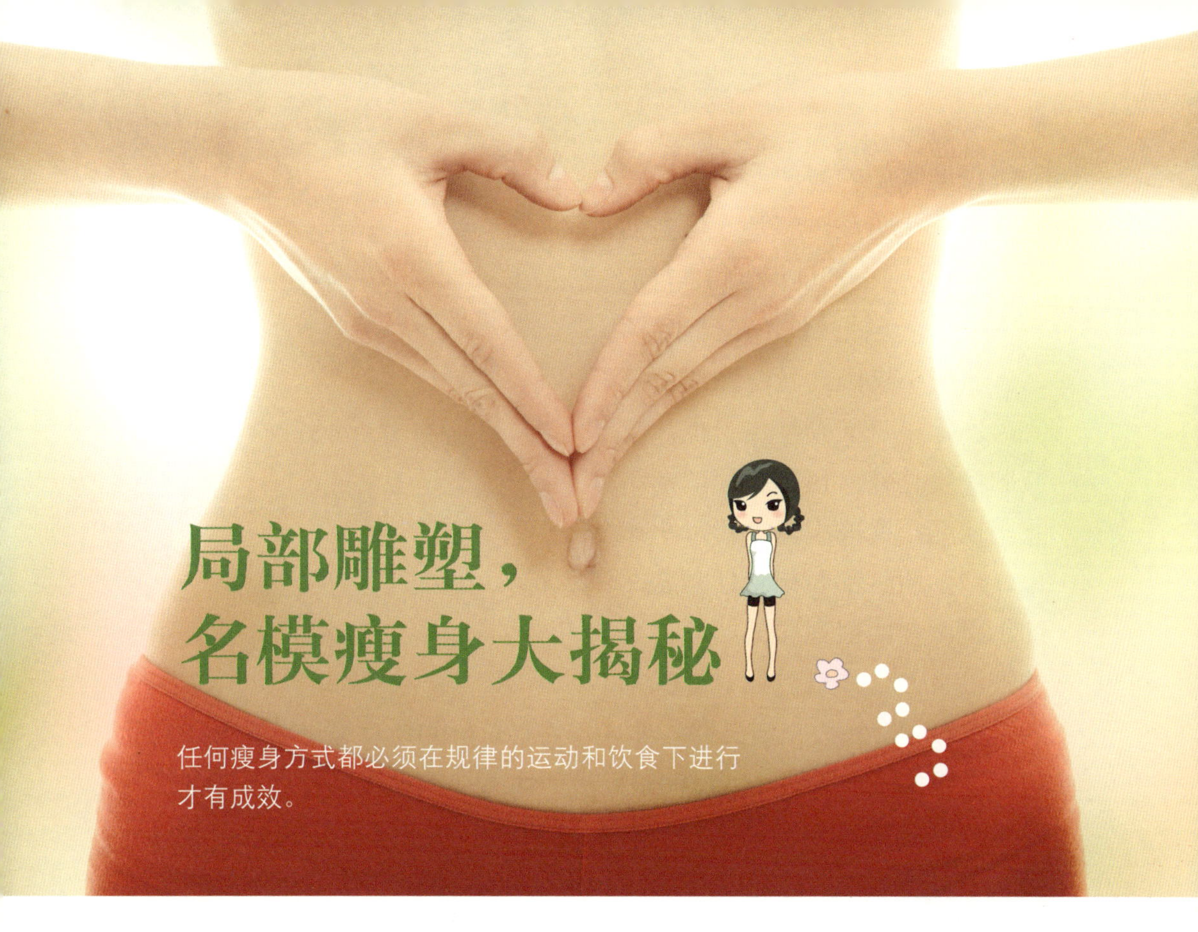

局部雕塑，名模瘦身大揭秘

任何瘦身方式都必须在规律的运动和饮食下进行才有成效。

可针对局部堆积脂肪进行运动，达到完美曲线就不是难事

为了减肥而不吃晚餐，甚至节食？那真是太痛苦了！许多人都因为肥胖问题而苦恼，不敢大快朵颐。想减重，首先在饮食方面要养成规律的饮食习惯，谨守“饮食333”原则：**3餐要定时，饭吃3分饱，热量少300千卡。此外，更要保持规律的运动，遵守“运动333”原则：每周固定运动3次，每次30分钟，持续3个月。**

减重是需要时间和毅力的，并非像许多广告所说的，可以瞬间瘦身。任何的瘦身方式，都必须在规律的运动和饮食下进行，才会有成效。

当然，有许多人在体重减轻的同时，仍然对自己的曲线不甚满意。

一般帮助减肥的方法，对于局部瘦身及身体曲线雕塑是无可奈何的，但可针对局部堆积脂肪进行运动，达到完美曲线就不是难事。

大家在选择减脂医师时，应考虑以下三点：

- 是否为合格医师、合格医疗机构？
- 医师是否有外科背景？
- 是否在肥胖治疗方面有丰富的经验？如此一来，才能确保得到最好的治疗。

名模小岚因为腰部曲线不够完美，除了每天勤练瘦身操，吃减肥代餐之外，还曾经误信网络减肥饮品，造成腹泻不止。小岚说：“拍照时都要刻意摆角度、缩小腹，才能展现腰部曲线，真的很沮丧。”接触专业减重医师后，小岚才了解原来瘦身并不难，只要有正确的饮食和运动观念，消除腹部、腰部多余脂肪，就能拥有完美曲线。现在小岚已经接下知名内衣品牌的广告拍摄，可说是广告界有名的“小腰女”，小岚开心地说：“除了要瘦之外，完美的曲线真的为我加分很多！”

减肥就医疗方面来看，医师的技术和经验的确会有高下之分。医学在某种程度上是一种经验医学，牵涉到减肥、局部减肥和手术技巧。

你所知道的减肥观念都是错的!!

健康食品标榜清宿便，真的有减肥效果？

食品内添加了番泻苷，只能让我们通过排除水分和粪便来减轻身体的重量，并没有真正达到减肥的功效。我们要减肥不是在减这些东西，而是要减万恶的祸首“脂肪”，因此真正要改善身体的健康，减少一些并发症，应该是减少身上的脂肪才对。

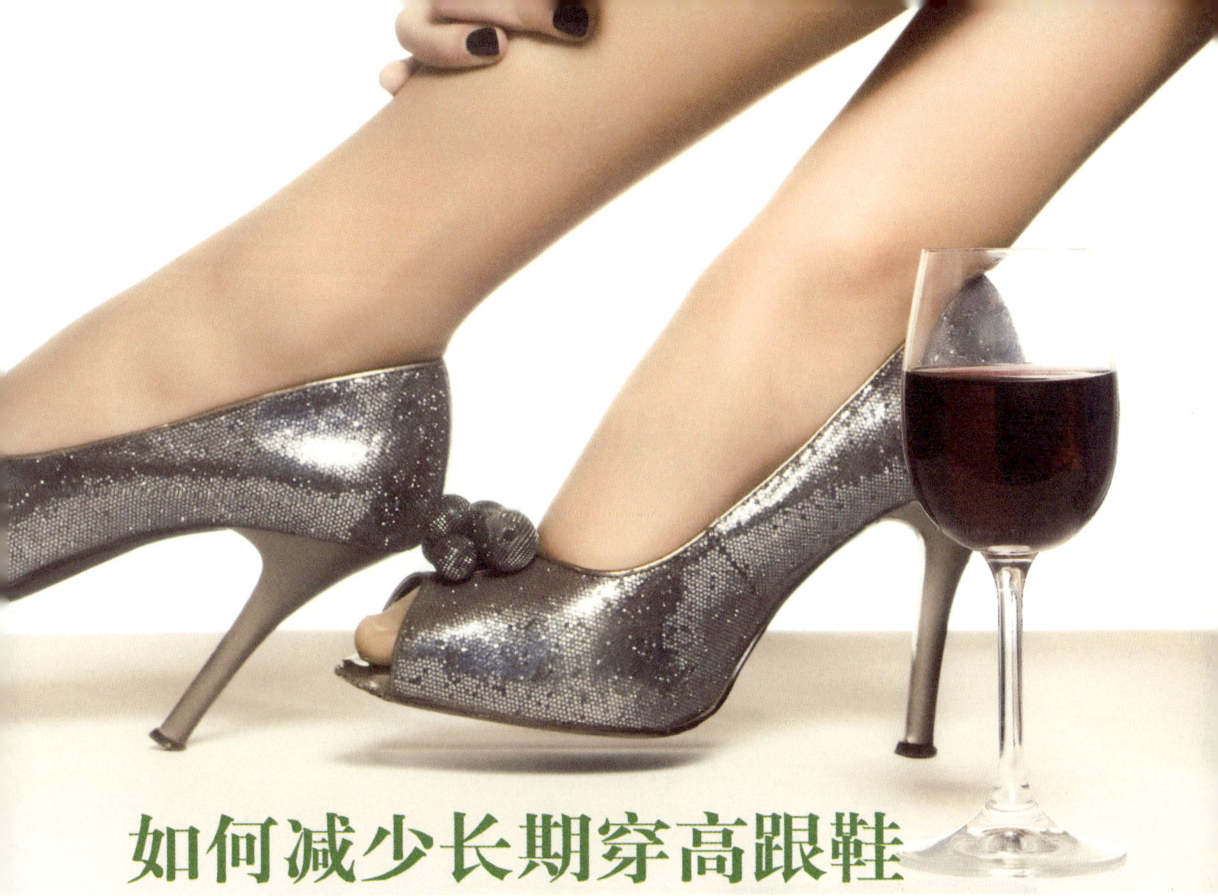

如何减少长期穿高跟鞋对小腿的伤害?

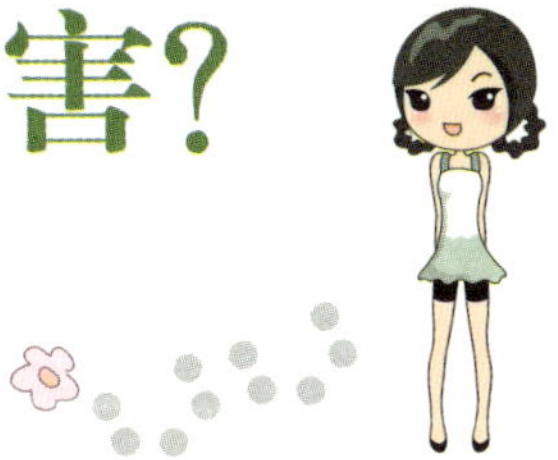

多做小腿腿肌伸展运动。

减少穿高跟鞋的时间，就是减低伤害的最好方法

如何减少长期穿高跟鞋对小腿的伤害?

（一）每天热敷、按摩。

（二）减少穿高跟鞋的时间。

（三）多做小腿腿肌伸展运动。

想美化腿部线条，建议你做下列的保养:

1 每天热敷、按摩

可用电动按摩工具，延长按摩的时间，加强按摩的效果。热敷可用冷热两用的冰敷袋，在热水中泡过后当成热敷袋使用。

2 减少穿高跟鞋的时间

上班时间，可以坐着的时候，赶快脱下高跟鞋，让小腿腿肌休息。回家后别再穿高跟鞋，即使再出门，也要坚持穿平底鞋。

3 多做小腿腿肌伸展运动

在小腿下方垫一个枕头，用手将脚板下压，伸展小腿腿肌。每次下压维持10秒，放松，再下压，总共做10下。每天重复此运动至少3次。

你所知道的减肥观念都是错的!!

减肥除了少吃多动没有别的方法？

当减肥一段时间之后遇到瓶颈了，别难过，邱医师提供一种另类的减肥法：洗冷水澡!

洗冷水澡为什么可以减肥？因为我们每天吃进来的热量，有六成要靠新陈代谢消耗掉。这六成的热量用来维持体温和许多生理机能，包括心跳、呼吸、脑部思考、肾脏的过滤等等。有时晚上睡觉了，我们还在消耗热量，虽然这时心跳呼吸都变慢了，但为了维持生命，还是会继续消耗热量，这个时候最主要的消耗就是用来维持体温。

如果体温降低了，为了让体温回到正常，身体必须燃烧更多的热量把体温升高。所以，常洗冷水澡的人，每天会比一般人消耗更多的热量，只要持之以恒，吃进来的热量没有增加，一定会有减肥的效果。

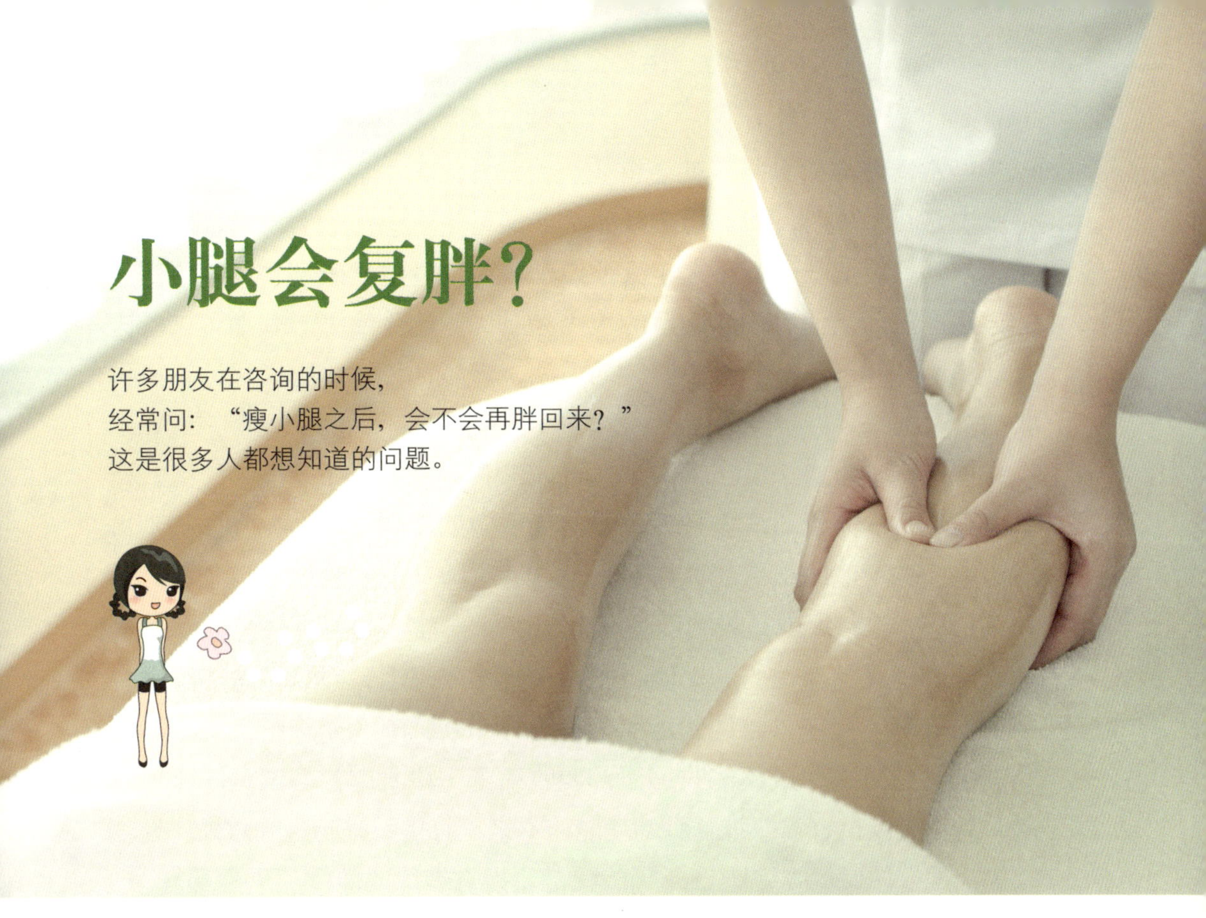

小腿会复胖？

许多朋友在咨询的时候，
经常问：“瘦小腿之后，会不会再胖回来？”
这是很多人都想知道的问题。

只要你瘦小腿后维持一样的运动量，这种效果就是永久的

许多朋友在咨询的时候，经常问：“做完瘦小腿手术之后，会不会再胖回来？”这是很多人都想知道的问题，其实答案很简单，只要你的生活方式没有改变，瘦小腿的效果就是永久的。

为什么我这么有把握？因为这和肌肉的生理学有关。肌肉是一种负责收缩，让我们能够运动和维持姿势的构造。肌肉的特性就是“用进废退”。长期不用，肌肉是会萎缩的。大家看植物人或中风的人，蜷缩在床上，哪一个不是骨瘦如柴。就是因为他们的肌肉长期不使用，都萎缩了。

经常锻炼你的肌肉，就会粗壮。大家看健美先生，每天在健身房锻炼肌肉好几个小时，肌肉想不壮也难。搬运工人或体力劳动者，常用的肌肉都是又粗又壮的。小腿粗大，以前曾经流行过“破坏神经瘦小腿”的方法。如同之前讲的，中风的人因为肌肉不能收缩了，长期下来肌肉就会萎缩。“破坏神经瘦小腿”的方法，就是让你的小腿中风，不能再收缩，时间久了自然会萎缩。

但是这种方法违反正常的生理机能，我一直很不鼓励，为什么？让肌肉中风当然能萎缩，但是人家萎缩后是蜷缩在床上，你呢？你能不再走路吗？不可能！既然要继续走路，这块肌肉又不能收缩了，怎么办？只有一个办法，那就是收缩别的肌肉！

又回到我前面说的：反复收缩某块肌肉，等于又锻炼了这块肌肉。很多小腿手术治疗，通常就是使小腿的一部分肌肉（如腓肠肌）不能再收缩，可是当腓肠肌不能收缩了，要收缩哪一块肌肉？答案是：比目鱼肌，这块肌肉也有类似腓肠肌的功能，本来只有搭配腓肠肌的效果，轻度收缩。现在你反复收缩比目鱼肌，就是要把它锻炼成像健美先生那样。

如果让比目鱼肌变成像健美先生那样，你知道是什么后果吗？就是小腿外观变形，也就是所谓的“代偿性肥大”。为了一个简单的瘦小腿运动，搞到小腿变形，岂不是得不偿失？

你所知道的减肥观念都是错的!!

只吃水果减肥会变瘦？

一般人常认为水果的热量不高，以为它的甜分是天然的，所以没有关系，事实上这样的观念要修正，因为淀粉是多糖，水果是双糖，多糖一代谢就变双糖，吃到肝脏里面一转，一样都是变成脂肪，所以不要认为水果多吃没有关系，反而是水果糖分高，不宜多吃，因此每天摄取适当分量的水果来补充即可（苹果、番石榴和番茄这三种水果最适合）。

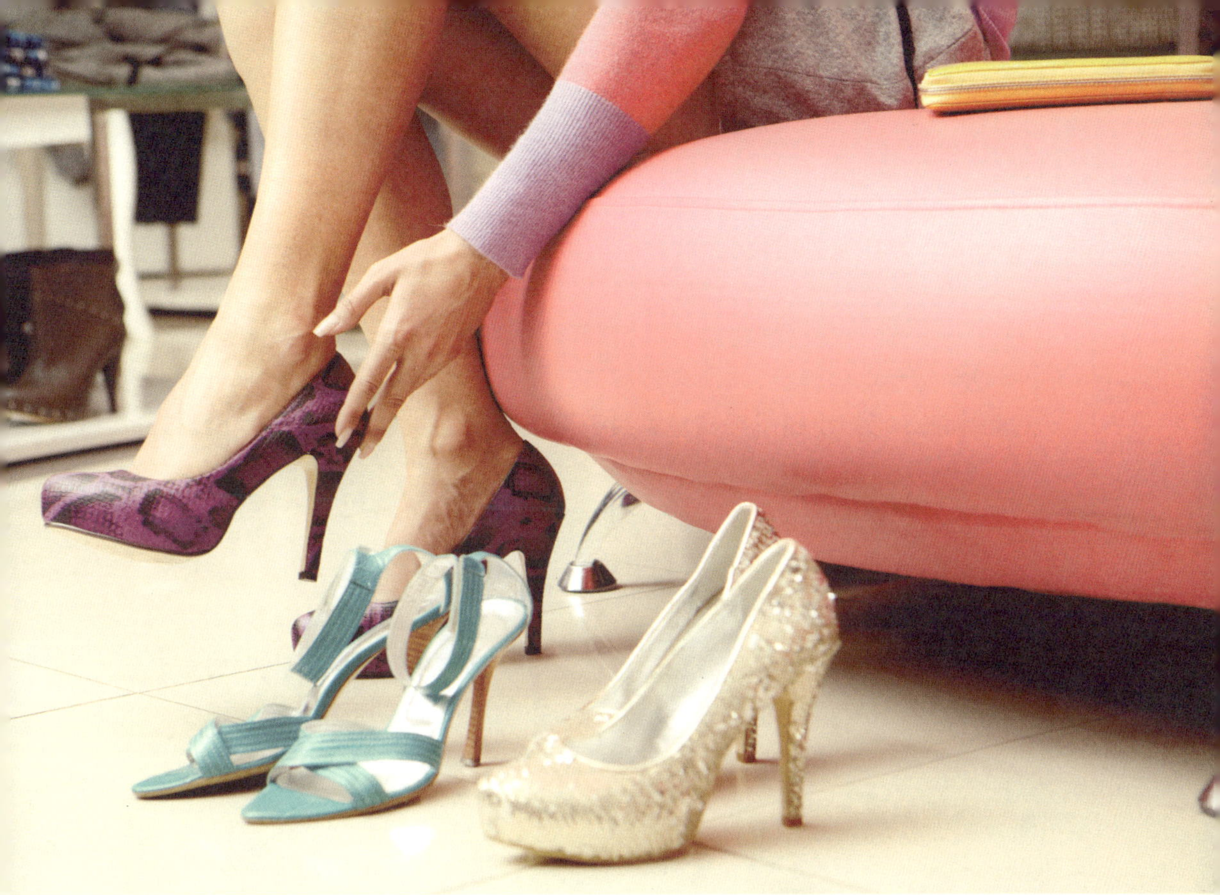

如何远离象腿妹？

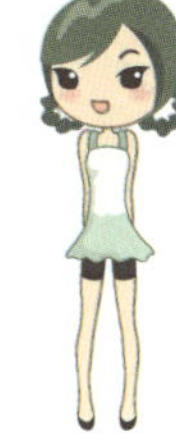

想要拥有一双美腿，
就要自己积极努力地做运动。

很多人穿上了高跟鞋后，萝卜腿却更明显

很多人都希望拥有一双修长的美腿，再穿上高跟鞋，让双腿在视觉比例上更加完美。不过很多人穿上了高跟鞋后，萝卜腿却更明显。

萝卜腿可分为三类：

■ **肌肉型萝卜腿**

多出现于运动员身上，因为长期运动，肌肉非常结实，也最明显。

解决方式：可以利用肌肉牵拉术，动作为弓箭步，且脚后跟不可离地，感觉小腿肌肉被拉紧且有微酸的感觉，维持15秒后换脚，各做10次。

■ **脂肪型萝卜腿**

主要出现于肥胖者身上，因肥胖造成脂肪堆积，小腿摸起来软软的。

解决方式：可以借由适当适量的有氧运动减少脂肪堆积，例如游泳，不只可以达到有氧运动，也可以训练肌力、肌耐力，并减少因肥胖造成膝关节的相关病变。

■ **水肿型萝卜腿**

主要出现于下肢循环不良者的身上，因为长期站立、药物影响或怀孕，使得双腿水肿或静脉曲张。

解决方式：按摩加上运动。按摩手法为利用虎口，由脚后跟慢慢往上揉捏小腿肌肉，约20次；也可以坐在椅子上，一脚伸直，脚板做上抬下压的反复动作，约1分钟，然后换脚。

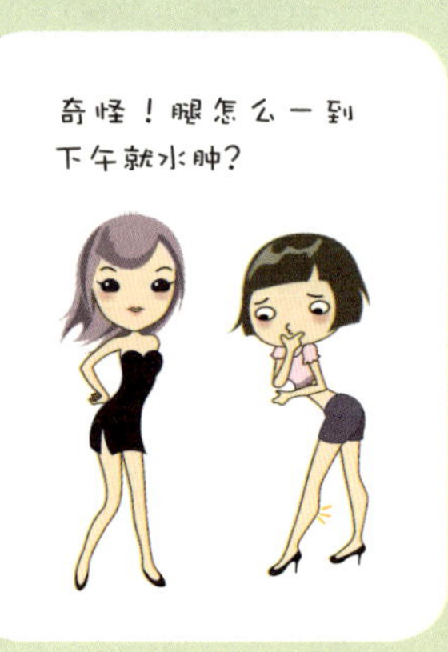

想要从头到脚都漂亮，一双匀称的双腿也非常重要。东方人因为体形关系，小腿肌肉较肥厚，而造成美观上不满意的问题，也就是会有萝卜腿的困扰。想要拥有一双美腿，穿上俏丽的裙子，让人觉得性感又美丽，就要自己积极努力做以上的运动。

Point 减重知识站

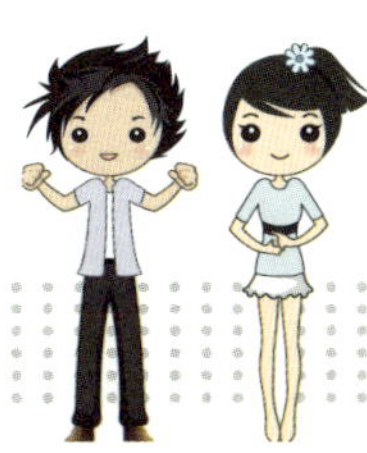

锻炼紧实大腿肌肉

方法1 抬脚

▼ 向左侧侧躺，左腿伸直，将右脚缓慢抬起。

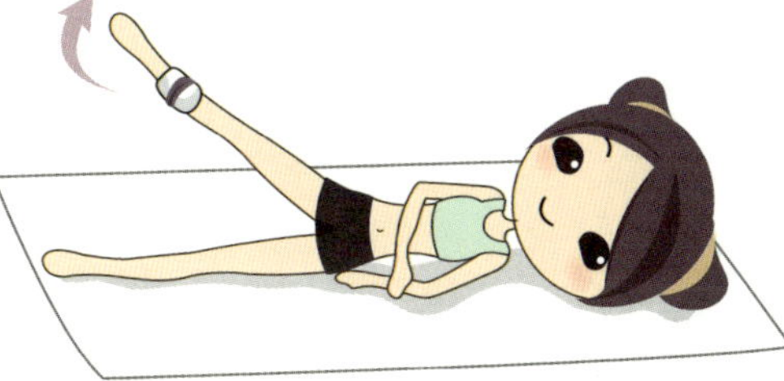

1 在做之前，先在双脚小腿下半段各绑上一个1公斤重的沙袋，然后身体向左侧侧躺，双腿伸直，将上面的一只脚（右脚）缓缓抬起，抬到极限后，闭气停留3秒，再慢慢放下。这样算一下，重复“抬脚一停留一放下”的动作，连续做20下。

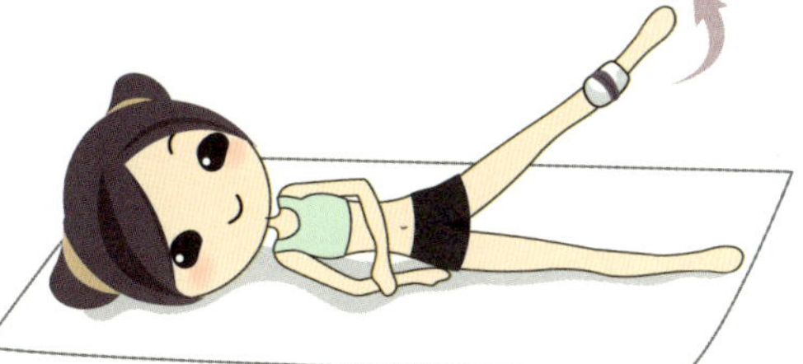

2 身体改向右侧侧躺，双腿伸直，上面的脚变成左脚，缓慢抬左脚，一样也是做20下。

3> 从每只脚30下开始，每天增加5下，持续做下去，看能做到几下。

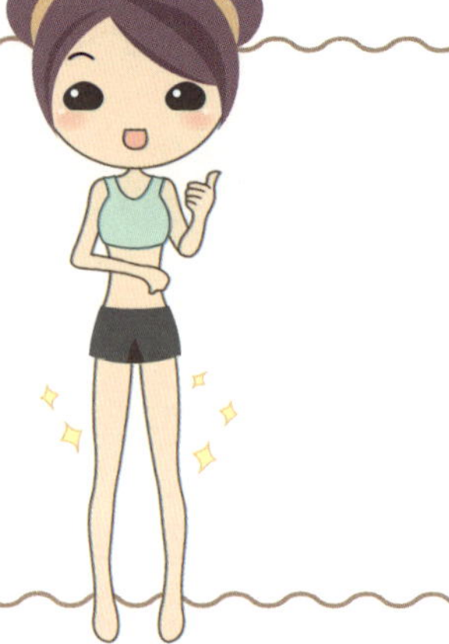

功效

可以美化大腿的曲线，紧实大腿线条，若能在运动后增加热量消耗，效果更佳。

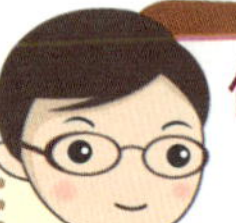

你所知道的减肥观念都是错的!!

吃多了没关系，吐出来就好?

最近一项针对高中以下的学生所做的调查发现，将近13%的学生为了减肥有催吐的经验。其中不乏年仅10岁的小学生，而且男生的比例高于女生。

催吐减肥是很危险的减肥法，因为吐出来的东西中含有胃酸、消化酶和电解质，当吐出物经过食道和喉管的时候，会形成强烈的刺激，灼伤黏膜。长期催吐会造成食道发炎、声带受伤，严重的甚至造成食道穿孔出血、声带长茧。

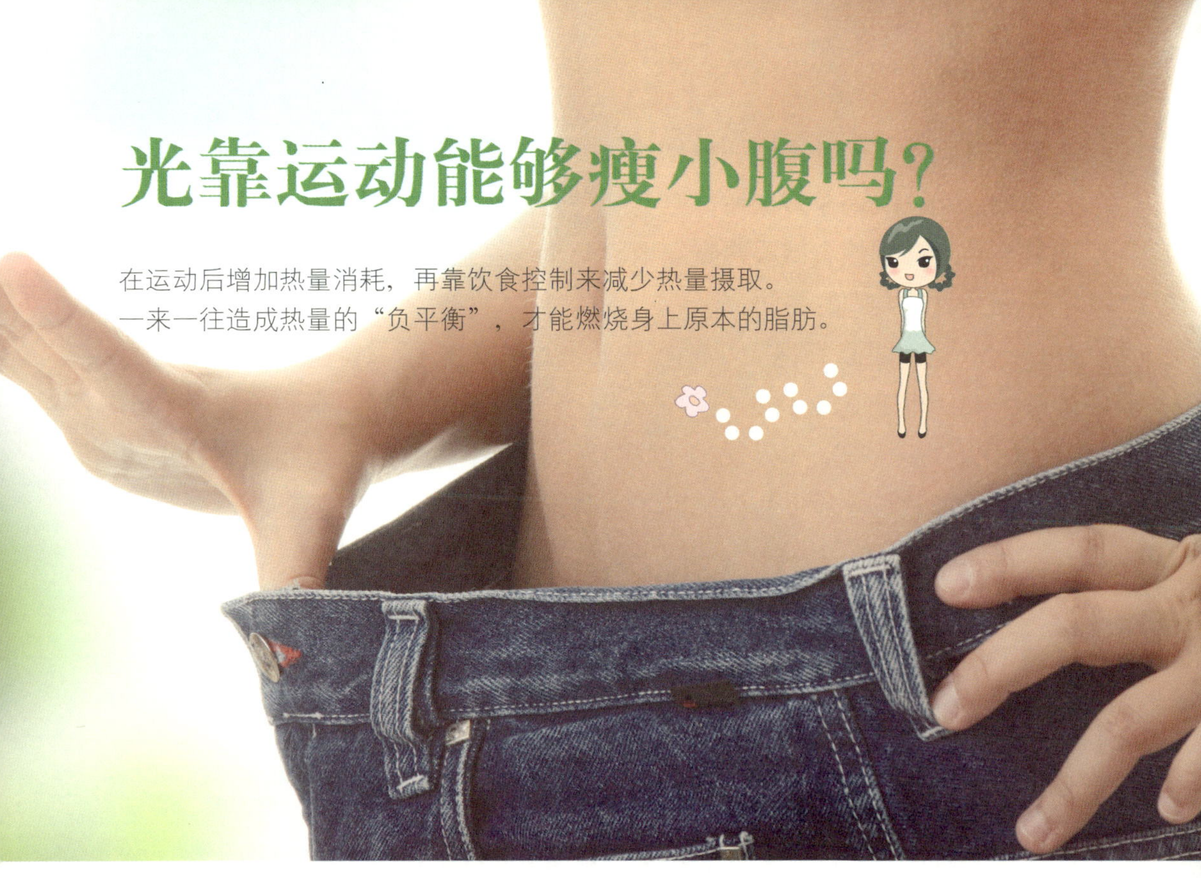

光靠运动能够瘦小腹吗？

在运动后增加热量消耗，再靠饮食控制来减少热量摄取。
一来一往造成热量的“负平衡”，才能燃烧身上原本的脂肪。

想要瘦小腹，还是先减肥再说

网络上有很多教人瘦小腹的方法，各位网友只要在搜索引擎上打上“瘦小腹”，就可以找到一堆相关资料。仔细看这些方法，不外乎是一些仰卧起坐或稍微变化的运动，目的是要你收缩腹肌。另外还有人教网友不要吃太饱，以免胃部被撑大。

我现在从医学的角度，来帮大家分析仰卧起坐或抬大腿等运动。简单地说，仰卧起坐或抬大腿等运动，就是收缩腹肌的运动，抬大腿还能运动到大腿肌肉。把大腿抬到半空中，停留一会儿，叫作等距运动（isometric）；抬起、放下再抬起，叫作等张运动（isotonic）。不管哪种运动，效果就是锻炼肌肉。肌肉经过锻炼就会紧实，小动肌肉变结实，大动肌肉变粗壮。健美先生的肌肉是怎么练出来的？就是靠反复做同一种运动，而且是同一段训练时间内反复锻炼某块肌肉来达成的。**如果要靠运动肌肉来减脂肪，只有一种方法，那就是在运动后增加热量消耗**，再靠控制饮食减少热量摄取。一来一往造成热量的“负平衡”，才能燃烧身上原本的脂肪。

但是不要高兴得太早，**当脂肪要燃烧的时候，容易烧的脂肪会先烧，顽固脂肪怎么烧也烧不掉**。每个人身上都有顽固脂肪，也许在小腹，也许在大腿，也许在下巴或脸上。如果你的顽固脂肪刚好在小腹上，很抱歉，就算你瘦到脸凹了、胸部缩水了，你的小腹照样凸。说说“不要吃太饱”这一观念吧！一般认为，吃太饱会把胃撑大，所以不要吃太饱就可以瘦小腹。告诉各位，**小腹凸？要么是内脏脂肪太多，要么就是宿便太多，绝对不是胃被撑大的关系**。胃是空的脏器，像个气球一样。吃饱了胀大，消化完就缩小。你吃太饱肚子变大，是因为太多热量转化成内脏脂肪堆积起来，不是胃被撑大，这一点要搞清楚。

运动可以使腹肌变得结实一点，对于内脏凸则只有一点帮助。但是要说到瘦小腹，还是先减肥再说。如果腹部的皮下脂肪太厚，掐指试验超过4厘米，以上的方法就不是有效的办法。

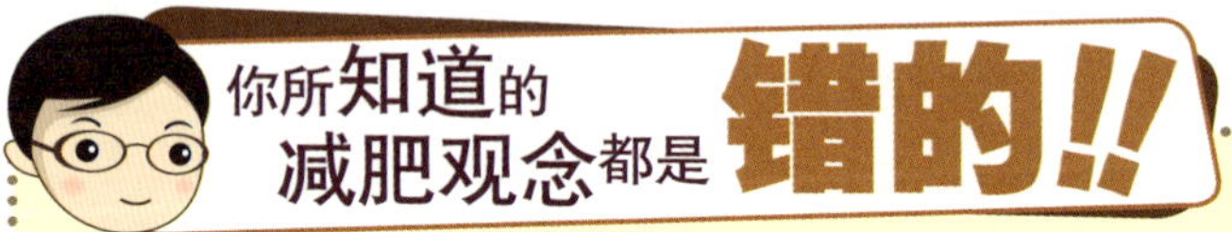

易胖体质连呼吸、喝水都会胖？

这种说法是替不想减肥的人找借口，体质到底是不是因人而异呢？其实这和每个人的代谢率有关，医学上发现，人的脂肪分成两种：一种是白色的脂肪，另一种是棕色的脂肪。棕色脂肪负担的责任是把热量燃烧掉，白色脂肪是把热量堆进来。过去的说法是刚出生的新生儿才有棕色脂肪，大人就没有，可是现在医学上发现不对，大人还是有大概50克，这50克棕色脂肪大约负担20%的热量燃烧，有些人吃不胖是因为棕色脂肪可能比较多，一吃完东西就会燃烧，而胖的人则相反。

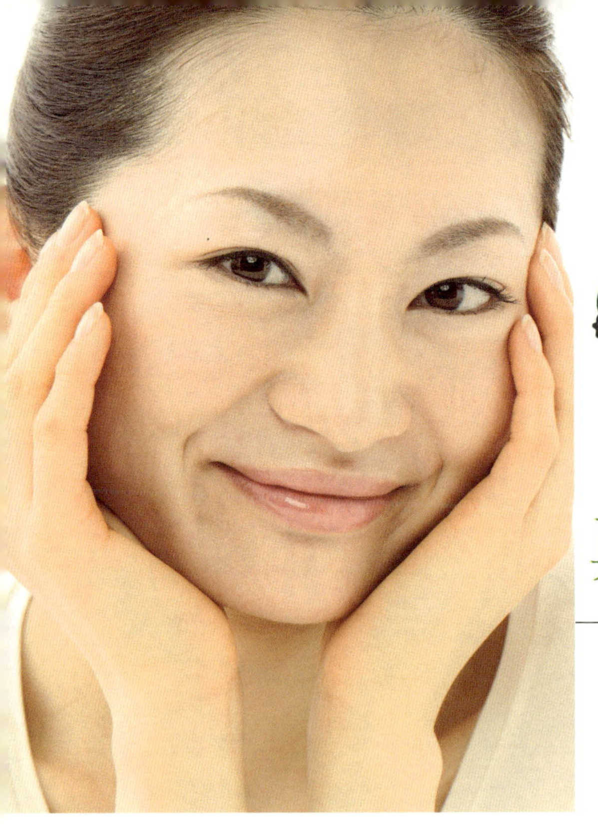

瘦脸霜或瘦脸操真能瘦脸吗？

脸部肥肥的，到底是肥在哪里？
脸形方方大大的，到底是大在哪里？

瘦脸霜进入不了皮下脂肪，而瘦脸操则动到脸部的肌肉

网友来信问如何快速瘦脸：“网络上有很多瘦脸霜和瘦脸操，对瘦脸有没有帮助呢？”回答这个问题，还是要从医学原理来看。脸部的构造是皮肤、皮下脂肪、颜面神经血管，再就是负责表情和咀嚼的肌肉，当然最内部就是骨头了。脸部肥肥的，到底是肥在哪里？脸形方方大大的，到底是大在哪里？

我们从最底下往上看，如果是骨头粗大的，很难处理，因为骨头负责整个脸部的支架，就像钢筋水泥构成一栋大楼的骨架一样。不是不能敲打，而是敲打之后，对整个结构的稳定性会有影响。骨头粗大的脸如果要瘦的话，只有靠手术削骨才行，但这不是每个人都可以尝试的。

再就是肌肉肥厚的部分，负责表情的肌肉通常不会太肥厚，因为常做表情，不用出太多力。只有咀嚼肌才有可能太肥厚，因为咀嚼是有可能长期过度用力的，例如：喜欢嚼口香糖，吃槟榔，吃肉干。有这些习惯的人，脸形比较容易变成方形国字脸，这是因为在下颚骨后方的咀嚼肌变肥大的关系。

Point 减重知识站

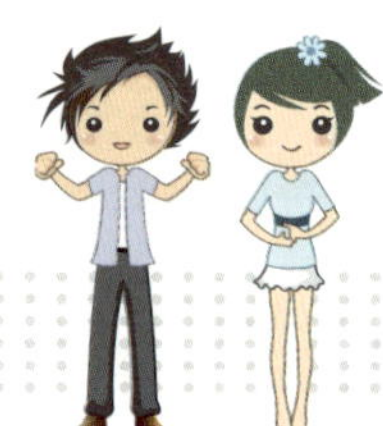

棕色脂肪决定你是不是易胖体质

“为什么我没吃什么也会胖？”

“为什么我怎么吃也不胖？”

最近的科学研究发现，一个人是不是容易发胖可能和体内棕色脂肪的含量多少有关系哦！人体的脂肪细胞有两种：一种是白色脂肪，另一种是棕色脂肪。白色脂肪负责将热量贮存起来，热量越多，它就长越大；而棕色脂肪则负责将热量燃烧掉，产生体温供我们御寒。

体内棕色脂肪多的人比较不容易发胖，因为他吃进去的营养素很容易被棕色脂肪代谢掉；相反的，棕色脂肪少的人比较没办法代谢掉吃进去的营养素，而这些营养素被白色脂肪贮存起来，最后人就变胖了。

以前科学不发达，人们以为只有新生儿体内才有棕色脂肪，现在因为检测技术的进步，科学家发现成人体内靠近脊椎、锁骨和肾上腺等部位还是有棕色脂肪的。

读者一定会很好奇，有什么方法可以让一个人体内的棕色脂肪多一点呢？怎样改变白色脂肪和棕色脂肪的比例，从而改变一个人“易胖”或“易瘦”的体质？

根据目前的研究显示，有两种状况可以增加棕色脂肪细胞的含量，并且增强棕色脂肪细胞的功能：第一，心情紧张刺激肾上腺素分泌和交感神经；第二，补充褪黑激素。黄芩等植物性成分中就含有丰富的褪黑激素。

改变易胖体质或易瘦体质非难事，只要用对方法就可以了！

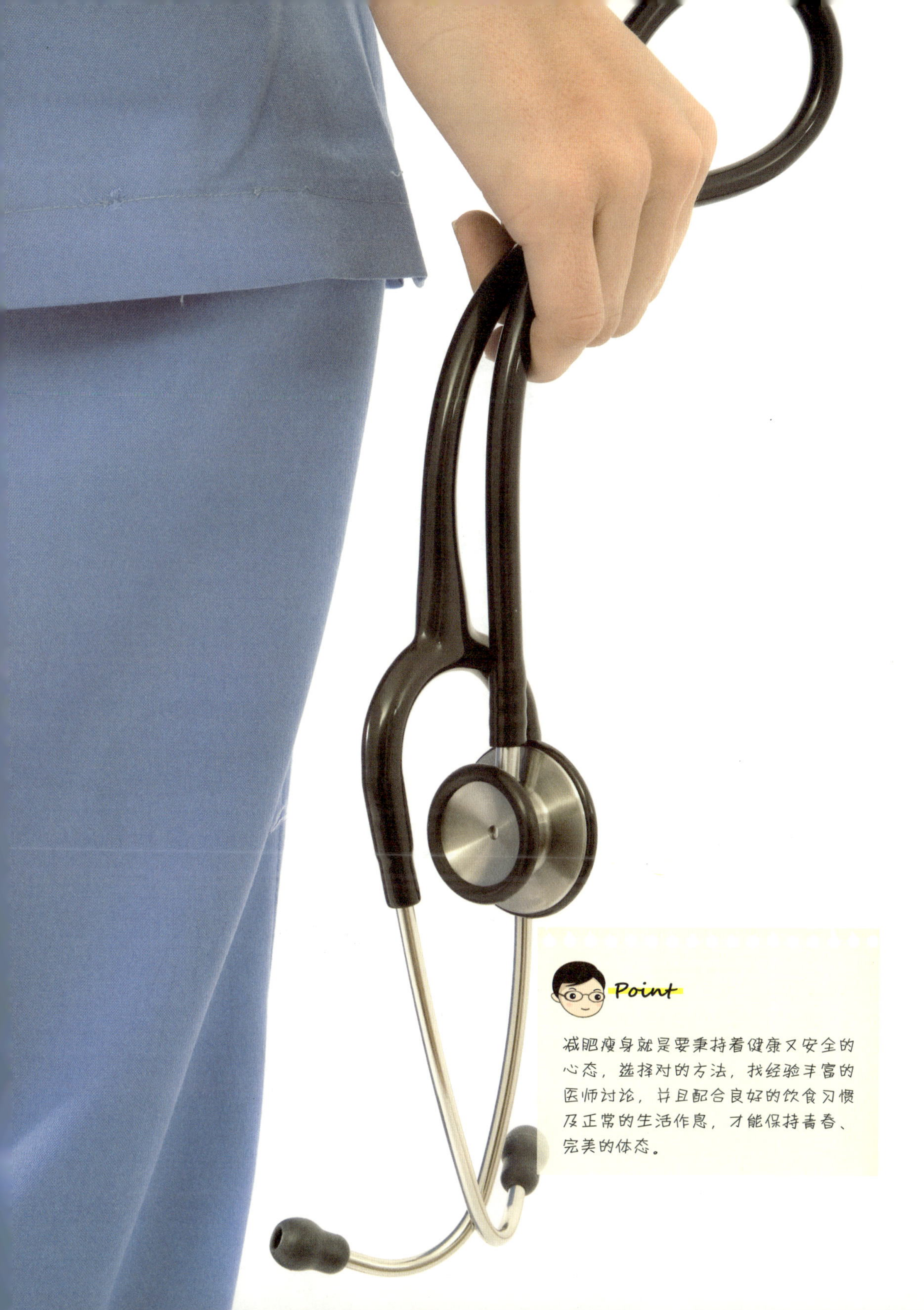

Point

减肥瘦身就是要秉持着健康又安全的心态，选择对的方法，找经验丰富的医师讨论，并且配合良好的饮食习惯及正常的生活作息，才能保持青春、完美的体态。

Chapter 6

女明星瘦身秘方大公开

打开电视，看到的尽是一些身材曼妙的明星……很多明星甚至完全不受年龄影响，每次出现在镜头前，身材永远保持得完美无瑕，到底有什么维持好身材的秘密，是我们不知道的呢？

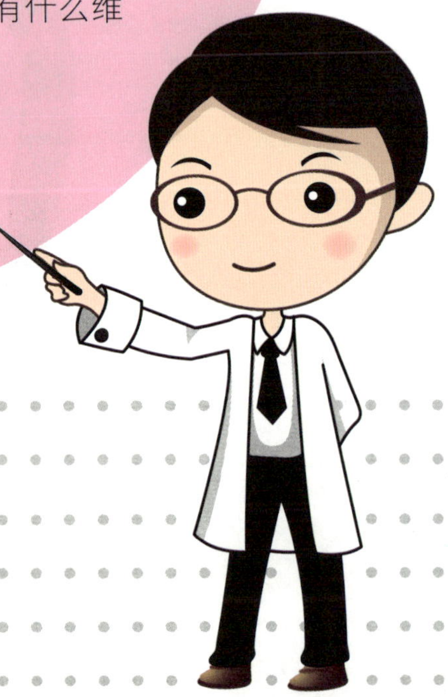

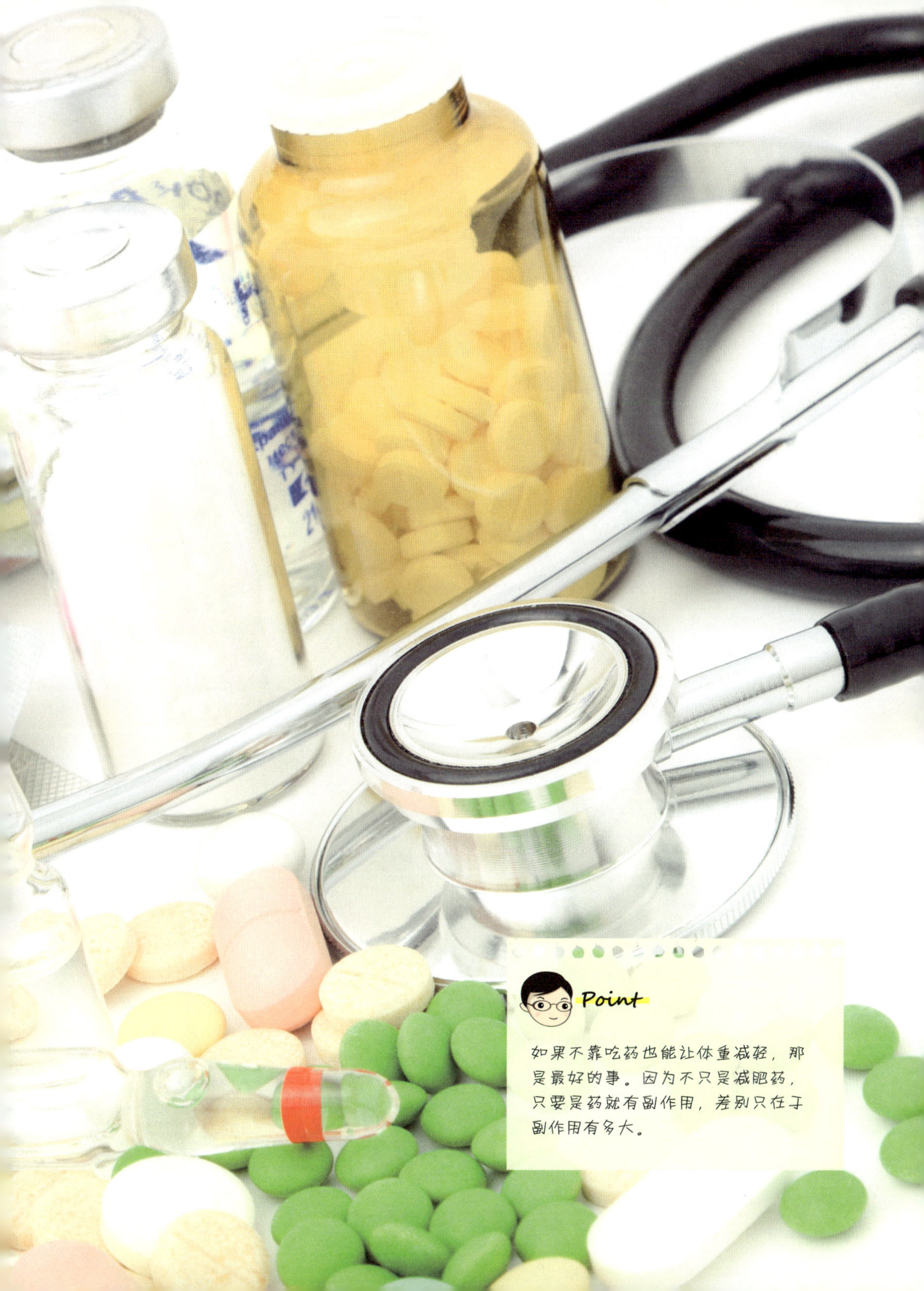
Point
如果不靠吃药也能让体重减轻，那是最好的事。因为不只是减肥药，只要是药就有副作用，差别只在于副作用有多大。

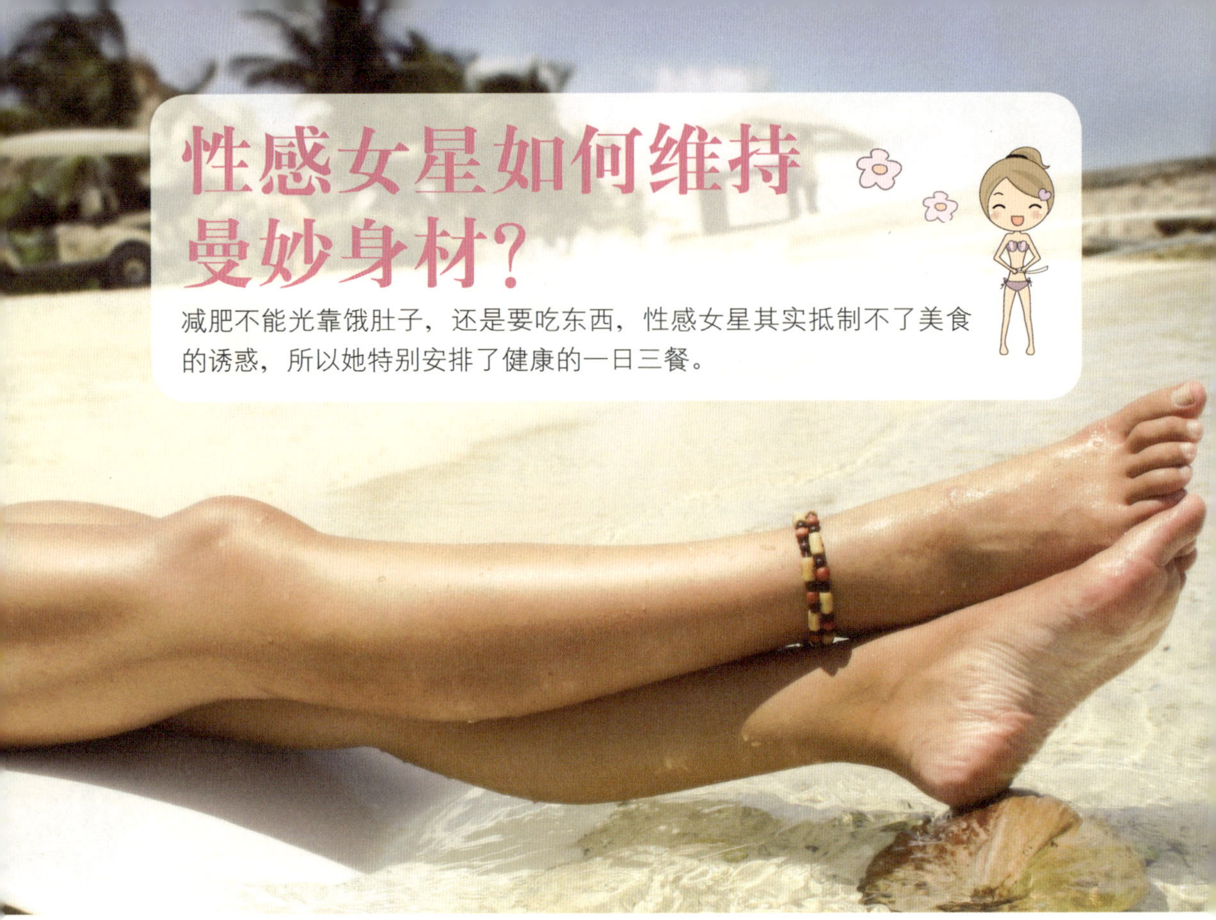

性感女星如何维持曼妙身材？

减肥不能光靠饿肚子，还是要吃东西，性感女星其实抵制不了美食的诱惑，所以她特别安排了健康的一日三餐。

生活要规律，改变现在的生活习惯

性感女星修长的美腿、曼妙的身材，大家看了都惊叹不已，为什么能保持这么好的身材呢？

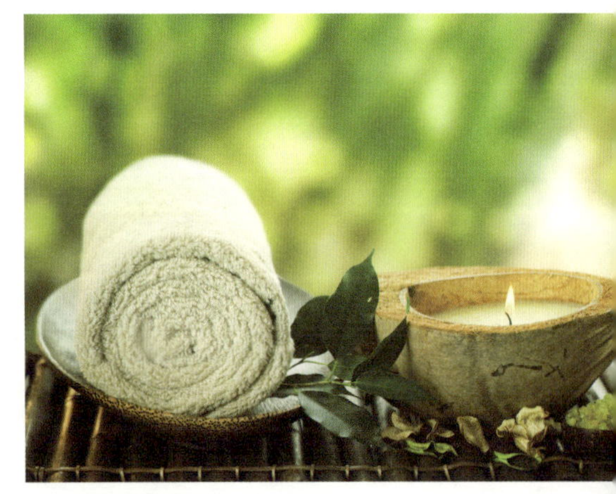

某性感女星曾说，她其实是那种一不小心便会发胖的人，关于如何保持好身材，只要有心瘦身，就一定会想到诀窍。性感女星也是经过多年的心得累积，自己开发了一套在家闲晃就可以轻松减肥的方法。

消除疲劳可降低食欲

性感女星认为，女人都很喜欢吃零食，尤其是甜的东西，这是因为甜品具有消除烦躁、宣泄情绪的作用。造成我们会一直想吃这些食物的原因在于压力一直堆积的缘故。所以要抑制一直想吃的欲望，首先要消除疲劳，解除压力。

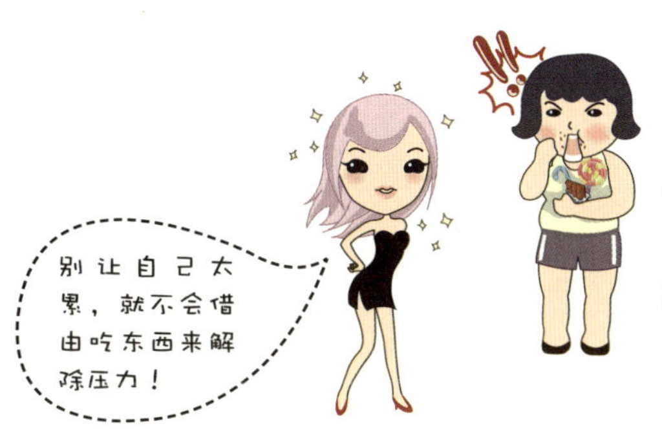

不过，用吃来消除疲劳毕竟还是会吃进一些热量，所以若是非吃不可，建议选择魔芋或海苔等制品。要真正减轻压力，最好的方法还是运动。你可以在跑步机上快走半小时，也可以到空旷的地方慢跑，既可消耗热量又可使身形更结实。

饭后站立半小时

这位女星也和大家一样，是个不喜欢做运动的懒女孩。所以她也实施了一个既省时又省力的偷懒减肥法：吃饱饭后至少站立半小时。这样可以免去脂肪堆积在肚子上的烦恼，还可以省得事后减肥。如果呆站着，会很无聊，不妨自己找些有趣的事来做。她都是站着打电动，时间一下子就过去了。也有人站立的时候加上一些简单的活动，例如：甩手、蹲立、转身……让站立的时间好玩一些，很有效的。

晚餐后不吃夜宵

性感女星一直坚持晚上睡前5小时不吃东西，如果饿得受不了，也只吃少量的水煮青菜或水果。她觉得减肥的大忌就是在睡觉前吃东西，她说："睡觉前吃东西，你不肥，谁肥？"

睡觉的时候，身体不需要运动，吃下的东西全部会被身体吸收变成脂肪囤积起来，如果等到以后再减就更麻烦，还不如早点吃饭。不过，要注意的是，如果你只注意睡前不吃，却在前面的时间吃进太多热量，超过你一天总热量的需求，还是会发胖的。

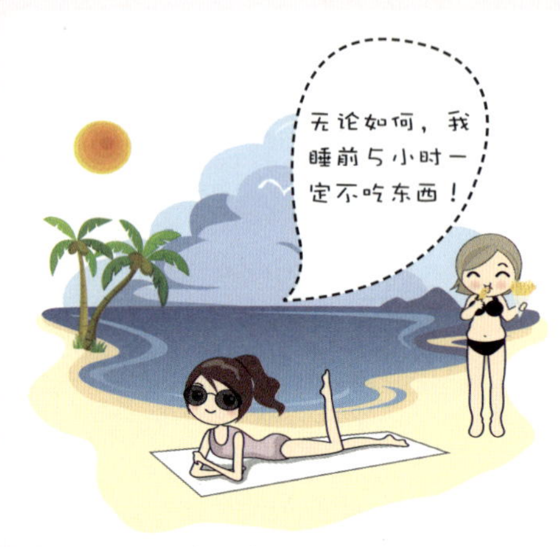

保鲜膜加舞蹈塑身

如果想达到局部塑身的效果，性感女星也有DIY的秘诀：将保鲜膜包裹在想瘦的部位，然后打开音响尽情跳舞，流汗之后自然便有成效，但要记得别包太长的时间，否则皮肤容易过敏；而且，如果你包了保鲜膜运动还是瘦不到该瘦的地方，那就表示你包的地方正是身上顽固脂肪堆积的地方。这时就应该找专业医师用医疗级的方式来帮助你瘦身了。

你所知道的减肥观念都是错的!!

咖啡不能减肥？！

黑咖啡其实是非常健康的饮料，一杯100克的黑咖啡只有2.55千卡的低热量。餐后喝杯黑咖啡，能有效地分解脂肪。此外，黑咖啡能利尿，甚至有促进心血管循环的功能。对女性来说，黑咖啡还有美容的作用，经常饮用，能使你容光焕发，光彩照人。

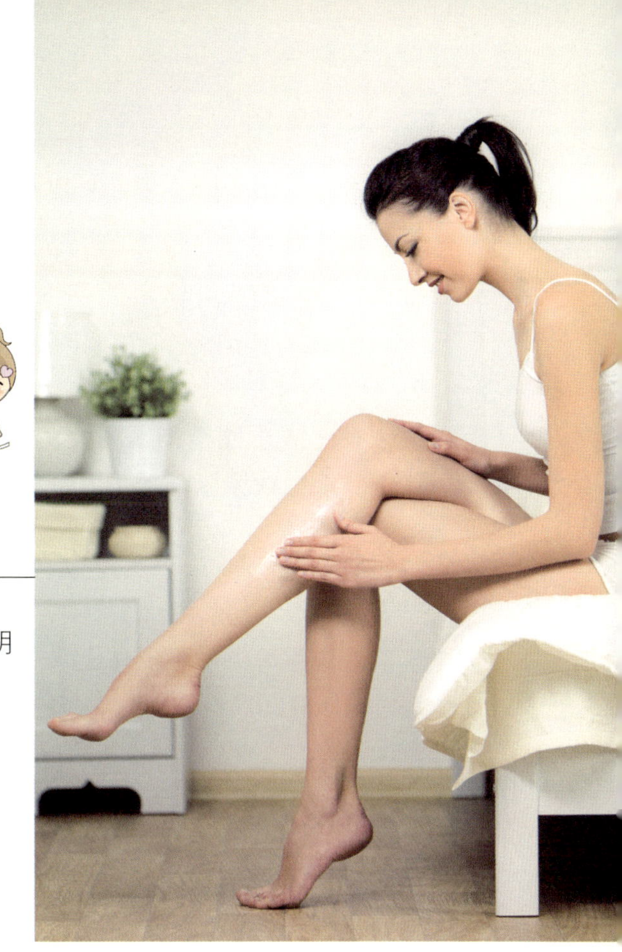

明星瘦身方法报你知

“没有丑女人，只有懒女人。”学习女明星的瘦身方法，我们也可以健康又美丽！

女明星的瘦身小贴士

提供明星瘦身方法，激励自己也要瘦下去：

一、蔬果去脂冲第一

1. 林嘉绮：发现自己变胖时，就煮一锅蔬菜汤，放入喜欢吃的蔬菜和红番茄，连续吃两天。

2. 刘嘉玲：早上喝一杯番茄汁，再以苹果、番茄、葡萄、柚子等水果，轮流当作每天每餐的主食。

3. 和家馨：餐前多吃水果，可以帮助减轻饥饿感。

4. 梁家榕：每天早上准备2瓶1000毫升的水，并各挤入1个柠檬制成柠檬水，美颜又纤体。

二、瑜伽塑形带着跑

1. 蔡依林：娱乐圈精神压力大，工作量常常超过负荷。但通过练习瑜伽，能纾解紧张与压力，同时达到健康塑身的效果。

2. 吴佩慈：对于总是“斤斤计较”的我来说，瑜伽是零风险的瘦身运动。

3. 李玟：做完瑜伽后不要马上吃东西，因为这时身体容易吸收养分，等过一段时间后再吃一些清淡的蔬果，就能维持好体力且不发胖。

4. 陈孝萱：瑜伽动作的伸展、吐纳，可以帮助恢复身体状态，怕寒体质的人，可以选择热瑜伽。

5. 萧亚轩：普拉提混合柔软度与肌力的训练，对于优美体态、预防伤害、身心伸展、心灵放松都有着极大的帮助。

三、明星们的泡澡享瘦技

1. 林志玲：善用泡澡时间，可以同时塑身、敷脸和护发。

2. 莫文蔚：每次洗澡至少要2个小时以上，除了瘦身、美肤外，还可以消除压力。

3. Makiyo：洗澡前先认真地做完瘦身操，在大量流汗后才洗。夏天就洗冷水澡，可以紧实肌肤；冬天就泡热水澡，可以促进新陈代谢。

4. 张韶涵：每天会花1小时洗澡，泡澡完后趁着身体血液循环畅通，再花1小时保养，效果特别好!

5. 唐林：对平常活动量不大的人而言，洗澡可说是一天血液循环最旺盛的时刻，把握这绝佳时机运动，能事半功倍地弥补原本所欠缺的运动量哦!

四、跳舞纤体跟着学

1. 小娴：“非洲舞”会运用到全身的肌肉及“臀大肌”，能训练出“辣妹小翘臀”。
2. 刘真：养成跳舞的习惯，会让肌肉线条与体态自然、漂亮。
3. 温岚：跳舞是最快乐的减肥法！不必刻意节食，想瘦的地方就靠跳舞来雕塑，瘦不见骨才最美。

五、喝水排毒追在后

1. 梁又琳：多喝碱性电解水，可以帮助身体酸碱中和。此外，也可以在水中加一些营养粉，喝水的同时，也兼顾了健康。
2. 杨紫琼：运动前先喝大量水，让身体的汗水在运动时尽情地排出，感觉身体的毒素都因此排干净了。
3. 伊丽莎白·赫莉：餐前喝大量的水，会产生饱足感，有助于抑制食欲。

你所知道的减肥观念都是错的!!

吃凝固型酸奶和喝酸奶可以减肥?

其实发酵的东西本身很酸、不好喝，但是厂商为了让它变好喝，一定会加糖，所以热量也相对提高，虽然它标榜低热量，实际上是不实的标示，因为内容物几乎都是低脂高糖的成分，所以小心吃进一身糖，瘦不成反而变得更胖。

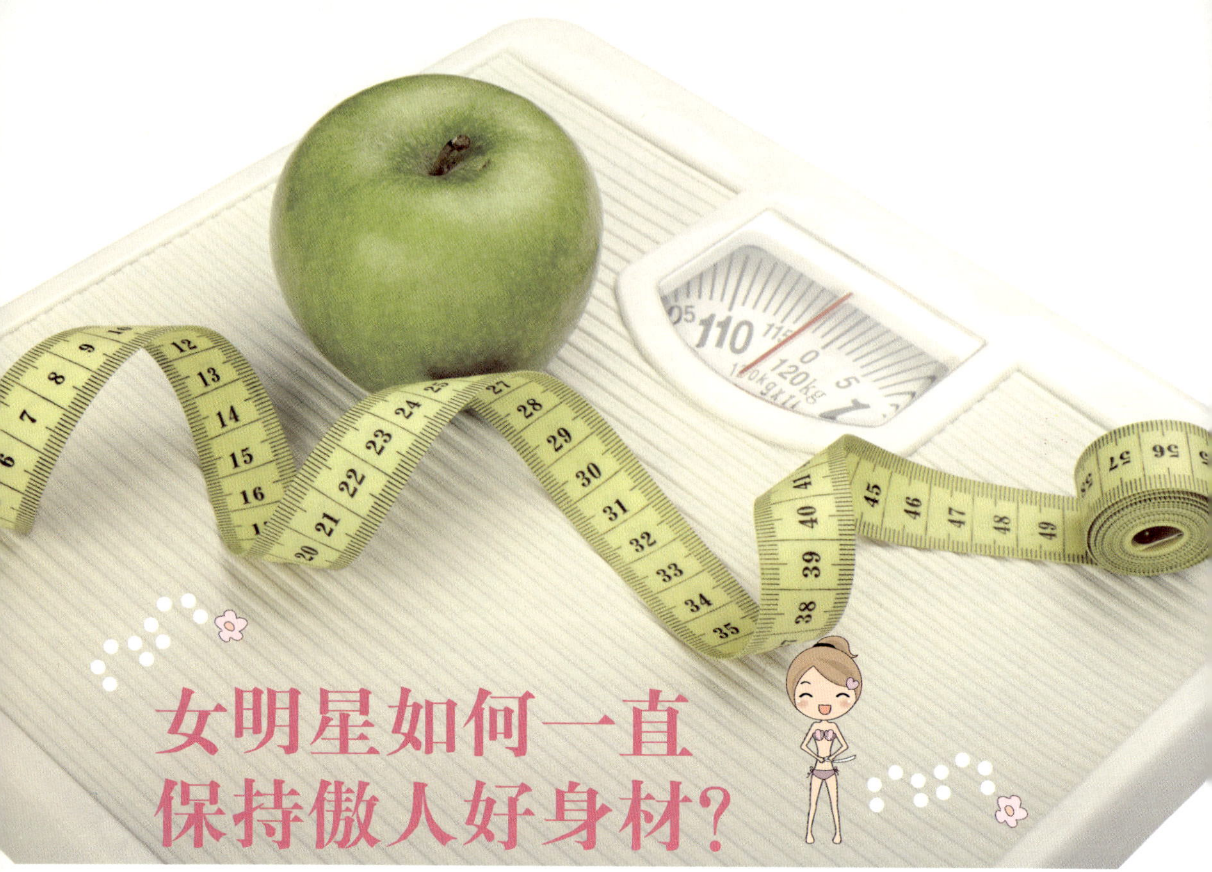

女明星如何一直保持傲人好身材？

正确的饮食观念与运动习惯的养成，逐步改变生活形态以及行为模式。

以正确的方式减重，有效控制体脂肪

许久不见的某位女歌星，再度重出江湖，发行全新国语专辑，封面延续以往的性感造型风格，一袭金色紧身性感装扮，她是如何保持好身材的呢？这是许多爱美女性最羡慕也最想知道的。

许多人都应该有类似的经验：拼命努力地节食，想要像众多巨星一样，拥有令人称羡的傲人身材；但身体有些部位却很难瘦下来，例如：肉肉的小肚子、水桶腰以及粗壮的大腿等，这些都是体脂肪过度堆积的征兆。

邱医师提醒大家：**要以正确的方式减重，并且有效控制体脂肪。**

体脂肪是人体的自体脂肪，出现在皮下、脏器周围以及某些特定的器官中。适量的体脂肪是人体维生不可或缺的，但现代人往往由于生活习惯，不知不觉中累积了过多的体脂肪，进而影响身体的健康。

一般而言，男性的体脂肪容易堆积在腹部，女性的体脂肪多半堆积于臀部及下半身。当体脂肪堆积于难以瘦身的部位时，表示脏器周围的体脂肪超过标准量，此时就容易因“内生因子”的作用，使内脏遭到破坏，引发心血管病变等慢性疾病。所以，邱医师要特别提醒民众：别轻视脂肪的堆积，要谨慎小心地正视体脂肪过高所导致的危害。

减肥其实并不难，但是必须健康减重，以免破坏身体机能。测量体脂肪的方式有很多种，常见的方式：通过专业仪器测量体脂肪比率。一个比较粗略的标准是成年男性体脂肪比率应该维持在23%以下，而成年女性则应该维持在27%以下，是比较合乎健康的标准。另一个方便、好记的方式是记住“三比八”，因为就30岁以上的女性而言，体脂肪与非体脂肪的比例为“三比八”左右（大约是27%）。

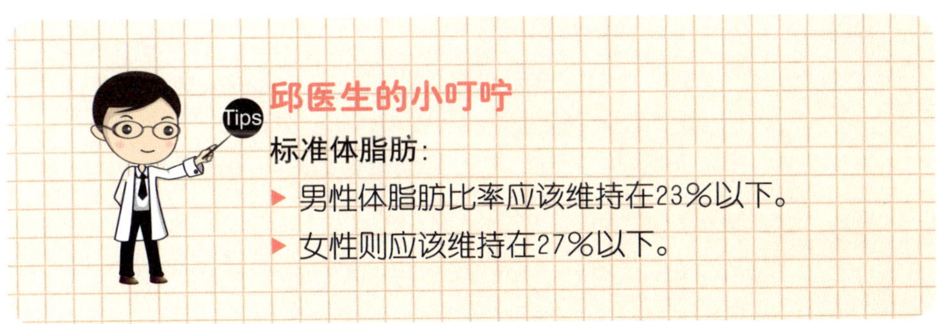

许多人常常把减肥与减脂看作是同一件事，其实不然。因为根据统计，每减轻2.6公斤的体重，其中将包含1公斤的肌肉；而复胖时，却往往只有2.6公斤的脂肪回到身上。长期反复的结果是体脂肪率直线上升，容易导致外表虽然不胖，但体脂肪却过高，也就是一般称为“泡芙族”的情况。

控制体脂肪才是健康减重的关键。不少爱美的女性，使用不正确的断食法或节食法来减肥，很容易将肠胃搞坏。在瘦身过程中，**千万不要采用极端的节食方式，不但容易搞坏肠胃，也容易复胖，产生“溜溜球”效应。**全方面生活形态的评估及衡量身体状况，并搭配正确的饮食观念，与运动习惯的养成，逐步改变生活状态以及行为模式，这样才能真正瘦得美丽，同时也瘦得健康。

Point ∘∘减重知识站∘∘

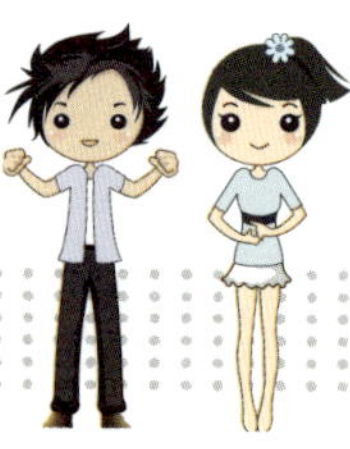

重点1 最好能持续运动30分钟以上（O）

运动时，最初被利用作为能量源的是贮存在血液或肌肉中的多糖。**脂肪开始被消耗是约在运动10分钟以后。因此，如果期待燃烧你的脂肪，则最好连续运动30分钟以上。**

重点2 运动到流汗就会瘦（X）

单就进入三温暖来大量排汗，也无法期待能够有效地燃烧脂肪或增加基础代谢量；但是如果借由运动来排汗，则多少会有一些瘦身效果。**不过，需要持续较长的时间才是重点。**

重点3 肥胖是肌肉变成脂肪造成的（X）

所谓的肥胖是相对于脂肪细胞的肥大状态而言的。肌肉不可能转变成脂肪细胞而使人变胖。

重点4 运动一定要做到筋疲力尽才行（X）

长时间运动后疲劳随之而来，体内称为乳酸的疲劳物质会增加。当乳酸积存在肌肉中时，会使肌肉疲劳，反而会阻碍脂肪的燃烧。

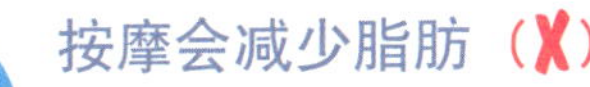

重点5 按摩会减少脂肪（✗）

按摩与搓揉并不会使脂肪分解。它只能使肌肉的疲劳缓和，并促进循环。但经由按摩调整身体的状况后较容易继续运动，这倒是按摩的间接效果。

重点6 运动一定要每天做才有效（✗）

一个礼拜2次（每次30分钟）就很有效。经由一定的间隔且持续地进行运动，也比较容易调整身体的状况。

重点7 在脂肪燃烧上，哑铃体操是训练肌肉最有效的方式（✗）

脂肪较容易燃烧的方式是走路或游泳等温和的全身运动。另外，哑铃体操等肌肉力量的训练则给予肌肉刺激有效的强化，以增加基础代谢量。

重点8 运动最好是空腹时进行（○）

最好是在用餐前的2个小时内运动，且尽可能选在一天中新陈代谢最活跃的时段中进行。

你所知道的减肥观念都是错的!!

罐装蔬果汁营养没负担?

大多数人都以为蔬果汁很营养，热量没有很高，事实上一杯蔬果汁的热量等于奶茶的2.5倍，这是指便利商店贩卖的罐装蔬果汁。因为一般贩卖的蔬果汁为了好喝就会加糖、果糖来调整它的口味，反而增加了热量，因此建议还是选用现榨果汁或新鲜蔬果现吃最好。

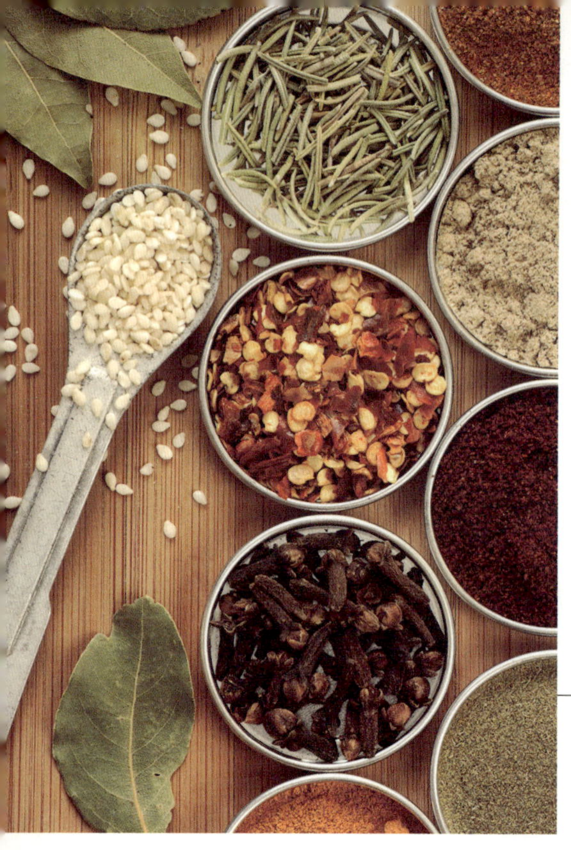

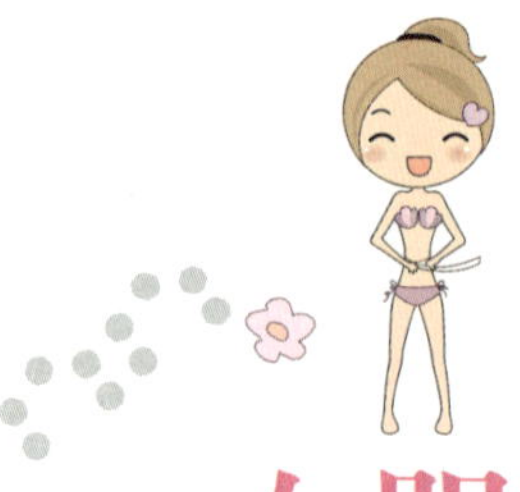

女明星冬天吃麻辣火锅不变胖的秘密

把握“分锅分油”和“先菜先肉”两个原则!

用对方法吃麻辣火锅，就没有发胖的问题!

正常人一天需要的总热量大约是2100千卡，但是你若想减肥的话，光一个麻辣火锅就会让你破功! 一人份麻辣火锅的热量有多高? 答案是: 1800千卡! 你觉得一餐就吃下1800千卡，算高吗? **只要你整天吃下来的热量超过“2100千卡”这个数字，多余的热量就会让你发胖。**

想减肥的人，一天的总热量应该限制在1200～1600千卡。也就是说，如果你想减肥，光一个麻辣火锅就会把你打回原形! 可怕吧!

为什么麻辣火锅所含的热量会这么高? 其实麻辣火锅的热量主要来自三个地方:

- **锅底的辣油和麻油**

这些油脂的热量是淀粉和蛋白质的两倍。吃麻辣火锅的时候，食物会吸收这些油，油跟着食物一起吃下肚。

● 加工食物

如丸子、饺子等食物，在吃又辣又麻的食物时，因为口味重，胃口会特别好，很容易吃太多。

● 油炸类食物

油条、王子面、炸芋泥、炸鸡块等食物，除了本身的热量外，还会加上炸油的热量。

以上这三个因素加在一起，成就了“麻辣火锅的热量传奇”。

所以建议冬天爱吃麻辣火锅的朋友，把握下面两个原则：

一、分锅分油原则

建议点鸳鸯锅，把容易吸油的豆腐、豆皮、青菜等食材，用白锅煮，以免吃进过多油脂。而红锅里烹煮的食物，在放进嘴里、吃进肚子以前，先将食物用白锅的汤或茶水过一下，减少油脂量。

二、先菜先肉原则

先煮青菜和肉片吃，最后才吃加工食材和油炸类。

把握上面两个原则，麻辣火锅的热量至少可以减少300千卡。这样一来，这300千卡的热量可以分到其他两餐吃。那么一周吃一两次麻辣火锅，就不必再担心发胖了！

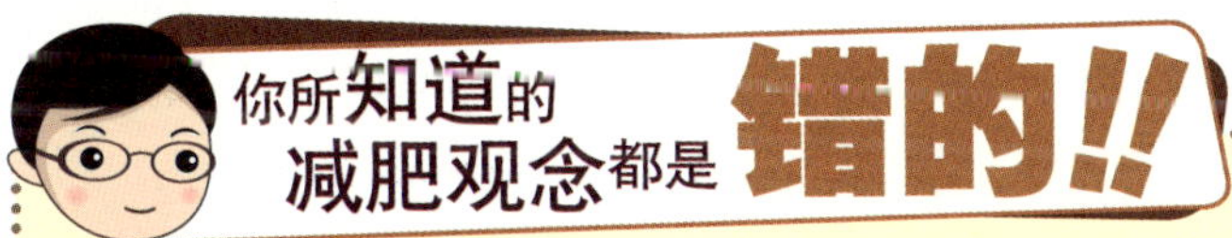

吃麻辣火锅不会胖？！

麻辣火锅的热量主要来自三个地方：

一、锅底的辣油和麻油。

二、加工食物。

三、油炸类食物。

只要能把握“分锅分油”和“先菜先肉”两个原则，即使一周吃一两次的麻辣火锅，也不必担心发胖了！

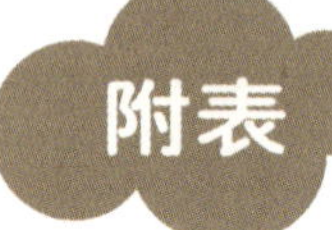

附表 常见食物热量表

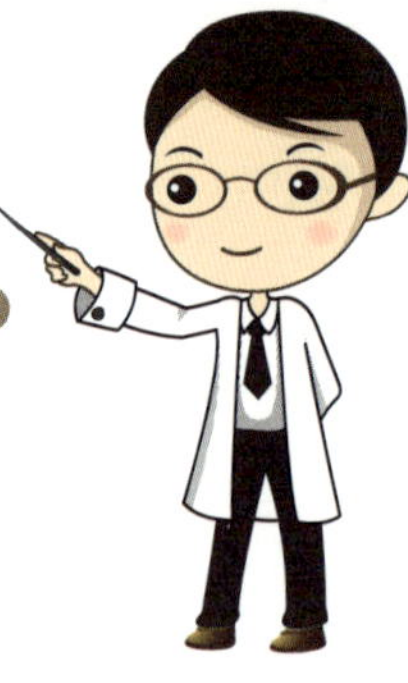

以下数据仅供参考

名称（型）	热量（千卡/100克或毫升）	名称（型）	热量（千卡/100克或毫升）
水果类		梅（青梅）	33
籽瓜	4	李子	36
乐陵枣	215	李子杏	35
西瓜（郑州三号）	25	白兰瓜	21
西瓜（忠于6号，黑皮）	32	白金瓜	24
西瓜（京欣一号）	34	橄榄（白榄）	49
西瓜	25	余柑子（油柑子）	38
甜瓜（香瓜）	26	枇杷	39
枣（干，大）	298	桃（糖水罐头）	58
金丝小枣	294	早桃（黄）	39
枣（干）	264	晚桃（黄）	39
杏干	330	五月鲜桃	39
枣（鲜）	122	庆丰桃	40
麻醉瓜	17	椰子	231
金塔寺瓜	9	杨梅（树梅，山杨梅）	28
灵蜜瓜	3	杨桃	29
黄河蜜瓜	5	香蕉（甘蕉）	91
哈密瓜	34	蒲桃	33
杏	36	人参果	80
杏（罐头）	37	蜜桃	41

续表

名称（型）	热量（千卡/100克或毫升）
金红桃	26
久保桃	41
黄桃	54
木瓜（番木瓜）	27
荔枝	70
杧果（抹猛果，望果）	32
黄皮果	31
早久保桃	47
桂圆肉	313
高山白桃	40
桃	48
白粉桃	25
酸刺	107
桂圆（干）	273
番石榴（鸡矢果，番桃）	41
桂圆	71
刺梨（茨梨，木梨子）	55
面蛋	85
菠萝蜜（木菠萝）	103
吊蛋	56
海棠（罐头）	53
沙果	66
海棠果（楸子）	73
菠萝（凤梨，地菠萝）	41
柠檬	35
芭蕉（甘蕉，板蕉，牙蕉）	109
柚（文旦）	41
橘饼	364
红果（山里红，大山楂）	95
红果（干）	152
梨（糖水罐头）	33
鳄梨	161
冬果梨（罐头）	47
早橘	57
四川红橘	40
小叶橘	38
三湖红橘	41
蜜橘	42
早酥梨	43
紫酥梨	47
鸭梨	43
雪梨	73
鸭广梨	50
金橘（金枣）	55
芦柑	43
橘柑子（宽皮桂）	43
柑橘	51
福橘	45
雪花梨	41
香梨	46
酥梨	43
酸梨	26
苏木梨	48
草莓（洋莓，凤阳草莓）	30
橙	47
中华猕猴桃（毛叶猕猴桃）	56

续表

名称（型）	热量（千卡/100克或毫升）	名称（型）	热量（千卡/100克或毫升）
沙棘	119	玛瑙石榴	63
无花果	59	石榴	63
苏梅梨	66	红粉皮石榴	64
软梨	14	葡萄干	341
木梨	28	苹果（罐头）	39
苹果梨	48	梨	44
明月梨	53	倭锦苹果	50
醋栗（灯笼果）	44	祝光苹果	47
黑醋栗（黑加仑）	63	印度苹果	44
桑葚（干）	239	紫葡萄	43
桑葚（白）	50	马奶子葡萄	40
桑葚（红）	48	玫瑰香葡萄	50
马蹄黄梨	47	巨峰葡萄	50
莱阳梨	49	红玫瑰葡萄	37
库尔勒梨	28	秋里蒙苹果	35
锦丰梨	45	香玉苹果	59
京白梨	55	青香蕉苹果	49
桑葚	49	黄元帅苹果	55
柿饼	250	金元帅苹果	51
荷柿	57	葡萄	43
磨盘柿	76	樱桃	46
柿	71	樱桃（野，白刺）	288
鸭黄梨	37	酸枣	278
红宵梨	30	蜜枣（无核）	321
冬果梨	37	红元帅苹果	59
巴梨	46	黄香蕉苹果	49
长把梨	54	红玉苹果	43
青皮石榴	61	红香蕉苹果	49

续表

名称（型）	热量（千卡/100克或毫升）
红星苹果	57
蜜枣	321
酒枣	145
黑枣（无核）（乌枣）	228
黑枣（有核）	228
密云小枣	214
红富士苹果	45
国光苹果	54
旱苹果	30
苹果	52
伏苹果	45
蔬菜类	
酢浆草	67
枸杞菜（地骨）	44
芹菜叶	31
蕨麻（鹅绒委陵菜）	350
芹菜茎	20
蕨菜（脱水）	251
蕨菜（龙头菜，如意菜）	39
蒌蒿	57
荠菜（野荠）	11
芹菜（白茎）	14
萝卜缨（小萝卜）	20
落葵（木耳菜，软浆菜）	20
萝卜缨（青）	32
萝卜缨（白）	14
茴芹	68
苜蓿籽（紫苜蓿籽）	334
苜蓿（草头，金花菜）	60
苣荬菜（尖叶）	0
紫萼香茶菜	0
胡萝卜缨（红）	40
苦菜（节节花）	35
观达菜（牛皮菜）	14
冬寒菜（冬苋菜，冬葵）	30
菠菜（脱水）	283
榆钱	36
茵陈蒿（茵陈）	56
菠菜（赤根菜）	24
芥蓝（甘蓝菜）	19
芥菜（小叶）（小芥菜）	24
芥菜（茎用）（青头菜）	7
芥菜（大叶）（盖菜）	14
野苋菜（假苋菜）	59
野蒜（小蒜，野葱）	30
野菊	40
野韭菜（山韭）	35
野葱（沙葱，麦葱）	33
芥菜（雪里红，雪菜）	24
西兰花（绿菜花）	33
脱水花椰菜	286
菜花（花椰菜）	24
甘蓝	22
鸭跖草（竹叶菜）	32
小旋花（狗儿蔓）	54
香椿（香椿芽）	47

续表

名称（型）	热量（千卡/100克或毫升）	名称（型）	热量（千卡/100克或毫升）
夏枯草（铁色草）	60	大白菜	17
油菜薹（菜薹）	20	薤白	122
油菜（小）	11	韭苔	33
油菜（脱水）	299	韭黄（韭芽）	22
油菜（黑）	17	牛蒡叶	37
油菜	23	爬景天（石头菜）	19
梧桐子（瓢儿果）	555	洋葱（紫皮，脱水）	324
歪头菜	63	韭菜	26
土三七	45	洋葱（白皮，脱水）	330
汤菜	22	洋葱（葱头）	39
乌菜（乌塌菜）	25	小葱	24
红菜薹（紫菜薹）	41	麦瓶草（米瓦罐）	36
瓢儿白（瓢儿菜）	15	马兰头（鸡儿肠）	25
白菜薹（菜心）	25	罗勒（兰香）	18
小白菜	15	马齿苋（长寿菜）	27
食用大黄	6	细香葱（香葱）	37
山苦荬叶（启明菜叶）	32	分葱（四季葱，菜葱）	33
沙蓬子（沙米）	336	大葱（红皮）	46
沙参叶（白参）	82	蒜薹	61
白菜（脱水）	286	大葱	30
酸白菜（酸菜）	14	苦苦菜	38
大白菜（小白口）	14	碱蓬（棉蓬，猪毛菜）	31
大白菜（白梗）（黄芽白）	21	黄麻叶	34
大白菜（青白口）	15	槐花（洋槐花）	78
清明菜（鼠曲菜）	45	胡枝子（山豆子）	117
掐不齐（鸡眼草）	89	蒜苗	37
蒲公英叶（黄花苗叶）	49	蒜黄	21
婆罗门参（黑）（鸦葱）	0	大蒜（紫皮）	136

续表

名称（型）	热量（千卡/100克或毫升）	名称（型）	热量（千卡/100克或毫升）
青蒜	30	方瓜	13
大蒜（脱水）	339	菜瓜（生瓜，白瓜）	18
新西兰菠菜	0	白花桔梗	0
独行菜（宽）	0	艾蒿	0
独行菜	0	白花菜	0
地笋	60	洋姜（菊芋）	56
豆腐柴	0	姜（子姜）（嫩姜）	19
大蒜（蒜头）	126	白瓜	10
小西胡瓜	22	秋葵（羊角豆）	37
面西胡瓜	10	葫子	27
笋瓜（生瓜）	12	甜椒（脱水）	307
西葫芦	18	甜椒（灯笼椒）	22
地肤（扫帚苗）	61	姜（干）	273
大蓟叶（飞廉叶）	35	槟榔芋	87
扁蓄菜（竹节草）	71	姜（黄姜）	41
金丝瓜（裸瓣瓜）	37	芋头（芋艿）	79
金瓜	14	山药（干）	324
节瓜（毛瓜）	12	辣椒（青，尖）	23
黄瓜（胡瓜）	15	辣椒（红，小）	32
葫芦条（干）	219	辣椒（红，尖，干）	212
败酱（胭脂麻）	54	番茄（整个，罐头）	21
百里香	0	奶柿子（西红柿）	13
白沙蒿籽（沙蒿籽）	412	山药（薯蓣，大薯）	56
白薯叶（甘薯叶）	58	葛（葛薯，粉葛）	145
白沙蒿（沙蒿）	52	豆薯（沙葛）	55
葫芦（长瓜，蒲瓜）	15	大薯（参薯）	105
佛手瓜（棒瓜，菜肴梨）	16	莼菜（瓶装）（花案菜）	20
冬瓜	11	番茄（西红柿）	19

续表

名称（型）	热量（千卡/100克或毫升）	名称（型）	热量（千卡/100克或毫升）
茄子（紫皮，长）	19	玉兰片	43
茄子（圆）	28	四季豆（菜豆）	28
茄子（绿皮）	25	毛豆（青豆）	123
茄子	21	龙豆	32
荸荠（马蹄，地栗）	59	龙牙豆（玉豆）	17
茭白（茭笋，茭粑）	23	荷兰豆	27
水芹菜	11	冬笋	40
蒲菜（野茭白）	12	春笋	20
藕（莲藕）	70	鞭笋（马鞭笋）	11
豌豆苗	34	豆角	30
黄豆芽	44	豆角（白）	30
绿豆芽	18	刀豆	36
发芽豆	128	扁豆（月亮菜）	37
豇豆（长）	29	甜菜根（甜菜头）	75
豆瓣菜（西洋菜）	17	白笋（干）	196
菱角（老）（龙角）	98	竹笋	19
慈姑（白地果）	94	莴笋叶（莴苣叶）	18
芦笋（龙须菜）	19	蕹菜（空心菜）	20
菊苣	17	莴笋（莴苣）	14
芸豆	25	苤蓝（球茎甘蓝）	30
油豆角（多花菜豆）	22	芥菜头（大头菜）	33
龙船豆	34	胡萝卜（脱水）	320
豌豆尖	223	胡萝卜（黄）	43
豌豆（带荚）	105	胡萝卜（红）	37
百合（脱水）	343	荠菜（菱角菜）	27
金针菜（黄花菜）	199	茴香（小茴香）	24
百合（干）	343	茼蒿（蓬蒿菜）	21
百合	162	苋菜（紫）（红苋）	31

续表

名称（型）	热量（千卡/100克或毫升）	名称（型）	热量（千卡/100克或毫升）
心里美萝卜	21	肉类	
苋菜（绿）	25	猪肉（肥）	816
小水萝卜	19	羊肉干（绵羊）	588
青萝卜	31	腊肠	584
水萝卜（脆萝卜）	20	猪肉（血脖）	640
花叶萝卜	43	猪肉（肋条肉）	592
香菜（脱水）	293	牛肉干	550
甜菜叶	19	酱汁肉	572
香菜（芫荽）	31	鸭皮	538
生菜（叶用莴苣）	13	香肠	508
红心萝卜	38	母麻鸭	615
生菜（油麦菜）	15	牛肉松	445
红萝卜	20	鸡肉松	440
红旦旦萝卜	17	北京烤鸭	545
毛笋（毛竹笋）	21	广东香肠	433
黑笋（干）	213	北京填鸭	565
变萝卜（红皮萝卜）	27	瓦罐鸡汤（汤）	408
白萝卜（莱菔）	21	猪肉松	396
大玻璃草叶（大车前）	43	猪肉（肥，瘦）	395
大巢菜（野豌豆）	52	肉鸡	526
丝瓜	20	咸肉	385
蛇瓜（蛇豆，大豆角）	15	公麻鸭	571
南瓜粉	320	猪肉（软五花）	411
南瓜（倭瓜，番瓜）	22	猪肉（硬五花）	429
苦瓜（凉瓜，癞瓜）	19	猪肉（前蹄膀）	504
刺儿菜（蓟蓟菜）	38	宫爆肉丁（罐头）	336
刺楸	0	猪肉（后臀尖）	341
朝鲜蓟	52	茶肠	329

续表

名称（型）	热量（千卡/100克或毫升）	名称（型）	热量（千卡/100克或毫升）
猪肉（后蹄膀）	438	酱鸭（罐头）	267
金华火腿	318	猪肘棒	370
猪肘棒（熟）	436	腊羊肉	246
盐水鸭（熟）	385	酱牛肉	246
蒜肠	297	鹅	389
小泥肠	295	鸭舌	402
羊肉（冻，山羊）	293	烤鸡	329
猪肉香肠罐头	290	鸭	353
烧鹅	396	羊肉串（电烤）	234
羊肉（冻，绵羊）	285	猪口条	348
风干肠	283	午餐肉	229
小红肠	280	小肚	225
叉烧肉	279	羊舌	225
肯德基炸鸡	399	羊肉串（炸）	217
蛋清肠	278	羊肉（熟）	215
猪排骨	386	扒鸡	326
大肉肠	272	火腿肠	212
酱羊肉	272	卤煮鸡	303
大腊肠	267	猪肝（卤煮）	203
酱鸭	322.5	鸽	479
猪蹄	443	猪肉（清蒸）	220
猪大排	388	羊肉（肥，瘦）	220
午餐肠	261	牛舌	196
红果肠	260	鸡翅	281
猪蹄（熟）	605	猪大肠	191
母鸡（一年内鸡）	388	猪耳	190
鸡爪	423	猪肉（腿）	190
驴肉（熟）	251	瓦罐鸡汤（肉）	190

续表

名称（型）	热量（千卡/100克或毫升）	名称（型）	热量（千卡/100克或毫升）
卤猪杂	186	马肉	122
腊肉	181	鸡肝（肉鸡）	121
鸡腿	262	鸡肝	121
羊蹄筋（生）	177	猪心	123
鸡心	172	羊肉（瘦）	131
煨牛肉（罐头）	166	鸡胗	118
酱驴肉	160	方腿	117
猪蹄筋	156	狗肉	145
猪肉（里脊）	155	驴肉（瘦）	116
牛蹄筋	151	羊心	113
鸭掌	254	羊肉（前腿）	156
牛蹄筋（熟）	147	乌骨鸡	231
沙鸡	359	鹌鹑	190
鸭翅	218	猪肚	115
鸭心	143	羊肉（胸脯）	135
火鸡肝	143	羊肉（颈）	147
猪肉（瘦）	143	牛肉（瘦）	106
羊脑	142	火鸡胸脯肉	103
牛肝	139	羊肉（后腿）	132
乌鸦肉	136	兔肉	102
羊肝	134	牛肉（前腱）	105
鸡胸脯肉	133	鹅肫	100
猪脑	131	牛肉（后腿）	98
猪肝	130	猪腰子	103
鹅肝	129	牛肉（前腿）	95
喜鹊肉	128	牛肺	94
鸭肝	128	羊肉（脊背）	94
土鸡	214	牛肉（后腱）	99

续表

名称（型）	热量（千卡/100克或毫升）	名称（型）	热量（千卡/100克或毫升）
鸭肫	99	鹌鹑蛋（五香罐头）	171
火鸡肫	91	鸡蛋（白皮）	159
火鸡腿	90	鸡蛋白	60
羊肾	90	鹅蛋白	48
鸭胸脯肉	90	鸭蛋白	47
羊肚	87	水酒类	
野兔肉	84	麦乳精	429
猪肺	87	酸梅精	394
牛肚	72	山楂精	386
羊大肠	70	可可粉	320
猪小肠	65	红茶	294
鸭血（白鸭）	58	砖茶	206
羊血	57	甲级龙井	309
猪血	55	花茶	281
鸡血	49	二锅头（58°）	352
蛋类		红葡萄酒（16°）	91
蛋黄粉	644	红葡萄酒（12°）	68
鸡蛋粉	545	白葡萄酒（11°）	62
鸭蛋黄	378	北京6°特制啤酒	35
鸡蛋黄	328	橘汁（浓缩蜜橘）	235
鹅蛋黄	324	橘子汁	119
鹅蛋	225	喜乐	53
咸鸭蛋	216	柠檬汽水	38
鸭蛋	207	汽水（特制）	42
松花蛋（鸡）	214	百事可乐	42
松花蛋（鸭）	190	可口可乐	43
鹌鹑蛋	186	雪碧	49
鸡蛋（红皮）	177	统一鲜橙多	41

续表

名称（型）	热量（千卡/100克或毫升）
优乐美奶茶（原味、巧克力味、草莓味、麦香味）	224
优乐美奶茶（香草味）	382
香飘飘珍珠奶茶（绿茶味）	369
麦当劳	
麦香鸡	185
菠萝派	480
薯条	367
香芋脆派	520
原味板烧鸡腿堡（200克）	215
鲜蔬足尊牛堡	271
果味板烧鸡腿堡	430
鸡粒（小：85克，中：128克，大：284克）	365
麦旋风（MM味）	201
猪柳麦满分	333
烟肉蛋麦满分	219
麦香鱼	268
麦辣鸡腿汉堡	285
麦香鱼汉堡	94
奶昔（草莓味）	158
奶昔（香草味）	155
新地（草莓味）	157
热香饼	232
苹果派	325
脆薯饼	238
双层吉士汉堡	267
牛奶雪糕	184

名称（型）	热量（千卡/100克或毫升）
大早餐	210
鸡柳满分	232
得意忘形翅（150克/份）	160
蔬菜汉堡	248
热焦糖新地	187
香肠鸡蛋松饼	274
肯德基	
薯条	298
鸡肉汉堡	292
玉米沙拉（90克/份）	119
香辣鸡翅（27克/个）	421
新奥尔良鸡翅	240
劲爆鸡米花（7克/个）	239
鸡柳汉堡	269
香芋甜心	280
新川嫩牛五方（180克）	251
胡萝卜餐包（30克）	306
新奥尔良烤鸡腿堡（200克）	224
深海鳕鱼堡	183
田园脆鸡堡（140克）	250
雪顶咖啡	292
香辣鸡腿堡	257
法风烧饼	355
至珍七虾堡（180克）	291
吮指原味鸡（150克）	161
圣代（巧克力）	222
牛肉蛋花粥（300克）	46
香菇鸡肉粥（300克）	39

续表

名称（型）	热量（千卡/100克或毫升）	名称（型）	热量（千卡/100克或毫升）
皮蛋瘦肉粥（300克）	41	老北京鸡肉卷（175克）	267
香柚蜂蜜茶（300毫升）	25	墨西哥鸡肉卷（175克）	295
上校鸡块（20克）	227	雪顶爱尔兰咖啡（400克）	73

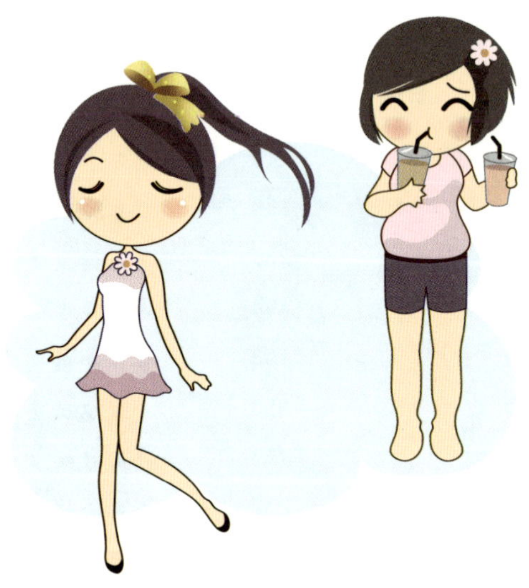

图书在版编目（CIP）数据

一瘦一辈子/邱正宏著. —北京：科学技术文献出版社，2016.4
ISBN 978-7-5189-1127-1

I. ①一…　II. ①邱…　III. ①减肥—方法　IV. ①R161

中国版本图书馆 CIP 数据核字（2016）第 050639 号

北京市版权局著作权登记号：01-2016-1292

一瘦一辈子

责任编辑：邹声鹏　　特约监制：四四　　特约编辑：刘倩

出 版 者　科学技术文献出版社
地　　址　北京市复兴路15号　邮编　100038
编 务 部　(010)58882938，58882087(传真)
发 行 部　(010)58882868，58882874(传真)
邮 购 部　(010)58882873
官方网址　www.stdp.com.cn
发 行 者　科学技术文献出版社发行　全国各地新华书店经销
印 刷 者　北京市雅迪彩色印刷有限公司
版　　次　2016 年 4 月第 1 版　2016 年 4 月第 1 次印刷
开　　本　710×1000　1/16
字　　数　173 千
印　　张　12.5
书　　号　ISBN 978-7-5189-1127-1
定　　价　32.00元